U0076986

睡眠科學

為何總是睡不好？
解析睡眠與夢境、記憶的關係

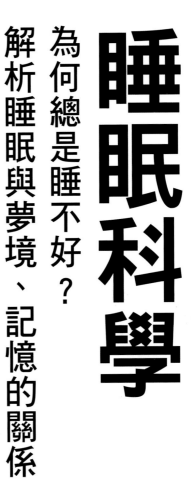

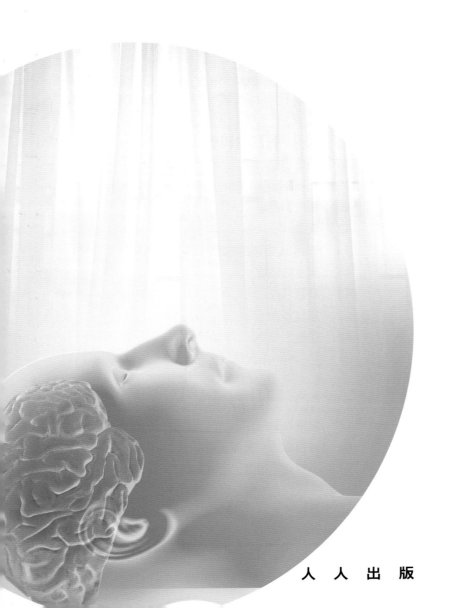

人 人 出 版

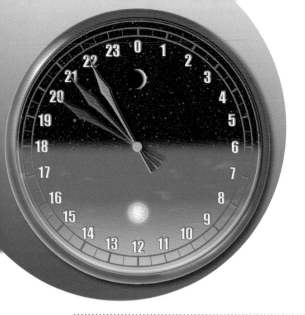

人人伽利略系列31

為何總是睡不好？解析睡眠與夢境、記憶的關係

睡眠科學

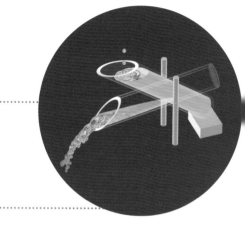

1 新・睡眠的教科書

監修（第 4 頁～第 115 頁）柳澤正史
協助　栗山健一／加藤真三／石井直方／大平英樹／假屋暢聰／島田裕之／八木田和弘／近藤宣昭／
　　　坪田敏男／森田哲夫／正木美佳／大久保慶信／江藤　毅／船越公威／櫻井　武／神谷之康／北濱邦夫

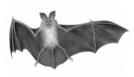

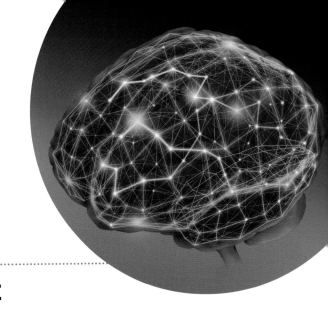

2 新‧記憶的教科書

協助　柿木隆介／高橋雅延／利根川進／林（高木）朗子／三村　將／久保健一郎／北神慎司／
芋阪滿里子／池谷裕二／島田裕之／佐藤真一／蟹江絢子／岩瀨博太郎／樫村正美

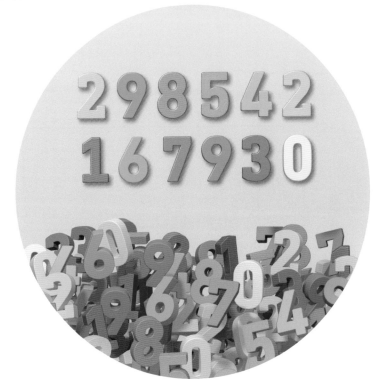

睡眠不足乃是百病之源

就全世界的觀點，日本人有著睡眠不足的傾向。根據經濟合作暨發展組織（OECD）的統計資料「Gender Data Portal 2021」，日本人的平均睡眠時數約為 7 小時22分鐘，在33個成員國當中是最少的。此外，從日本總務省的「社會生活基本調查」，可看出日本人的睡眠時數逐年減少（下圖）。針對其原因，國立精神暨神經醫療研究中心與精神保健研究所的栗山健一醫師表示：「社會情勢會影響睡眠時數。當經濟惡化，不得不長時間工作，便因此而減少睡眠時數。日本長期的經濟停滯，可能是造成睡眠時數減少的一個原因。」

睡眠時數還會受到精神狀況影響。睡眠時數有關的調查，基本上是根據個人回報的數據。其實，目前已知當人壓力大時就會短報睡眠時數。忙碌的人往往會以「沒睡多少」為傲，這或許就是疲勞累積、壓力很大的證據。

此外，**日本人的睡眠時數很少，可能是因為無法取得充分睡眠的疾病「睡眠疾患」（sleep disorder），並沒有獲得適當治療的緣故**。在日本，首都圈以外少有專門治療睡眠疾患的醫院，全日本有睡眠困擾的患者，都得專程前往這些為數不多的專科醫療院所。

睡眠不足的累積對身心都有不良影響

睡眠不足對人的身心會有不好的影響。若睡眠不足的情況持續，白天就會湧現強烈的睡意，導致工作效率下降或出錯。貨車或公車司機因為睡眠不足或睡眠疾患而在開車時打瞌睡，引發重大車禍也是個問題。

睡眠不足和疾病也有很大的關聯。已知長期持續睡眠不足會讓人容易罹患憂鬱症，或是反過來在憂鬱症病發之前就先失眠。睡眠不只和精神疾病息息相關，也和生理疾病關係密切，例如睡眠不足和睡眠疾患會讓人更容易罹患生活習慣病（或稱文明病）或使其惡化。

人一旦忙起來，往往會將睡眠的優先順序向後推，很多人即使很睏，還是會忍住不睡覺。千萬不要小看睡眠，擁有良好的睡眠品質，對保持身心健康而言至關重要。

（撰文：今井明子）

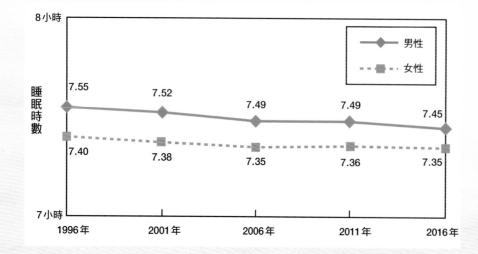

日本人的睡眠時數逐年減少

左圖是1996年～2016年共20年當中，日本成年男女的睡眠時數變化圖，由此可看出日本人的睡眠時數逐年減少。此外，女性的睡眠時數比男性還少。

出處：日本總務省「2016年社會生活基本調查」

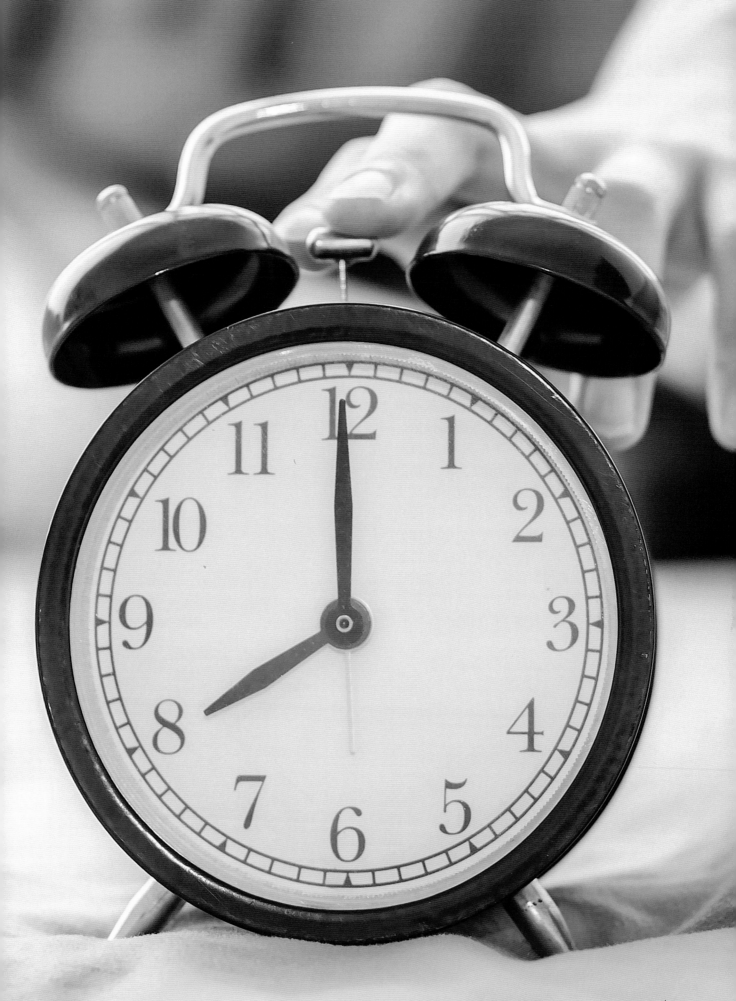

日本是世界第一的「睡眠負債大國」

日本2017年的「U-CAN新語與流行語大獎」中,「睡眠負債」與「IG曬照」、「假新聞」一起名列前10名而受到大眾關注,這個名詞究竟是什麼意思呢?

假設一個人每天本來需要睡 8 個小時,但某天基於某種原因只睡了 6 小時,不足的這 2 個小時還不能算是「睡眠負債」。**但若睡眠不足達數日或數週呈現慢性化,就稱為睡眠負債。**如果只有一天晚上睡眠不足或熬夜,並不能稱為睡眠負債。

睡眠負債不僅會讓白天的工作表現變差,還會導致各種健康風險,這一點稍後會在第 1 章的PART 3 詳細解說。光是2~3天睡得很飽,也無法消除睡眠負債(參見第 8 頁)。此外,即使事先「補眠」,也不具有預防睡眠負債的效果。也就是說,睡眠是沒有「存款」的。

如同第4頁提到的,根據經濟合作暨發展組織的統計,**日本人的睡眠時數為「7 小時22分鐘」,比平均值少了 1 個多小時(右頁的圖表)**。在參與統計的國家當中,日本的睡眠時數最少,而且還有逐年縮短的傾向。現在有許多日本人都處於「睡眠負債」的狀態。

什麼是睡眠負債?

此頁以繪圖的方式將睡眠不足比擬成累積起來的重擔(睡眠負債)。睡眠負債的英文是「sleep debt」,由美國史丹佛大學的知名睡眠專家德門特博士(William C. Dement,1928~2020)提出。

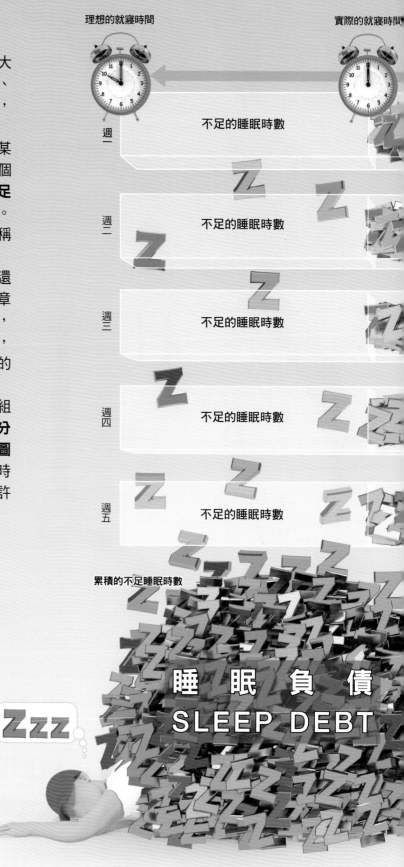

理想的就寢時間　　　　　　　　實際的就寢時間

週一　不足的睡眠時數

週二　不足的睡眠時數

週三　不足的睡眠時數

週四　不足的睡眠時數

週五　不足的睡眠時數

累積的不足睡眠時數

睡　眠　負　債
SLEEP DEBT

Zzz

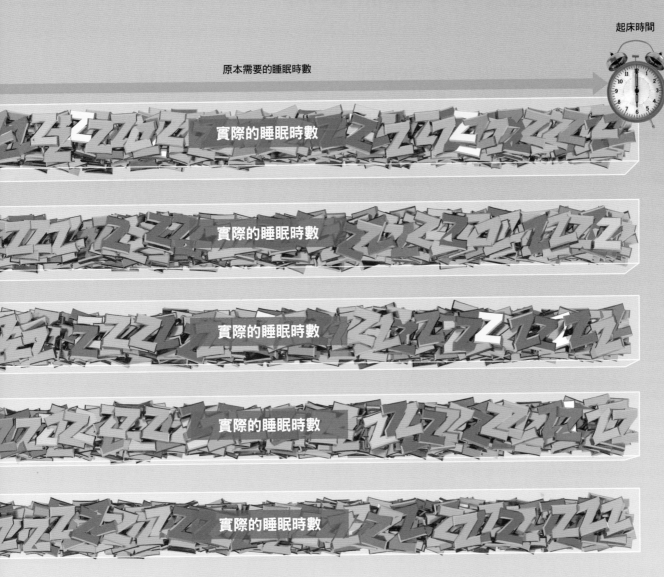

起床時間

原本需要的睡眠時數

實際的睡眠時數

實際的睡眠時數

實際的睡眠時數

實際的睡眠時數

實際的睡眠時數

日本人的睡眠時數
在先進國家中極端地少

先進國家組成的經濟合作暨發展組織
（OECD）整理各國人民的平均睡眠時
數。由右圖可看出，日本的睡眠時數「7
小時22分鐘」比33個成員的平均值
（8小時27分鐘）少了1個多小時。這項
調查並不是單純統計睡眠時間，可能連
躺上床直到入睡的時間（稱為入睡潛伏
期，sleep latency）都算在內。（出處：
OECD, Gender data portal 2021: Time
use across the world）

國家		睡眠時數
日本		**7小時22分鐘**
韓國		7小時41分鐘
挪威		8小時12分鐘
德國		8小時18分鐘
墨西哥		8小時19分鐘
希臘		8小時20分鐘
33國平均值		**8小時27分鐘**
英國		8小時28分鐘
法國		8小時33分鐘
義大利		8小時33分鐘
土耳其		8小時35分鐘
西班牙		8小時36分鐘
加拿大		8小時40分鐘
美國		8小時51分鐘
中國		9小時2分鐘
南非		9小時13分鐘

6　　　　7　　　　8　　　　9 小時

週末補眠也還不了睡眠負債

有睡眠負負債的人，假日往往會睡很久。**一般人或許會以為「補眠」能彌補平時的睡眠不足，但其實光是2～3天有睡飽，仍然無法消除睡眠負債。**

為了研究晝夜長短對人類心情與情緒的影響，實驗讓受測者花10小時在明亮的地方過著普通生活，再花14個小時躺在黑暗房間的床上。受測者有8個人，原本的睡眠時數平均為7小時36分鐘。

實驗剛開始的第一天，受測者平均睡了12個小時，但隨著日子一天天過去，每位受測者的睡眠時數都跟著變少。過了3週之後，他們的平均睡眠時數大約落在8小時15分鐘。也就是說，8小時15分鐘就是這群受測者所需要的睡眠時數。

由於他們原本的睡眠時數是平均7小時36分鐘，跟所需的8小時15分比起來，等於背負

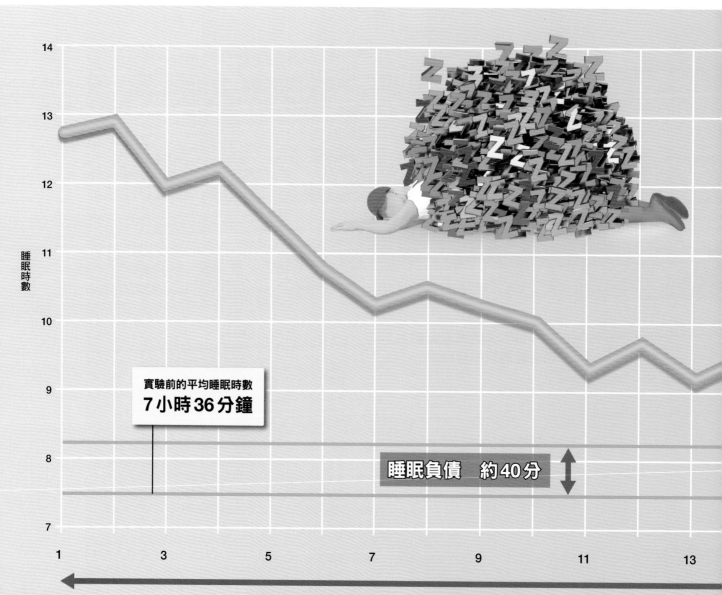

睡眠時數

實驗前的平均睡眠時數
7小時36分鐘

睡眠負債　約40分

直到睡眠時數固定下來，花了3週

了約40分鐘的負債。

為了償還這40分鐘的睡眠負債，竟然花了3週之久。結論是，光是2～3天有睡飽，並無法償還睡眠負債。

▌補眠也要適可而止？

就算償還不了睡眠負債，週末假日還是想要悠閒地度過。根據某項研究，比起一整週都睡眠不足，週末補眠能夠降低死亡率。

但是，也有其他研究結果顯示，週末補眠會打亂「生理時鐘」（第22頁），提高罹患糖尿病的機率。這是因為週末之後緊接著平日，生活步調會因此改變，所以就算想要補眠，或許也該適可而止。

（撰文：小野寺佑紀）

償還40分鐘的睡眠負債得花上3週

下圖是每天躺床14個小時的實驗結果。經過3週後，受測者的睡眠時數落在8小時15分鐘左右。在實驗過程中，受測者的身體狀況和活力都大幅提升，也感到更幸福。

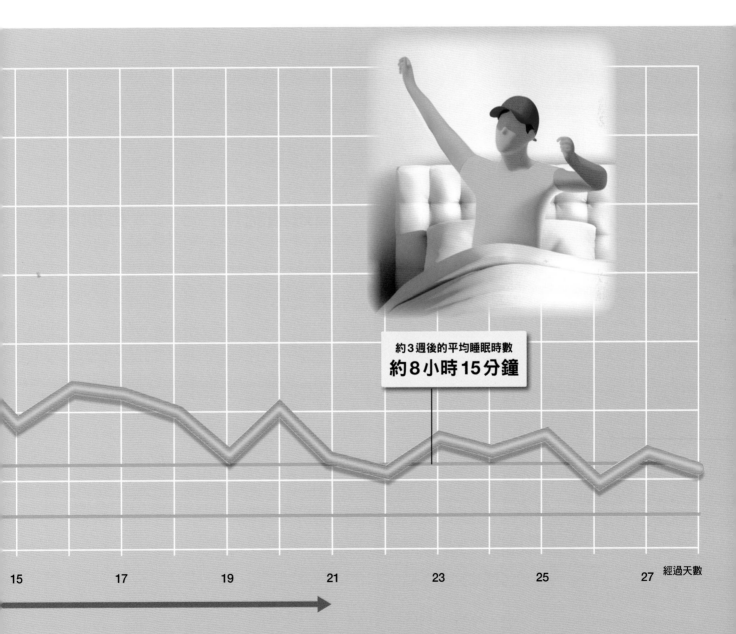

約3週後的平均睡眠時數
約8小時15分鐘

15　　　17　　　19　　　21　　　23　　　25　　　27　經過天數

參考資料：William C. Dement, MD, PhD. Sleep Extension: Getting as Much Extra Sleep as Possible. Clin Sports Med 24, 2005

儲存記憶的過程與睡眠的關係

若要閱讀小說，就必須記住故事情節。而在觀賞電視連續劇時，也必須記住上一集的劇情。如上所述，我們要做事情時，必然會參考腦中的記憶。

世界上第一個正式開始研究記憶的人，是英國心理學家艾賓豪斯（Hermann Ebbinghaus，1850～1909）。他從實驗中歸納出記憶遺忘速度的「遺忘曲線」（forgetting curve），成為劃時代的發現，讓我們離記憶的機制更進一步。

在這之後，隨著認知心理學（cognitive psychology）在20世紀後期開始發展，有關記憶的研究也更加深入，進而揭露出記憶會形成複雜的階層式架構（hierarchical structure）並受到保存。

記憶分成 3 個階段

我們的記憶可根據保存時間長短分成感覺記憶（sensory

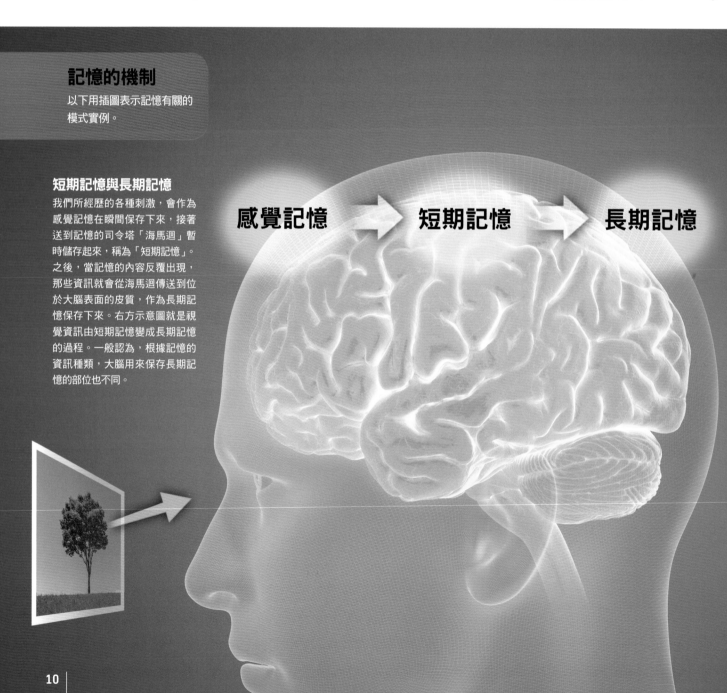

記憶的機制
以下用插圖表示記憶有關的模式實例。

短期記憶與長期記憶
我們所經歷的各種刺激，會作為感覺記憶在瞬間保存下來，接著送到記憶的司令塔「海馬迴」暫時儲存起來，稱為「短期記憶」。之後，當記憶的內容反覆出現，那些資訊就會從海馬迴傳送到位於大腦表面的皮質，作為長期記憶保存下來。右方示意圖就是視覺資訊由短期記憶變成長期記憶的過程。一般認為，根據記憶的資訊種類，大腦用來保存長期記憶的部位也不同。

感覺記憶　→　短期記憶　→　長期記憶

memory)、**短期記憶**（short term memory）**與長期記憶**（long term memory）**3種**，**這稱為「多重記憶系統模式」**（multiple-memory-systems model）。

感覺器官受到的刺激會變成感覺記憶，這一瞬間的記憶只會維持大約0.5秒。我們會有意識地從中選擇想要保留的資訊，送到腦中稱為「海馬迴」（hippocampus）的部位，作為「短期記憶」儲存起來。

短期記憶的容量並不算大，儘管有個別差異，若是隨機數字能記住7個（±2個）就是極限了，持續時間也只有幾十秒。

若要讓記憶定著，就需要複習和睡眠

當我們說「記憶」或「記得」時，指的是短期記憶變成「長期記憶」儲存下來的狀態。長期記憶不會輕易忘記，是種非常安定的記憶。

若要有效地把短期記憶變成長期記憶，就要反覆在腦海中複誦。本書的第2章將會介紹好幾個這樣的記憶法。

此外，透過神經科學的研究，揭露人類是靠睡眠把學習到的事物變成記憶，並在腦海中定著。為了維持記憶力，規律睡眠是很重要的。　　　　　　　　　🪐

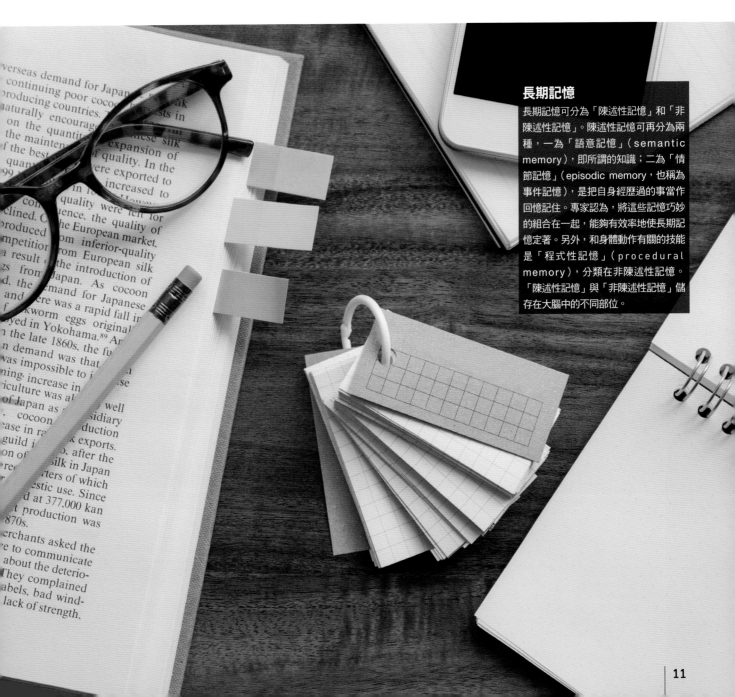

長期記憶

長期記憶可分為「陳述性記憶」和「非陳述性記憶」。陳述性記憶可再分為兩種，一為「語意記憶」（semantic memory），即所謂的知識；二為「情節記憶」（episodic memory，也稱為事件記憶），是把自身經歷過的事當作回憶記住。專家認為，將這些記憶巧妙的組合在一起，能夠有效率地使長期記憶定著。另外，和身體動作有關的技能是「程式性記憶」（procedural memory），分類在非陳述性記憶。「陳述性記憶」與「非陳述性記憶」儲存在大腦中的不同部位。

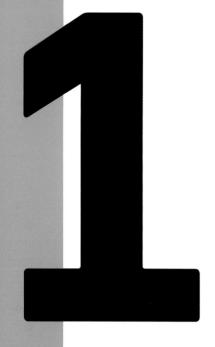

新・睡眠的教科書

如序言所述，累積多日睡眠不足的狀態，就好比背負著沉重債務，稱為「睡眠負債」，這會讓人白天的表現變差，甚至危及身心健康。在第1章裡，就來說明有關睡眠的最新資訊，安穩睡個好覺吧！

監修（第4頁〜第115頁） 柳澤正史
協助　栗山健一／加藤真三／石井直方／大平英樹／假屋暢聰／島田裕之／
　　　八木田和弘／近藤宣昭／坪田敏男／森田哲夫／正木美佳／大久保慶信／
　　　江藤 毅／船越公威／櫻井 武／神谷之康／北濱邦夫

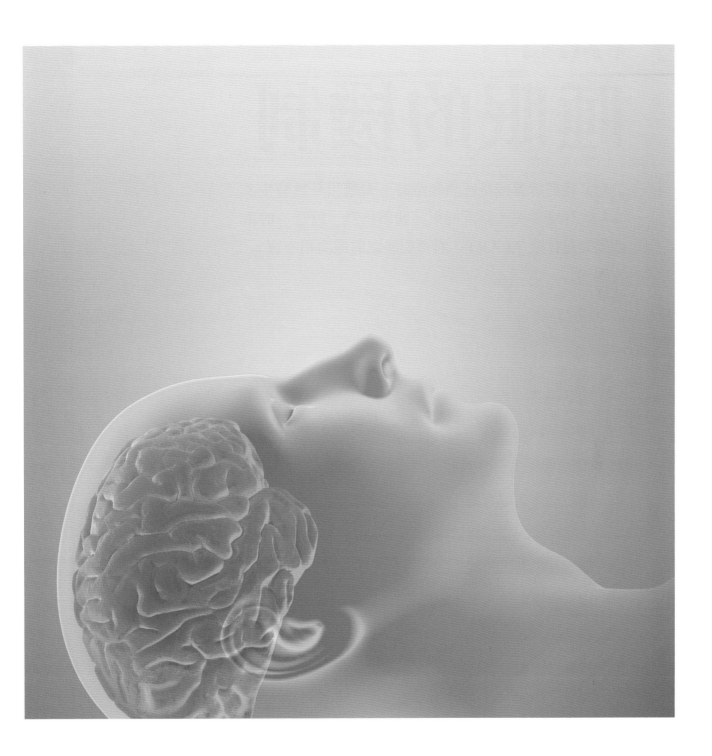

PART 1

睡眠的機制

當我們睡著或是感到睡意時，大腦和身體發生了什麼事呢？話說回來，我們稱為「睡意」的東西究竟是什麼？PART 1 將探究睡眠的機制和本質。

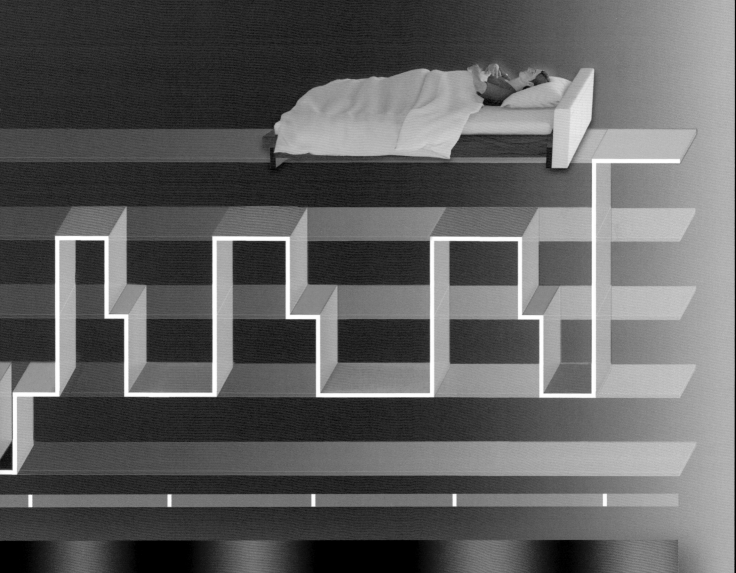

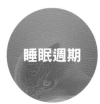

瞭解「睡眠週期」
是睡好覺的第一步

「**睡**眠週期」（sleep cycle）是廣為人知的睡眠機制。一般來說，當我們睡著之後，首先會進入「非快速動眼睡眠」（non-rapid eye movement sleep，NREM睡眠）。NREM睡眠會持續約60分鐘，結束後就進入「快速動眼睡眠」（rapid eye movement sleep，REM睡眠）這種比較淺眠的狀態。「睡眠週期」就是由「NREM睡眠」和「REM睡眠」組成，在 1 次睡眠中大約會重複4～6個週期（如下圖）。

一般來說，1 個「睡眠週期」的長度大約是90分鐘。在 1 次睡眠中，REM睡眠在90分鐘內所占的比例會越來越長。此外，**即使是同一個人，睡眠週期的長度也不規則，會每天或在一個晚上的睡眠中產生變化。**

**第 1 個睡眠週期
特別重要**

什麼是睡眠週期？

下圖是標準的睡眠週期範例，從入睡（圖左）經過 8 小時後起床（圖右）。從圖中可以看到，NREM睡眠由三個階段組成，而REM睡眠緊接其後，兩者交互出現。橫軸表示小時，當人處於圖中越下面的階段就睡得越沉。心跳和血壓在NREM睡眠中會變慢、變低，在REM睡眠中則會變快、變高。

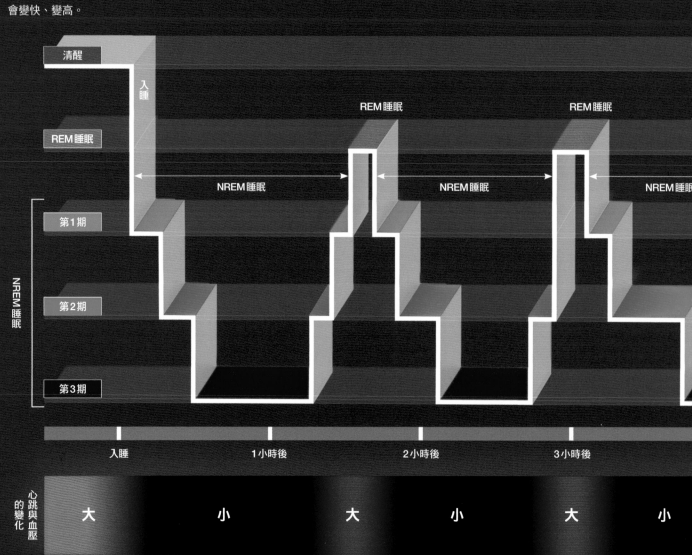

NREM睡眠可以分成第1期、第2期和第3期等三個階段。按照第1期、第2期和第3期的順序進行之後，又會回到第2期和第1期，於是1次的NREM睡眠就結束了，但即使途中跳過某1期也不是稀奇的事。

在NREM睡眠中，第1期和第2期屬於比較淺眠的階段，人在第3期能睡得比較沉，所以第3期具有讓大腦和身體休息的重要功能。第1段NREM睡眠的第3期比較長，從第2段開始它所占的比例就會逐漸變短。因此，**至少要進入第1段NREM睡眠可說是好眠的必備條件**。此外，若要睡得好，在睡眠後半，也就是即將醒來之前的REM睡眠也相當重要。由此可見，**當然要保有次數足夠且連續的睡眠週期**。

睡眠週期和睡醒時的感受有直接關聯。**假如在NREM睡眠的第3期中醒來，就會感到不快，若是在REM睡眠，或NREM睡眠的第1期或第2期醒來，起床時就會覺得神清氣爽**。近幾年，有些手機APP或電子產品會自動偵測睡眠週期，在剛好的時間點響鈴，但只要不是能夠偵測腦波（詳見下一頁）的產品，還是把它當成簡易裝置參考就好。

※：NREM睡眠過去分成第1期到第4期等4個階段，但是在近年的標準中並不會把原有的第3期和第4期區分開來，一律當作第3期，本書的標記將遵照這個新的標準。另外，人們往往認為REM睡眠屬於「淺眠」，但是實際上，若從感覺閾限（sensory threshold，讓你醒來所需的知覺刺激強度）的角度來看，REM睡眠也算是深度睡眠。

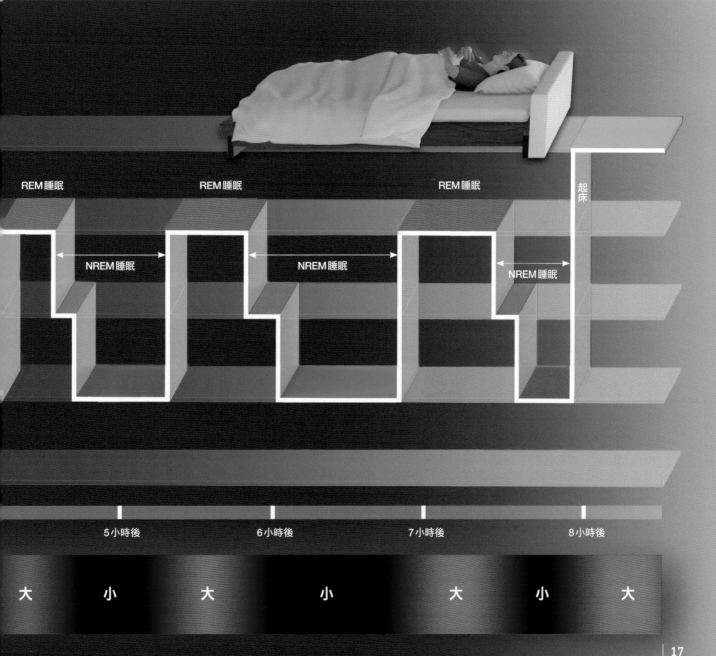

REM睡眠　　REM睡眠　　REM睡眠　　起床

NREM睡眠　　NREM睡眠　　NREM睡眠

5小時後　　6小時後　　7小時後　　8小時後

大　　小　　大　　小　　大　　小　　大

在深度睡眠時，神經細胞依然反覆休息與活動

NREM睡眠的第1期到第3期是靠睡眠中偵測到的不同「腦波」來區別。若把電極貼在頭上，讀取到的電訊號就稱為「腦波」，是由大腦神經細胞（神經元）的活動中所產生的。

進入第1期之後，入睡前所偵測到的「α波」（alpha wave）會消失，出現振幅很小的腦波。接著會進入第2期，偵測到微幅振動的腦波，此稱為「紡錘波」（spindle）。**第2期在整段的睡眠中占據了最長的時間，儘管是淺眠，仍然能夠消除睡意。**

進入第3期之後，就會出現緩慢振動（1秒內1～4次）的腦波，稱為「δ波」（delta wave）。日本筑波大學的柳澤正史教授是睡眠研究最前線的其中一人，他說：**「從δ波中可以看出，大腦的神經細胞會反覆同時休息或活動，**雖然目前還不知道神經細胞這種同時運作的現象代表著什麼意義。但我認為這就像維護中的電腦一樣，還接著電源，但是處於休眠狀態。」

NREM睡眠能強化「記憶」

在近年的研究成果中得知，NREM睡眠對記憶的定著和強化來說很重要。記憶是靠神經細胞彼此連結在一起，才會在腦海中形成並強化。有學說主張，**大腦在處於NREM睡眠時，會把神經細胞之間多餘的連結解除，藉此進行記憶的重建和強化。**

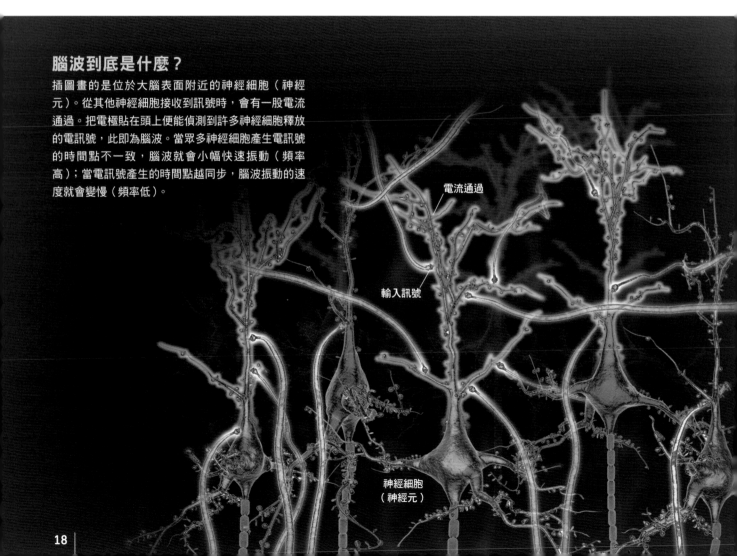

腦波到底是什麼？

插圖畫的是位於大腦表面附近的神經細胞（神經元）。從其他神經細胞接收到訊號時，會有一股電流通過。把電極貼在頭上便能偵測到許多神經細胞釋放的電訊號，此即為腦波。當眾多神經細胞產生電訊號的時間點不一致，腦波就會小幅快速振動（頻率高）；當電訊號產生的時間點越同步，腦波振動的速度就會變慢（頻率低）。

電流通過

輸入訊號

神經細胞
（神經元）

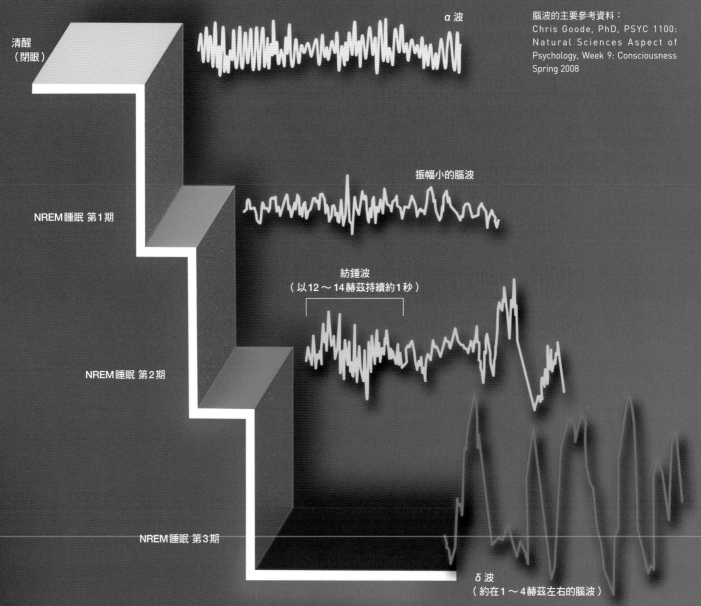

清醒
（閉眼）

α 波

腦波的主要參考資料：
Chris Goode, PhD, PSYC 1100:
Natural Sciences Aspect of
Psychology, Week 9: Consciousness
Spring 2008

NREM睡眠 第1期

振幅小的腦波

紡錘波
（以12～14赫茲持續約1秒）

NREM睡眠 第2期

NREM睡眠 第3期

δ 波
（約在1～4赫茲左右的腦波）

測定腦波

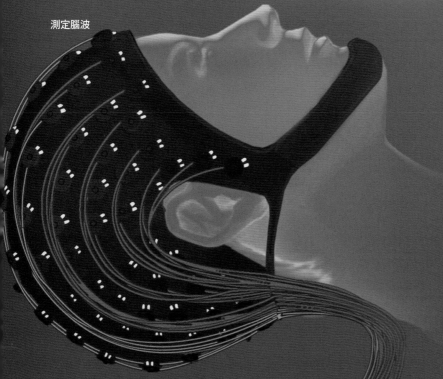

NREM睡眠時觀察到的腦波

清醒閉上眼睛且處於放鬆狀態時，大腦會釋放出
稱為 α 波的腦波。入睡之後，腦波會在1秒左右
改變模式，NREM睡眠第1期可觀察到振幅很小
的腦波出現。研究顯示在「海馬迴」所形成的短
期記憶會移動到大腦皮質並固定下來，而第2期
可觀察到的紡錘波與此有關。另外，在第3期深
度睡眠可觀察到的 δ 波則是速度最慢的腦波，也
稱為「慢波睡眠」（slow-wave sleep）。

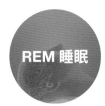

「REM睡眠」期間，大腦仍然在活動

在 NREM睡眠之後，接著是REM睡眠。「快速動眼」的英文全稱是Rapid Eye Movement，縮寫為REM，一如其名，**眼球在睡眠中會有小幅移動的現象**（下圖）。在脊椎動物中，有REM睡眠的主要是哺乳類和鳥類。

有趣的是，正在睡覺且處於REM睡眠的大腦，其狀態卻和清醒時很像，同樣呈小幅度的振動。而且，透過將大腦活動影像化的技術，可以看到處於REM睡眠的大腦，有好幾個部位比清醒時更加活躍（右圖）。

在REM睡眠時會做怪夢和焦慮的夢

已知「在空中飛翔」這種怪夢，或是伴隨著喜怒哀樂與焦慮情緒的夢，大多出現在REM睡眠中。**在REM睡眠時，大腦中與理性判斷有關的「前額葉皮質」（prefrontal cortex）活力會降低，但負責產生視覺畫面的「視覺皮質」（visual cortex），以及掌管情緒的「杏仁核」（amygdaloid）則會變得很活躍**，而一般認為這些都和REM睡眠的夢有關。不過，NREM睡眠時也會做模糊而抽象的夢。

「海馬迴」在記憶的形成上扮演重要角色，在REM睡眠中也會活躍運作。因此，有人認為REM睡眠也和短期記憶的定著有關，只是其機制與NREM睡眠不同。

在REM睡眠中活躍運作的大腦區域

下圖中塗上紅色的區塊，就是大腦在REM睡眠中比清醒時還要活躍的區域。此外，在REM睡眠時，有些區域的活動會比清醒時還要低，但此圖中並沒有畫出來。

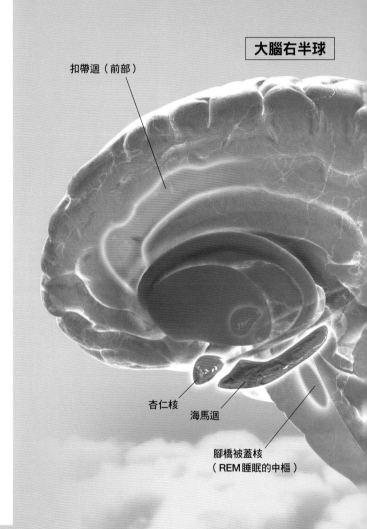

大腦右半球

扣帶迴（前部）

杏仁核

海馬迴

腳橋被蓋核（REM睡眠的中樞）

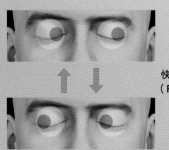

快速動眼（Rapid Eye Movement）

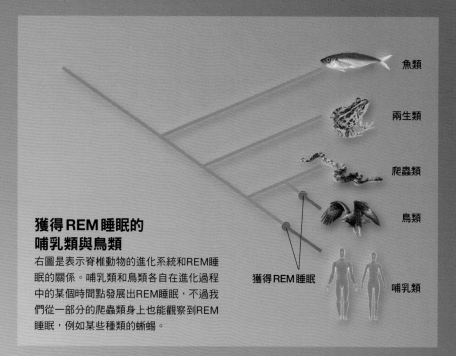

獲得 REM 睡眠的
哺乳類與鳥類

右圖是表示脊椎動物的進化系統和 REM 睡眠的關係。哺乳類和鳥類各自在進化過程中的某個時間點發展出 REM 睡眠，不過我們從一部分的爬蟲類身上也能觀察到 REM 睡眠，例如某些種類的蜥蜴。

魚類

兩生類

爬蟲類

鳥類

獲得 REM 睡眠

哺乳類

大腦左半球

視覺皮質

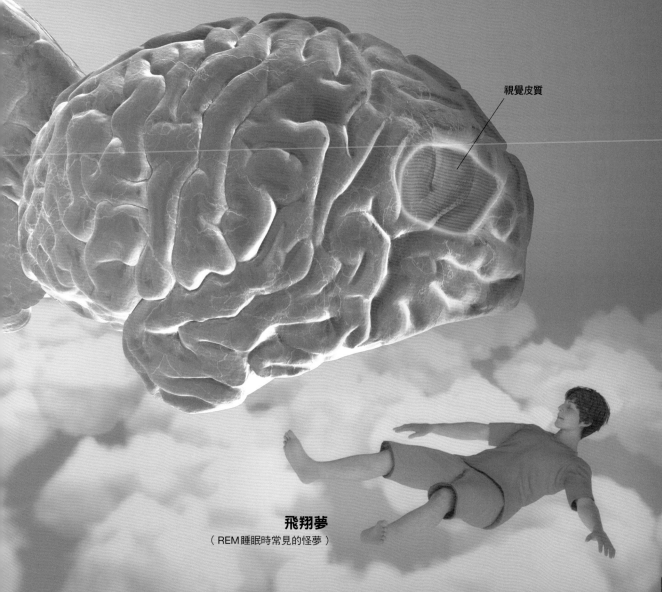

飛翔夢
（ REM 睡眠時常見的怪夢 ）

負責掌管睡眠的
「睡眠壓」與「生理時鐘」

不睏的時候，不管再怎麼努力入睡，都很難睡著。人**想要睡著，就需要有足夠的「睡意」**。

「睡意」究竟是怎麼來的呢？過去稱為「神經科學界最大的謎團」，其真面目已經在近年的研究中逐漸解開。

從以前到現在，專家都用名為**「雙歷程理論」**（two-process model）的假說來解釋睡眠的機制，「雙歷程」指「睡眠」和「清醒」的週期是由兩種歷程來調控，並反覆循環。

「睡意的添水裝置」
能說明睡眠機制

第一個掌控睡眠週期的歷程是**「睡眠壓」（sleep pressure），代表睡意的強度**。睡眠壓會在清醒時逐漸累積（如右下圖中的黃色曲線），累積夠了之後，就會開始睡覺。而因為睡覺能夠消除睡眠壓，睡眠壓的累積與消除關係便可比擬成裝滿水就會將水倒掉的「添水」裝置（右圖）。

接著，第2個歷程則是**大約以24小時為週期的「生理時鐘」**。

生理時鐘和睡眠壓的累積個別獨立，會產生清醒訊號波（右頁紅色曲線）。清醒訊號的強度大約在晚上9點達到高峰，之後就會變弱。當睡意的「添水」裝置傾倒，就會開始睡覺，睡到睡眠壓充分消除為止。

2018年，科學界在「睡意」這方面的研究有了很大的進展，第30頁將會介紹其成果。

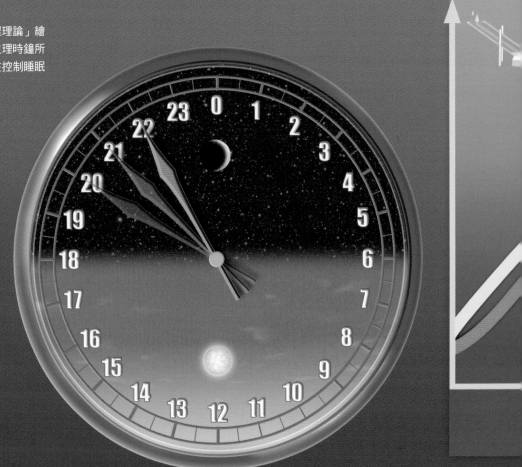

睡眠的機制

將掌控睡眠與清醒循環的「雙歷程理論」繪製圖表。睡眠壓（黃色曲線）與生理時鐘所製造的清醒訊號波（紅色曲線）在控制睡眠與清醒。

製造清醒訊號波的
「生理時鐘」

生理時鐘大約以24小時為週期製造清醒訊號波。每到清醒訊號波變弱的時段，人就會入睡。「時型」是清晨型的人，生理時鐘的週期稍微短了一些，因此清醒訊號波也會比較早變弱。至於夜晚型的人則相反，會比較晚變弱。順便一提，即使有這樣的落差，只要早上曬到太陽，生理時鐘就會重置。

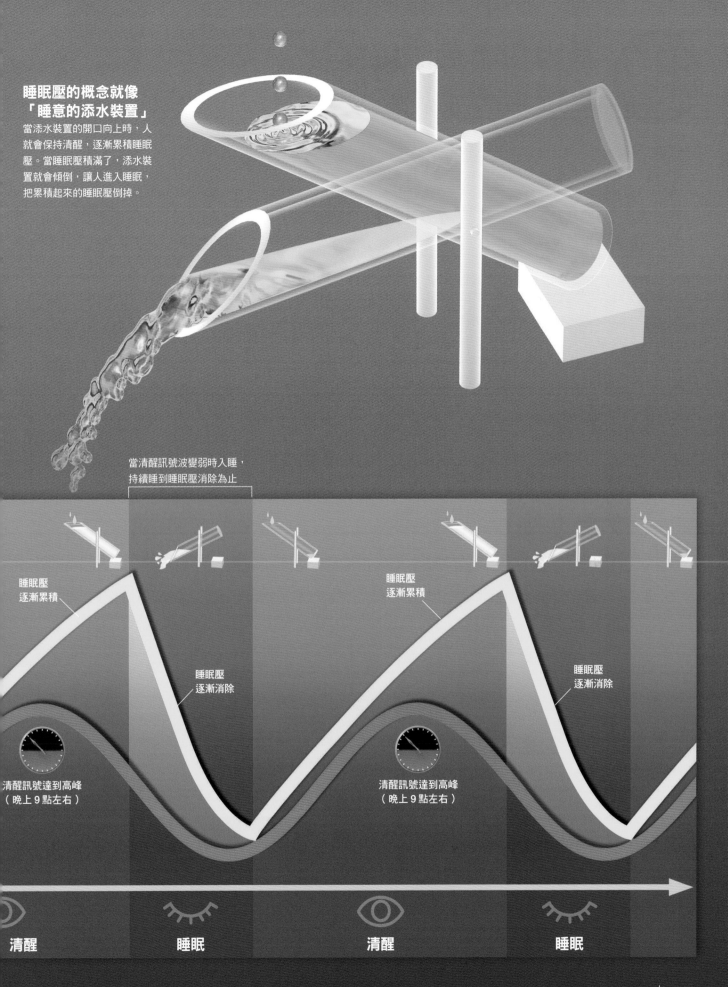

睡眠壓的概念就像 「睡意的添水裝置」

當添水裝置的開口向上時，人就會保持清醒，逐漸累積睡眠壓。當睡眠壓積滿了，添水裝置就會傾倒，讓人進入睡眠，把累積起來的睡眠壓倒掉。

當清醒訊號波變弱時入睡，
持續睡到睡眠壓消除為止

睡眠壓
逐漸累積

睡眠壓
逐漸消除

睡眠壓
逐漸累積

睡眠壓
逐漸消除

清醒訊號達到高峰
（晚上9點左右）

清醒訊號達到高峰
（晚上9點左右）

清醒　　　　　睡眠　　　　　清醒　　　　　睡眠

基因和年齡決定你是「清晨型」或「夜晚型」

確保每天都有足夠的睡眠時間是避免「睡眠負債」的不二法門，但即使你決定每天都要睡7個小時，有時還是會遇到躺上床卻難以入眠的情況吧？**「睡眠時數」雖然很重要，但為了睡得更好，「幾點睡覺」也很重要。**

如同第22頁所述，人的生理時鐘約以24小時為週期，也會影響睡意來襲的時間。24小時的週期只是平均值，其實有個別

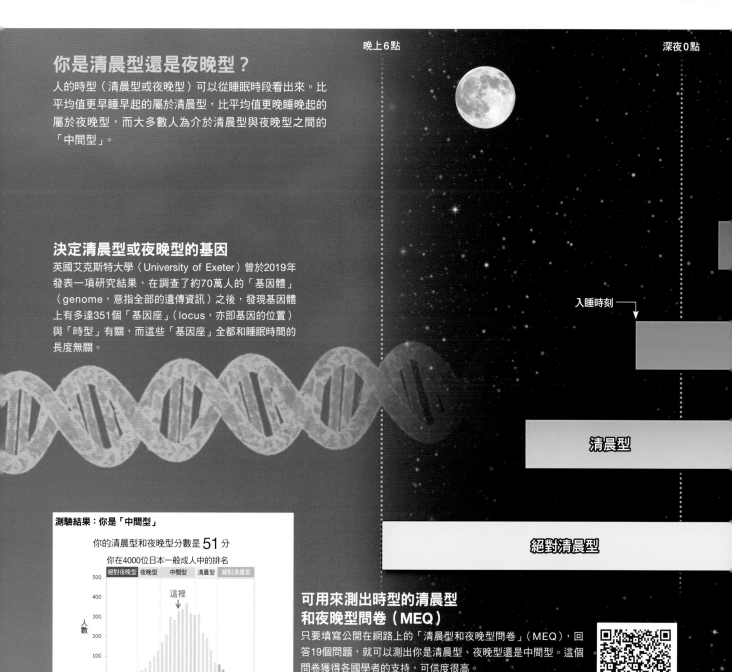

你是清晨型還是夜晚型？

人的時型（清晨型或夜晚型）可以從睡眠時段看出來。比平均值更早睡早起的屬於清晨型，比平均值更晚睡晚起的屬於夜晚型，而大多數人為介於清晨型與夜晚型之間的「中間型」。

決定清晨型或夜晚型的基因

英國艾克斯特大學（University of Exeter）曾於2019年發表一項研究結果，在調查了約70萬人的「基因體」（genome，意指全部的遺傳資訊）之後，發現基因體上有多達351個「基因座」（locus，亦即基因的位置）與「時型」有關，而這些「基因座」全都和睡眠時間的長度無關。

晚上6點 　　　　深夜0點

入睡時刻

清晨型

絕對清晨型

測驗結果：你是「中間型」

你的清晨型和夜晚型分數是 **51** 分

你在4000位日本一般成人中的排名

（圖表：絕對夜晚型 / 夜晚型 / 中間型 / 清晨型 / 絕對清晨型）

這裡

人數 500 400 300 200 100 0

16 20 24 28 32 36 40 44 48 52 56 60 64 68 72 76 80 84

清晨型和夜晚型分數

可用來測出時型的清晨型和夜晚型問卷（MEQ）

只要填寫公開在網路上的「清晨型和夜晚型問卷」（MEQ），回答19個問題，就可以測出你是清晨型、夜晚型還是中間型。這個問卷獲得各國學者的支持，可信度很高。

※日文網址：http://www.sleepmed.jp/q/meq/meq_form.php

可對照右方QRcode的中文問卷題目作答

差異，週期比24小時略短的人會比較早想睡覺，屬於早睡早起的「清晨型」；相反地，生理時鐘週期比24小時略長的人，則屬於晚睡晚起的「夜晚型」。

清晨型和夜晚型都是天生的

清晨型和夜晚型這些睡眠類型稱為「時型」（chronotype）。

柳澤教授表示：「最近，科學家發現時型取決於約300種基因的不同組合。天生屬於夜晚型的人若想靠自身的努力變成清晨型，就本質上來說應該很困難吧！」

我們可以透過「清晨型和夜晚型問卷」（MEQ）來檢驗自己屬於哪一種「時型」（請參考左頁下方）。以夜晚型為例，太早上床會很難入睡，所以**根據自己的**

「時型」來決定就寢時間會比較理想。

此外，一個人的「時型」也會隨著年齡改變，和幼年期比起來，10幾歲起會比較偏向夜晚型，但到了40～50多歲又會逐漸回到清晨型，「清晨型」的傾向隨著年紀增長會越來越強。

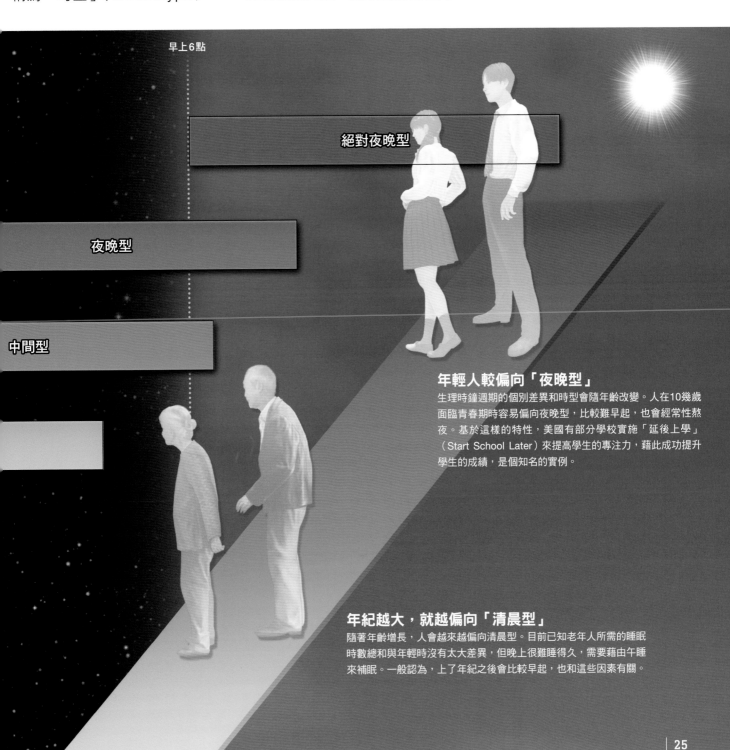

早上6點

絕對夜晚型

夜晚型

中間型

年輕人較偏向「夜晚型」

生理時鐘週期的個別差異和時型會隨年齡改變。人在10幾歲面臨青春期時容易偏向夜晚型，比較難早起，也會經常性熬夜。基於這樣的特性，美國有部分學校實施「延後上學」（Start School Later）來提高學生的專注力，藉此成功提升學生的成績，是個知名的實例。

年紀越大，就越偏向「清晨型」

隨著年齡增長，人會越來越偏向清晨型。目前已知老年人所需的睡眠時數總和與年輕時沒有太大差異，但晚上很難睡得久，需要藉由午睡來補眠。一般認為，上了年紀之後會比較早起，也和這些因素有關。

「上了年紀就會睡不著」是自然現象
女性因激素的變化而引發失眠

很多人年輕時早上起不來，但年紀增長之後就早睡早起，睡眠時數也變短。有人說是因為「睡覺需要體力，老了以後光是睡覺也會耗費體力」，但這是錯誤的。真正的原因是人上了年紀之後，基礎代謝率（basal metabolic rate）降低，也不像年輕時那麼頻繁地活動身體，所以即使睡得少也足夠。

栗山醫師表示：「在退休的人當中，有些人苦於失眠而吃安眠藥。但是，由於退休後身體不像還在工作時那麼疲勞，所以往往不需要睡很久。在吃安眠藥之前，先了解自己的身體機制是很重要的。」

此外，**生理時鐘的週期也會隨著年齡增長而慢慢變短，如**此一來相對地就會變得早睡早起。順便一提，如果生理時鐘的週期變長，往往會變得晚睡晚起。

此外，已知當人上了年紀之後，「褪黑激素」（詳見第32頁）這種促進睡眠的激素（某個細胞分泌到血液對其他細胞起作用的生物活性物質）在夜間的分泌量會變少，導致晝夜

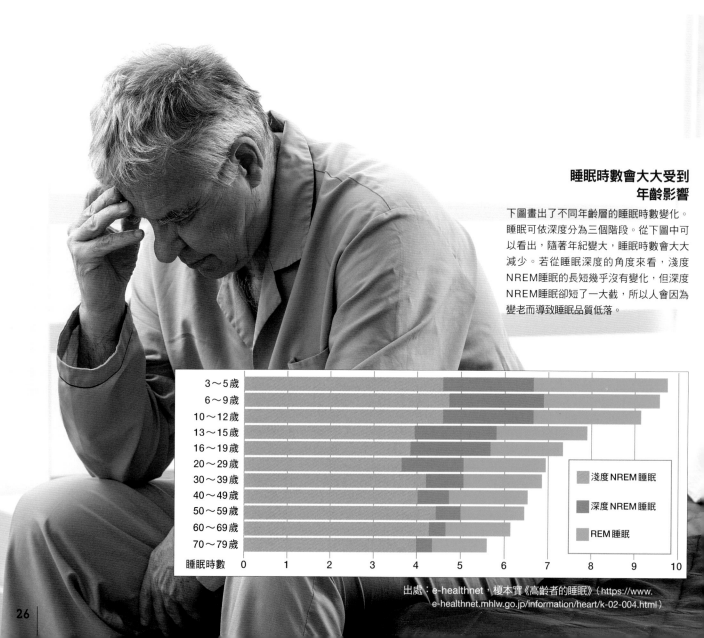

睡眠時數會大大受到年齡影響

下圖畫出了不同年齡層的睡眠時數變化。睡眠可依深度分為三個階段。從下圖中可以看出，隨著年紀變大，睡眠時數會大大減少。若從睡眠深度的角度來看，淺度NREM睡眠的長短幾乎沒有變化，但深度NREM睡眠卻短了一大截，所以人會因為變老而導致睡眠品質低落。

年齡	
3～5歲	
6～9歲	
10～12歲	
13～15歲	
16～19歲	
20～29歲	
30～39歲	
40～49歲	
50～59歲	
60～69歲	
70～79歲	

淺度 NREM 睡眠
深度 NREM 睡眠
REM 睡眠

睡眠時數　0　1　2　3　4　5　6　7　8　9　10

出處：e-healthnet，榎本實《高齡者的睡眠》（https://www.e-healthnet.mhlw.go.jp/information/heart/k-02-004.html）

作息的差別變小。因此，老年人晚上能睡得很沉的時間就會變短，導致睡到一半醒來，或是白天容易想睡覺。

女性激素變化也會對睡眠造成影響

除了年齡之外，不同性別也有不同的睡眠特徵。以女性來說，**女性激素當中的「黃體酮」（progesterone）具有誘發睡意的作用**。「黃體酮」的分泌量從排卵後到月經來臨前會增加，月經一來就會減少，所以女性在月經來臨之前會容易想睡。此外，懷孕會促使女性身體大量分泌黃體酮和動情素（estrogen），因此懷孕初期會感受到更強烈的睡意。

相較之下，一旦到了更年期（以女性而言，大約是停經前五年到停經後五年），越來越多女性會有失眠的困擾，原因是熱潮紅等令人不適的生理症狀，或是煩惱子女獨立、照護父母等所引發的壓力，使女性無法睡得很沉。另外，在停經之後，女性激素的分泌量會大幅減少。受此影響，男性身上常見的「睡眠呼吸中止症」（sleep apnea syndrome，詳見第70頁）會更容易發生在女性身上，這也是讓睡眠品質惡化的其中一個原因。（撰文：今井明子）

老年人或女性特有的睡眠困擾

左頁的圖表顯示出睡眠時數隨著年齡增長而產生的變化。睡眠時數之所以隨著年齡變短，也是因為受到基礎代謝和活動量變化的影響。右頁畫出了女性激素在月經週期中的變化，有些女性激素會影響睡眠，因此有睡眠困擾的女性可說不少。

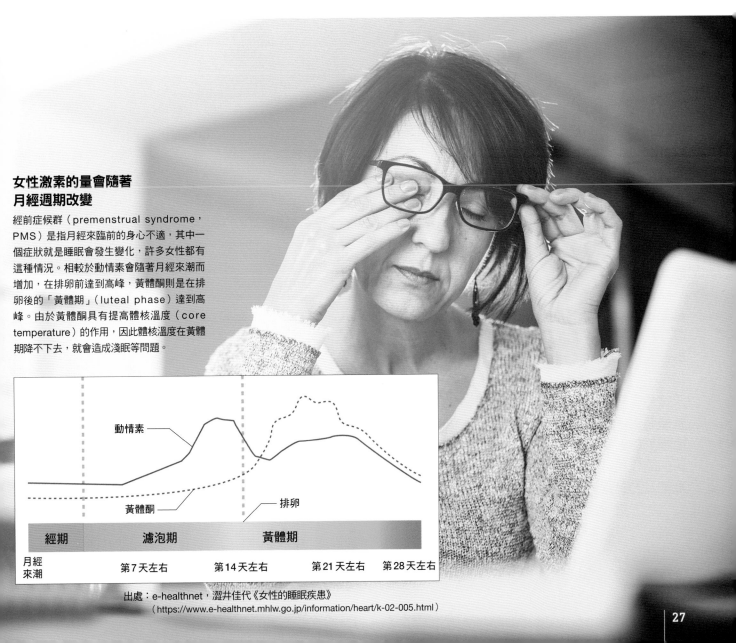

女性激素的量會隨著月經週期改變

經前症候群（premenstrual syndrome，PMS）是指月經來臨前的身心不適，其中一個症狀就是睡眠會發生變化，許多女性都有這種情況。相較於動情素會隨著月經來潮而增加，在排卵前達到高峰，黃體酮則是在排卵後的「黃體期」（luteal phase）達到高峰。由於黃體酮具有提高體核溫度（core temperature）的作用，因此體核溫度在黃體期降不下去，就會造成淺眠等問題。

動情素

黃體酮

排卵

經期	濾泡期	黃體期	
月經來潮	第7天左右	第14天左右	第21天左右　第28天左右

出處：e-healthnet，澀井佳代《女性的睡眠疾患》
（https://www.e-healthnet.mhlw.go.jp/information/heart/k-02-005.html）

從讓人清醒的食慾激素開發出新款安眠藥

睡眠與清醒的切換機制，在1998年～1999年有個大發現，那就是腦內物質「食慾激素」（orexin）。

食慾激素的發現者是當時任職於美國德州大學的柳澤正史博士的研究團隊。起初認為食慾激素和睡眠無關，而是腦內控制食慾的物質，但是後來發現**天生無法製造食慾激素的小鼠會突然睡著。此症狀稱之為「猝睡症」**（narcolepsy，詳見第72頁），**是種白天會異常想睡而突然睡著的嚴重睡眠疾患**。因此，發現食慾激素是要讓人保持清醒所不可或缺的腦內物質。

妨礙食慾激素起作用的安眠藥

大腦的下視丘（hypothalamus）有個讓人維持清醒狀態的部位，稱為「覺醒中樞」（waking center）。**覺醒中樞的神經細胞表面有食慾激素的受體（右圖），當食慾激素與受體結合，就會發出清醒訊號，讓人保持清醒。**

這個機制受到全世界藥廠的矚目。只要阻斷食慾激素與受體結合，就能開發出新的安眠藥。經過一番研究和競爭之後，能阻止食慾激素與受體結合的新款安眠藥誕生了。2014年，學名為suvorexant（藥名：Belsomra，蘇沃雷生）的藥物在日本核可上市，2020年則是學名為lemborexant（藥名：DAYVIGO，達衛眠）的新藥上市。跟以前的安眠藥相比，新藥的副作用較少，較不容易產生依賴性，是逐漸普及的失眠治療藥物。

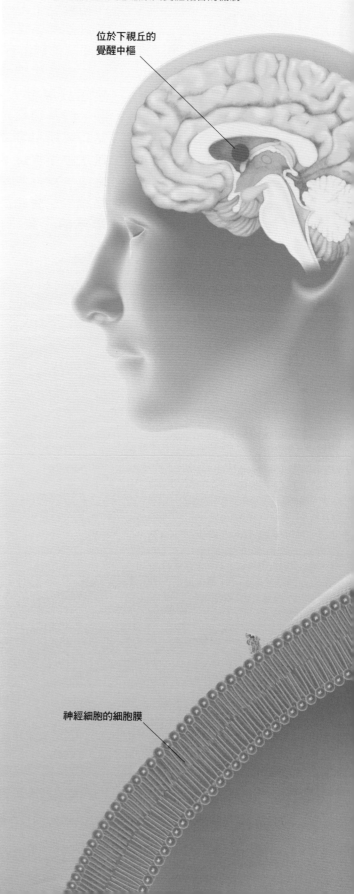

食慾激素讓人保持清醒

下圖是食慾激素讓人保持清醒狀態的機制，以及安眠藥阻斷食慾激素與受體結合的機制。

位於下視丘的覺醒中樞

神經細胞的細胞膜

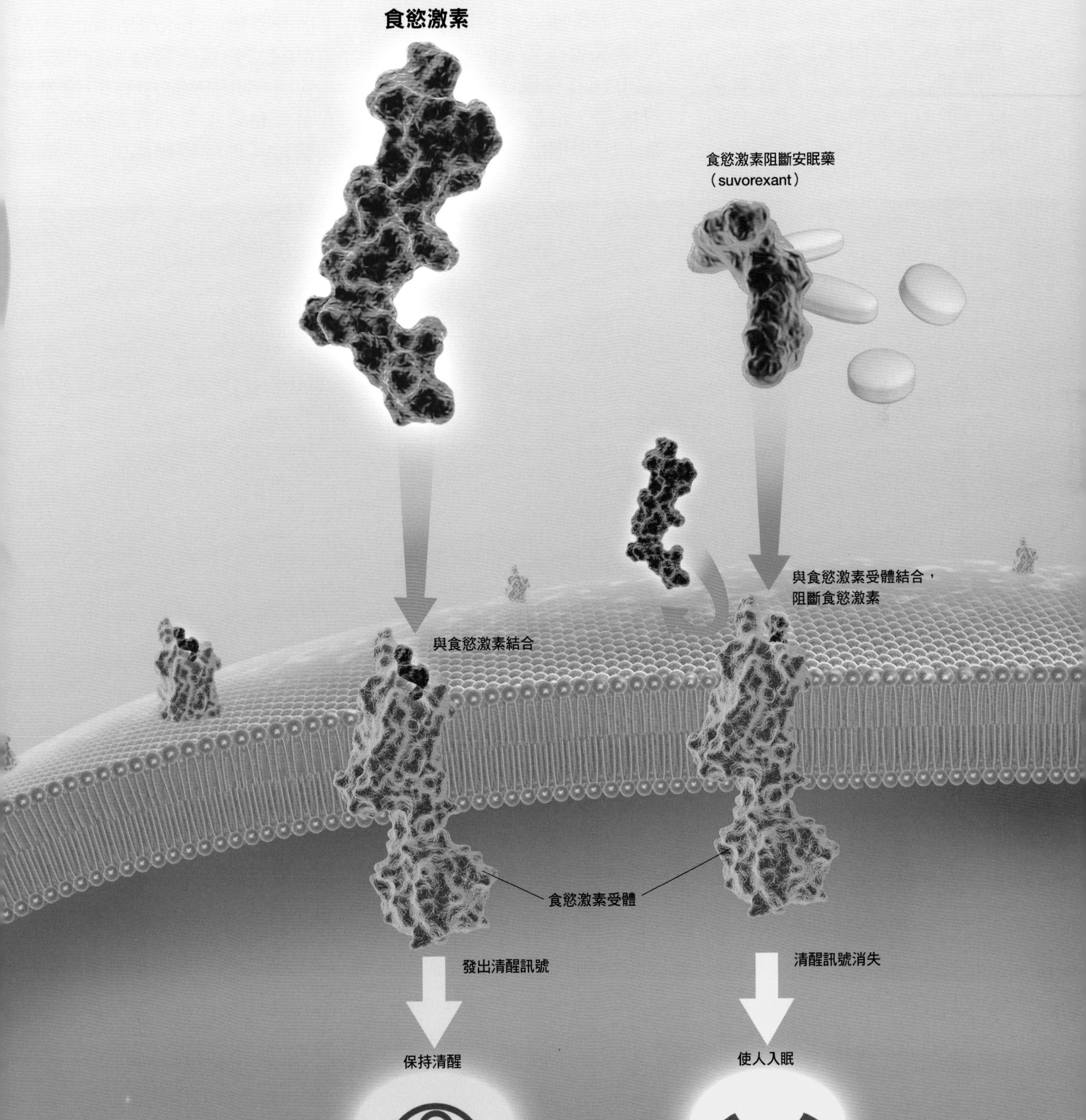

食慾激素

食慾激素阻斷安眠藥
（suvorexant）

與食慾激素受體結合，
阻斷食慾激素

與食慾激素結合

食慾激素受體

發出清醒訊號

清醒訊號消失

保持清醒

使人入眠

發現不睡覺就會持續累積、
只要睡覺就會消失的腦內現象

截至目前,「睡意」這個詞彙反覆出現了很多次。「睡意」在清醒時會逐漸累積,睡了一覺就會消失,它的真面目究竟是什麼?

日本筑波大學的劉清華教授及柳澤教授等人的研究團隊,在2018年發現很有說服力的腦內現象。這種現象是在腦內名為「SNIPPs」(Sleep-Need-

Index-Phospho Proteins)的80種蛋白質上觀察到的化學變化。SNIPPs之中有69種蛋白質,會聚集在神經細胞傳遞訊號給其他神經細胞的「突觸」

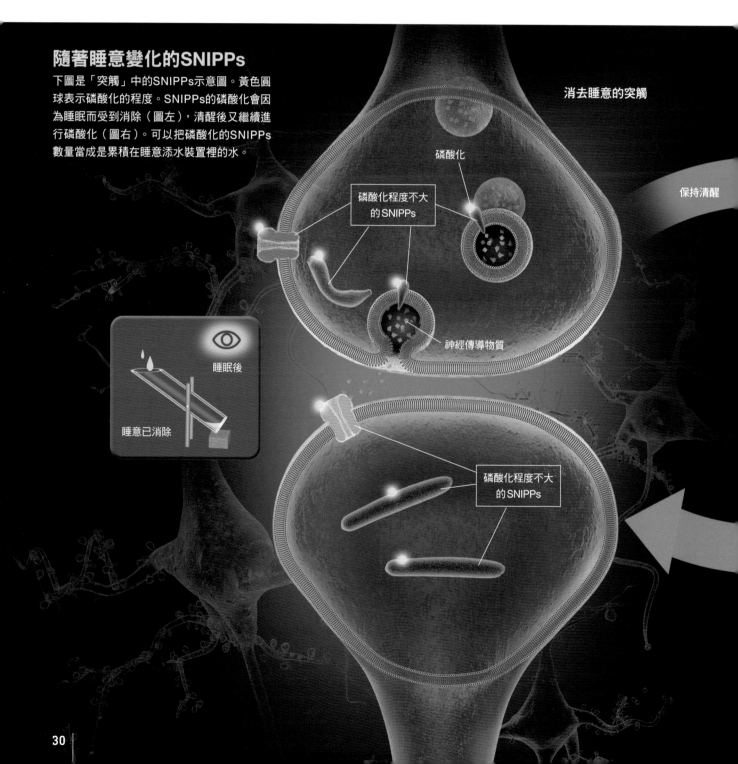

隨著睡意變化的SNIPPs

下圖是「突觸」中的SNIPPs示意圖。黃色圓球表示磷酸化的程度。SNIPPs的磷酸化會因為睡眠而受到消除(圖左),清醒後又繼續進行磷酸化(圖右)。可以把磷酸化的SNIPPs數量當成是累積在睡意添水裝置裡的水。

消去睡意的突觸

磷酸化

磷酸化程度不大的SNIPPs

保持清醒

神經傳導物質

睡眠後

睡意已消除

磷酸化程度不大的SNIPPs

（synapse）上，請見下圖。

在小鼠實驗中發現，當動物清醒時，體內的SNIPPs會發生「磷酸化」（phosphorylation）的化學變化。然後，SNIPPs的磷酸化會因為睡眠而消除。SNIPPs的這種表現，可說就是睡意的真面目。

SNIPPs的磷酸化就像「添水裝置的水」？

柳澤教授說：「**SNIPPs的磷酸化現象就相當於添水裝置裡的水。要消除磷酸化現象所需的時間，可能就是人所需要的睡眠時數**」。

若這個想法正確，那「睡眠負債」狀態中的大腦，磷酸化的SNIPPs很可能會因為無法消除而一直累積，進而使整個大腦的突觸運作都變得很沒有效率。發現SNIPPs這種現象的存在，可說是解開神經科學最大黑盒子的突破口。

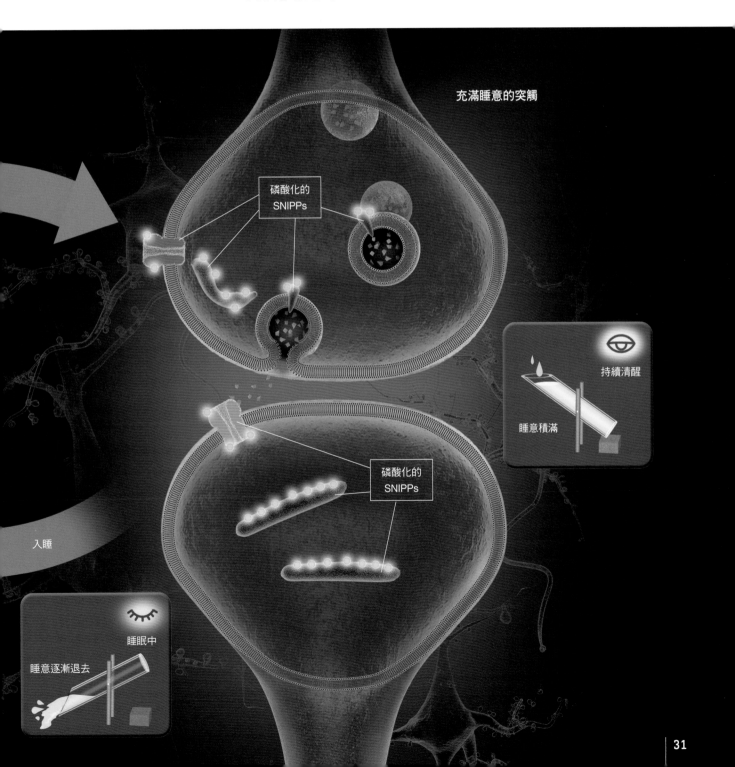

充滿睡意的突觸

磷酸化的
SNIPPs

持續清醒

睡意積滿

入睡

磷酸化的
SNIPPs

睡眠中

睡意逐漸退去

引發睡意與清醒的激素

有時候,鬧鐘明明還沒響,卻很神奇地在固定時刻醒來了,你有沒有這種經驗呢?一般會形容這是「擁有精準的生理時鐘」。

在生物學和醫學上,生理時鐘指的是「掌控1天節奏的機制」,專業術語稱為「晝夜節律」(circadian rhythm)。意思其實是發生在體內的各種變化,在背後控制著生理時鐘的節奏。

舉例來說,我們的身體通常日出而作、日落而息,在這過程中,體溫和血壓會緩慢地增減。**此外,隨著生理時鐘的進行,人體還會分泌促進睡眠或保持清醒的激素。**

引發睡意與清醒的激素

有2種和睡眠有關的激素廣為人知,也就是誘使入睡的「褪黑激素」(melatonin),以

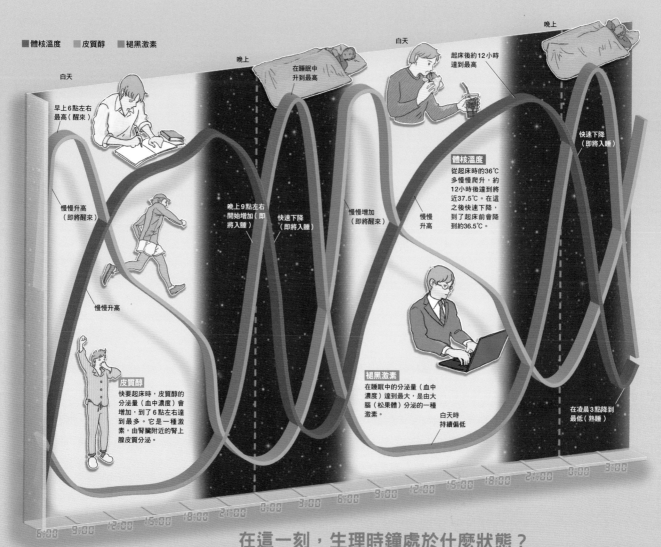

■體核溫度　■皮質醇　■褪黑激素

白天

早上6點左右
最高(醒來)

慢慢升高
(即將醒來)

慢慢升高

皮質醇
快要起床時,皮質醇的分泌量(血中濃度)會增加,到了6點左右達到最多。它是一種激素,由腎臟附近的腎上腺皮質分泌。

晚上

在睡眠中升到最高

晚上9點左右開始增加(即將入睡)

快速下降
(即將入睡)

慢慢增加
(即將醒來)

慢慢升高

褪黑激素
在睡眠中的分泌量(血中濃度)達到最大,是由大腦(松果體)分泌的一種激素。

白天時持續偏低

白天

起床後約12小時達到最高

體核溫度
從起床時的36℃多慢慢爬升,約12小時後達到將近37.5℃。在這之後快速下降,到了起床前會降到36.5℃。

晚上

快速下降
(即將入睡)

在凌晨3點降到最低(熟睡)

在這一刻,生理時鐘處於什麼狀態?

上圖將人體中以「約24小時為週期」變化的三種東西畫在一起,分別是體溫、引人入睡的「褪黑激素」,以及和清醒有關的「皮質醇」分泌量(血中濃度)。另外,下午2點左右之所以會想睡覺,是因為生理時鐘的作用,並不是因為一般說的「血液在午餐後集中在胃部」。

及使人清醒的「皮質醇」（cortisol）。就來看看具體是什麼情況吧！

褪黑激素是由腦中「松果體」（pineal body）所分泌的「血清素」（serotonin）這種激素所生成。光線進入眼睛會抑制褪黑激素的分泌量，因此白天褪黑激素的量很少，到了夜晚就會增加，我們便產生睡意。此外，褪黑激素也和體核溫度偏低有關。

而與褪黑激素相反，褪黑激素的材料「血清素」會因為曬到陽光而分泌。血清素是由「色胺酸」（tryptophan）這種必需胺基酸所合成，對於安定我們的精神有極大的作用。

另一方面，促使人保持清醒的皮質醇，則是由位於腎臟附近的「腎上腺皮質」（adrenal cortex）分泌。「交感神經」（sympathetic nerve）會在運動時活動，而皮質醇具有刺激交感神經的作用。交感神經在白天特別活躍，但腎上腺皮質所分泌的「皮質醇」會在清晨4點左右達到最大量，到了晚上8點降到最少。一般認為，皮質醇的分泌量之所以會在距離起床稍早前達到最大，是為了讓休息中的身體恢復活動狀態。

🪐

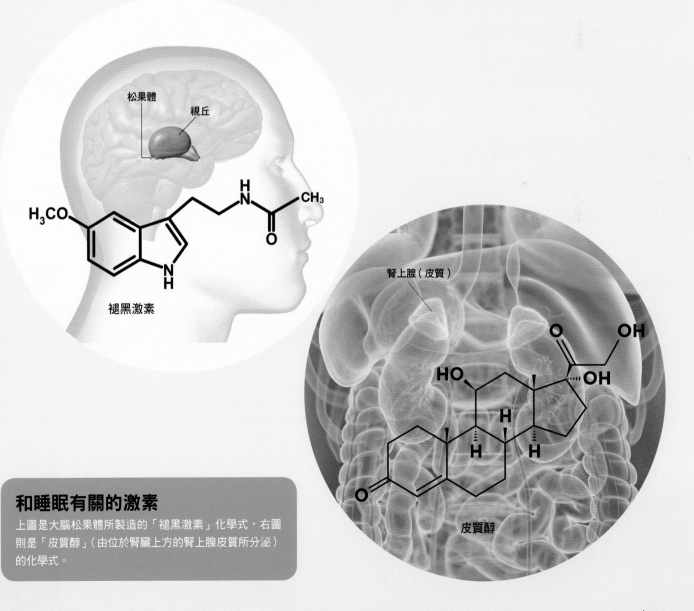

松果體
視丘

褪黑激素

腎上腺（皮質）

皮質醇

和睡眠有關的激素
上圖是大腦松果體所製造的「褪黑激素」化學式，右圖則是「皮質醇」（由位於腎臟上方的腎上腺皮質所分泌）的化學式。

PART 2

好眠的科學

為了取得充足的睡眠，整頓好睡覺環境也很重要。為了睡得舒服，我們應該要讓寢室和身體保持在什麼樣的狀態呢？本章除了教你如何睡個好覺，也會介紹最新的睡眠工具。

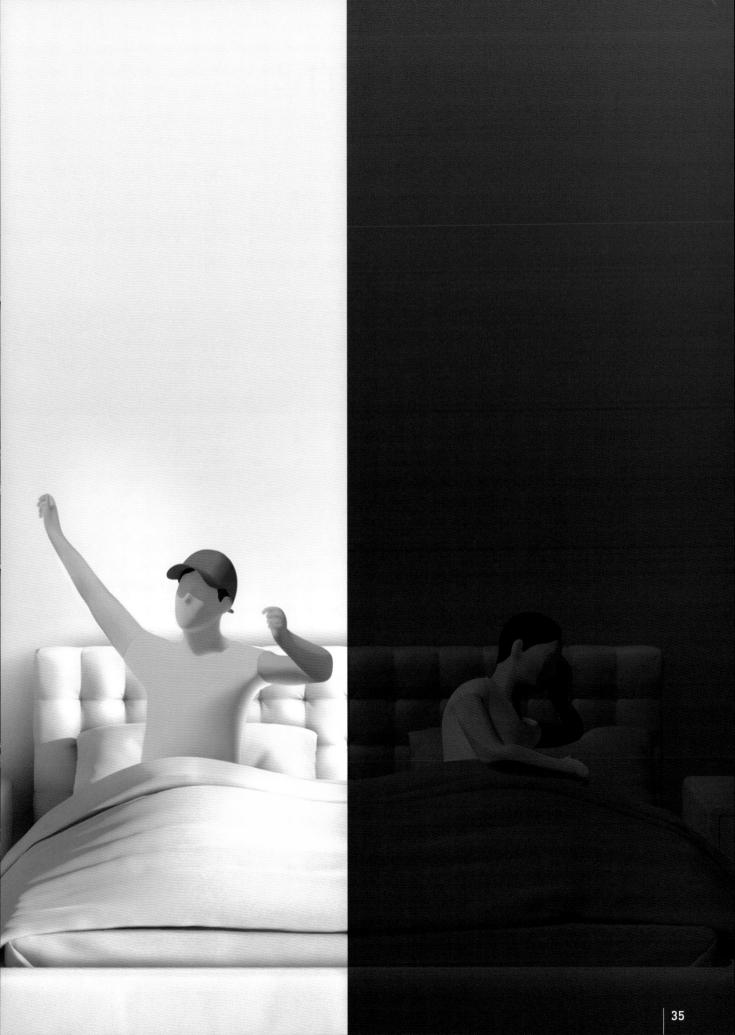

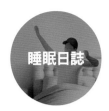

以「睡眠日誌」將自己的睡眠視覺化

睡眠日誌

好眠是要睡得沉、睡得舒服，但如果睡眠時數不夠長的話，就談不上好眠。為了消除睡眠負債並夜夜好眠，**了解「自己所需的睡眠時數是幾個小時」**是極為重要的。

一般人所需的睡眠時數是1天7個小時，但這其實有個別差異，有些人1天睡6個小時就夠了，但也有人睡了8個小時還不夠。不要仰賴「大概需要7小時」的感覺，透過實際做紀錄來確定是很重要的。因此，睡眠專家推薦大家做個「睡眠日誌」。

記錄自身睡眠的「睡眠日誌」

下面是用來記錄2週內睡眠時間的「睡眠日誌」圖表。請你模仿右頁的圖，用螢光筆把每天入睡到隔天起床的睡眠時段塗滿。如果遲遲無法入睡，或是睡到一半醒來，也要把那個時間點記錄下來。此外，還可以在備註欄記錄自己的睡眠品質，例如是否睡得沉、醒來時是否精神飽滿等等。近幾年，智慧型手機的APP也可以為睡眠做紀錄，用那個也可以。

	正午	下午2時	下午4時	晚上6時	晚上8時	晚上10時	半夜0時	凌晨2時	凌晨4時	早上6時	早上8時	早上10時	正午	備註
月　日(一)														
月　日(二)														
月　日(三)														
月　日(四)														
月　日(五)														
月　日(六)														
月　日(日)														
月　日(一)														
月　日(二)														
月　日(三)														
月　日(四)														
月　日(五)														
月　日(六)														
月　日(日)														

「假日多睡 2 小時以上」就是有睡眠負債

首先，請你記錄自己 2 週內的睡眠狀況，並比較平日和假日的睡眠時數。

柳澤正史教授說：「如果假日比平日多睡了 2 小時以上，就代表處於睡眠負債的狀態。」許多現代人都想在假日多睡一點，藉此來消除平日睡眠不足所累積的睡眠負債，這種情況稱為「社會性時差」（social jet lag），就是背負睡眠負債的典型例子。

如果平日和假日的睡眠時數幾乎沒有落差，那就是自己所需的睡眠時數。若要掌握更精確的數字，「你可以先每天睡 7 小時，按此持續 1～2 週，如果不會想再睡久一點，那麼 7 小時就是你所需的睡眠時數。假如還會想睡覺，就把時間逐次拉長 30 分鐘。假如睡不了那麼久，就逐次縮短 30 分鐘，藉此確定自己所需的睡眠時數。

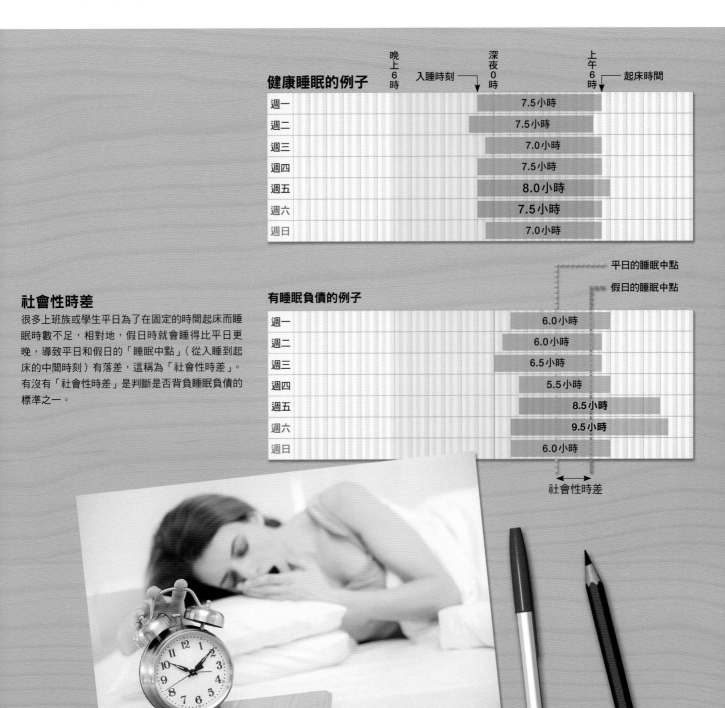

社會性時差

很多上班族或學生平日為了在固定的時間起床而睡眠時數不足，相對地，假日時就會睡得比平日更晚，導致平日和假日的「睡眠中點」（從入睡到起床的中間時刻）有落差，這稱為「社會性時差」。有沒有「社會性時差」是判斷是否背負睡眠負債的標準之一。

健康睡眠的例子

	晚上6時	入睡時刻	深夜0時		上午6時	起床時間
週一			7.5小時			
週二			7.5小時			
週三			7.0小時			
週四			7.5小時			
週五			8.0小時			
週六			7.5小時			
週日			7.0小時			

平日的睡眠中點
假日的睡眠中點

有睡眠負債的例子

週一	6.0小時		
週二	6.0小時		
週三	6.5小時		
週四	5.5小時		
週五	8.5小時		
週六	9.5小時		
週日	6.0小時		

社會性時差

運動和洗澡要在傍晚到晚上8點

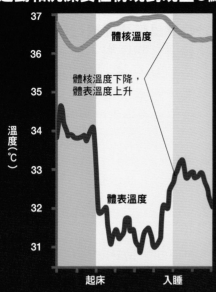

為了順利入睡，體溫也很重要。已知人在入睡時體核溫度會偏低，體表溫度（skin temperature）會上升，這表示熱能正在從身體內部往體表釋放。運動或洗澡等會提高體核溫度，因此別在睡前做，而是利用傍晚到晚上8點之間做完。

圖表出處：Kurt Krauchi, Tom Deboer, *Frontiers in Bioscience-Landmark* (2010), doi: 10.2741/3636

晚上避免照光

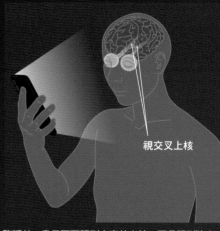

臨睡前，盡量不要照到太亮的光線。要是照到強光，特別是手機等用品發出的藍光（波長460奈米的藍色光線），腦內負責調控生理時鐘的「視交叉上核」（suprachiasmatic nucleus）就會受到影響，使生理時鐘倒退1～2個小時左右。

在睡前5小時吃完晚餐。吃太飽或空腹都會妨礙睡眠

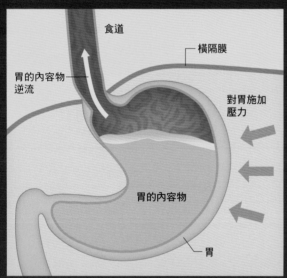

最好在入睡的5小時前吃完東西，因為在胃裡還殘留著食物的情況下躺下，可能引發逆流性食道炎。不過，太早吃完晚餐也是個問題，已知負責維持清醒狀態的「食慾激素神經」會受到血糖值的影響，空腹的話會很難入睡。

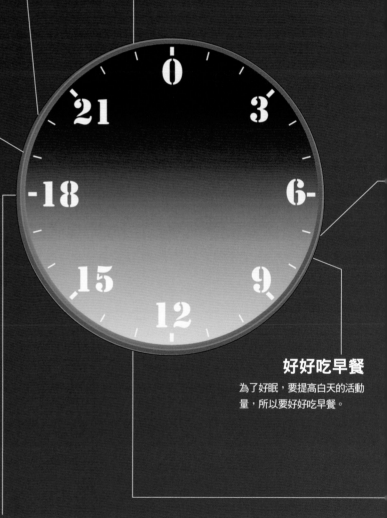

好好吃早餐

為了好眠，要提高白天的活動量，所以要好好吃早餐。

對咖啡因敏感的人，避免在睡前5～6小時內攝取

咖啡因會對製造睡意的神經起作用，進而抑制睡意（詳見第79頁）。每個人對咖啡因的敏感度都不同，但特別敏感的人要記得別在睡前5～6小時內攝取咖啡因。

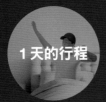

掌控「體核溫度」和「交感神經」得以一夜好眠

為了每天都取得優質的睡眠，就要養成有助於良好睡眠的生活習慣，並且過著規律的生活。透過睡眠日誌掌握自己的睡眠之後，接著就來學習好眠的方法吧！

首先，**睡前要盡量放鬆。在睡前聽激昂的音樂或觀賞殘虐的影片會讓大腦亢奮，所以不建議這麼做。**

此外，在洗完澡後立刻上床睡覺也不好。睡意和「體核溫度」（在直腸等處測到的內部體溫）有很大的關係。體核溫度在睡前達到1天內的最高，隨後下降，而睡意則是隨著體溫下降來臨。換句話說，洗澡會讓體核溫度上升，要是在溫度開始下降之前上床睡覺，就會很難感受到睡意。

不過，藉由洗澡來刻意提高體核溫度，促使它在入浴後降低，能夠有效幫助入睡。雖然水溫太高能讓體核溫度上升，卻也會導致使身體興奮的「交感神經」活躍運作，因此建議泡溫水澡就好。如果長時間泡溫水澡，一開始變興奮的交感神經將會慢慢冷靜下來，輪到能讓身體放鬆的「副交感神經」處於優勢，能在不讓精神興奮的情況下提高體核溫度。

睡前飲酒會妨礙睡眠

大家都知道睡前最好避免攝取咖啡因，但其實飲酒也是妨礙好眠的大敵。栗山健一醫師說：「喝了酒之後會馬上想睡覺，但是過了3小時左右，酒精就會分解，代謝酒精後所產生的物質有清醒作用，導致睡眠變淺。此外，由於利尿作用，很容易讓人在半夜醒來。」不僅如此，吸菸也會讓交感神經占優勢，所以記得不要在睡前吸菸。

不建議吃完東西後馬上睡覺，除了消化運動活躍進行會妨礙睡眠之外，還有另一個原因是胃裡的消化物會逆流到食道，讓人容易罹患「逆流性食道炎」（reflux esophagitis）。栗山醫師表示，有時深入追查病患睡不好的原因之後，發現背後隱藏著逆流性食道炎，所以最快也要進食後2～3小時，等食物消化到某種程度之後再躺下睡覺會比較理想。

（撰文：今井明子）

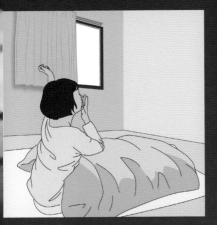

沐浴晨光
沐浴在早晨的陽光下能夠重置生理時鐘，有助於開始新的一天（詳見第46頁）。

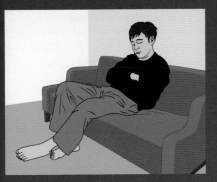

午睡使下午更有活力
若吃完午餐後出現睡意，最好睡個15分鐘左右的午覺。為了防止逆流性食道炎，建議不要躺下來，而是坐著睡覺。不過，很多時候中午之所以會想睡覺是因為晚上睡眠不足，所以要先為晚上保留所需的睡眠時數。

為了睡好覺培養正確的生活習慣吧！

將讓人能睡個好覺的生活習慣畫成了插圖。若要睡得好，調整生活節奏，培養適合自己的生活習慣很重要。有睡眠困擾的人不妨一試。

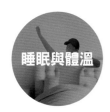
身體的「放熱」是入睡的關鍵

我們的體溫和睡意有密切的關係，以下就來看看詳情吧！

「體核溫度」是從直腸量到的溫度，在皮膚量到的溫度則是「體表溫度」，而前者比後者高3～5℃。**體核溫度與生理時鐘所控制的清醒程度是連動的，到了晚上9點左右就會從最高峰開始下降**（右圖的粉紅色曲線）。**然後，在我們入睡前後降得更低，在睡眠時達到最低溫。**

相反地，體表溫度卻會在入睡前後慢慢上升（請見橘色曲線）。當嬰兒睏了的時候，手腳會變得很溫暖也是同樣的道理。

臨睡之前
不宜洗熱水澡

柳澤教授說：「在入睡前後，體內深處會往體表放熱，讓深處與表面的溫差變小，這一點是肯定的。但是，事情並沒有單純到『只要降低體核溫度就能睡著』，有研究顯示，讓手腳等末梢部位暖起來並放熱，對入睡來說很重要。」

舉例來說，若在臨睡前洗熱水澡，會導致體核溫度不容易下降而難以入睡。**最好在就寢前2小時就洗完澡，或是臨睡前只洗溫水澡就好。**

此外，即使因為天氣冷而睡不著，在冬天使用電熱毯時，還是要在睡前關閉電源，或是善用定時斷電裝置。假如連在睡覺時都持續加溫的話，恐怕會妨礙身體放熱而睡到一半醒來，導致睡眠品質變差。

睡眠與體溫的關係

下圖用粉紅色曲線代表體核溫度，用橘色曲線代表體表溫度。體核溫度是大腦或內臟的溫度，比體表溫度高3～5℃。兩者的溫差會變小，並且從體內往體外放熱，這是入睡前後的特徵。

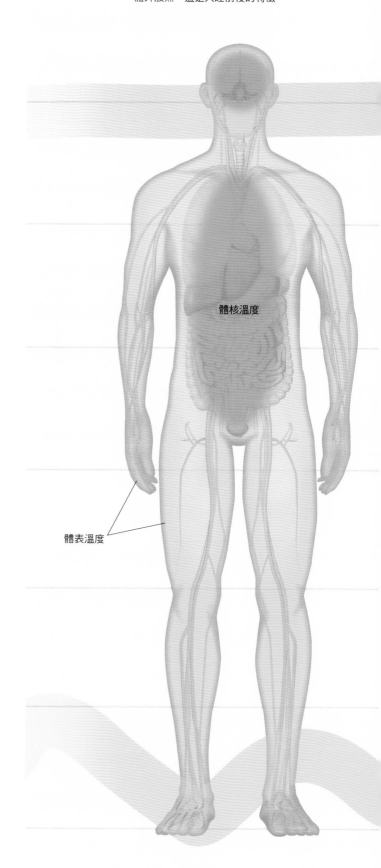

體核溫度

體表溫度

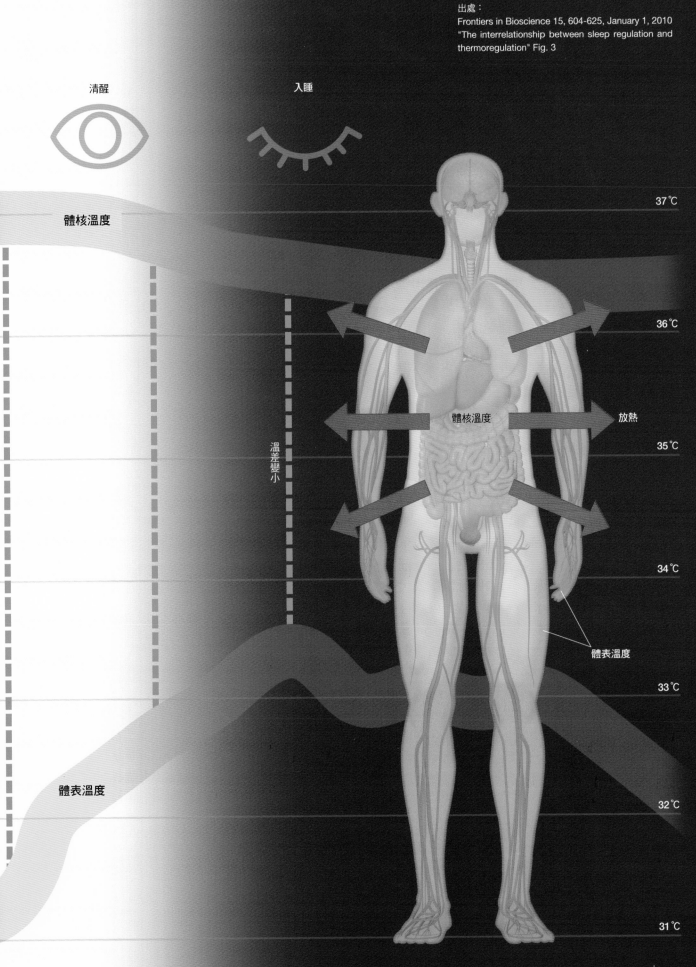

出處：
Frontiers in Bioscience 15, 604-625, January 1, 2010
"The interrelationship between sleep regulation and thermoregulation" Fig. 3

清醒

入睡

體核溫度

37℃

36℃

溫差變小

體核溫度　　　　放熱

35℃

體表溫度

34℃

體表溫度

33℃

32℃

31℃

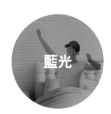

晚上的光線 會打亂睡眠節律

藍光

到 了晚上，進入眼睛的明亮光線可能會打亂生理時鐘而妨礙睡眠。

柳澤教授說明道：「全身的所有細胞都具有生理時鐘，但大腦的視交叉上核有個掌控生理時鐘的主時鐘。**一早曬到強烈的陽光，主時鐘就會重置，但若在夜間很晚的時候照到強光，時針就會倒退1～2小時。**」

一般來說，到了晚上，生理時鐘的作用會讓腦部分泌褪黑激素送往全身，而褪黑激素的量增加，便會幫助入睡（詳見第32頁）。然而，如果生理時鐘的時針倒退，褪黑激素分泌的時間也會跟著變晚。除此之外，光線也會妨礙褪黑激素分泌，導致我們難以入睡。

夜間的照明 要採用柔和的光

眼睛的視網膜（retina）上排列著許多「視細胞」（visual cell），是捕捉光線的感光器。而將訊號從視細胞傳送到大腦的，就是「神經節細胞」（ganglion cell）。

最近的研究中發現「神經節細胞」的一部分可以感知到波長460奈米（10億分之1公尺）左右的藍光（blue light），由這個訊號調控視交叉上核的生理時鐘。智慧型手機、電腦或LED燈所含有的藍光，便是經由這個路徑影響生理時鐘。

柳澤教授表示：「若考慮到光量，除了智慧型手機和電腦發出的光線之外，客廳或寢室的夜間光線太亮也是個問題。日本的居住空間經常使用明亮的白色光，但晚上最好使用黃色或橘色等感覺較暗的照明。」

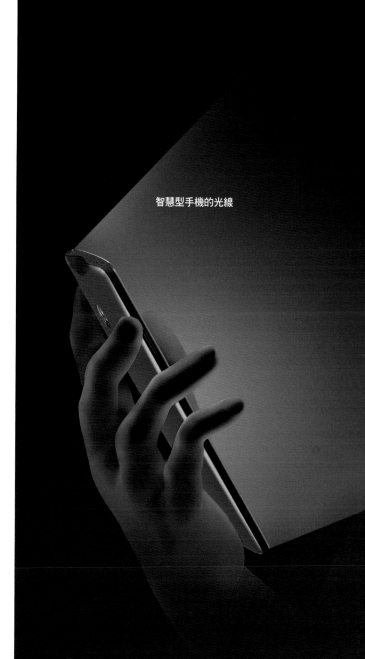

智慧型手機的光線

「藍光」會讓生理時鐘變慢

要是在晚上照到智慧型手機或房間照明中所含有的藍光，生理時鐘的指針就會倒退回去，本頁將其機制畫成了插圖。位於視網膜上的「神經節細胞」有一部分會感應到藍光，把訊號傳送到視交叉上核，導致生理時鐘的「主時鐘」倒退1～2小時。

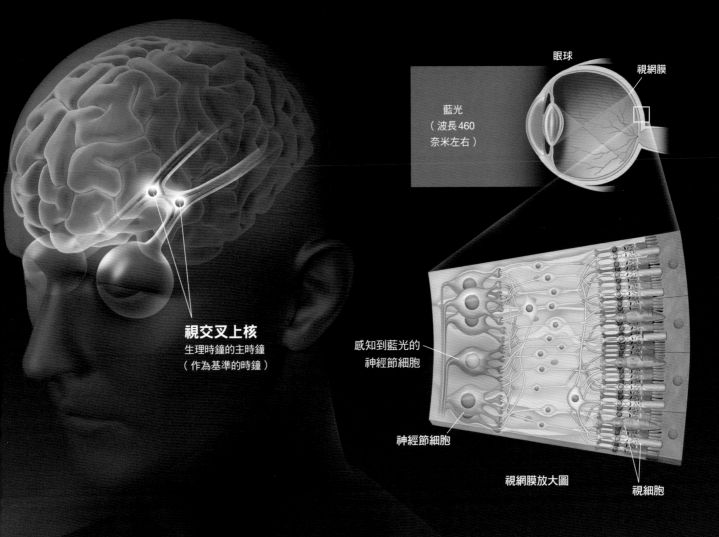

眼球

視網膜

藍光
（波長460
奈米左右）

視交叉上核
生理時鐘的主時鐘
（作為基準的時鐘）

感知到藍光的
神經節細胞

神經節細胞

視網膜放大圖

視細胞

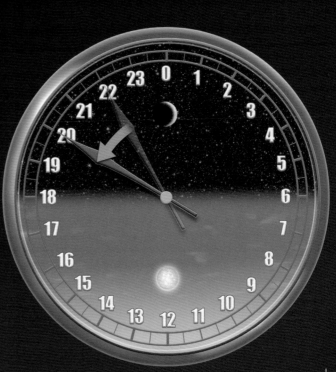

光線會調節生理時鐘

生理時鐘的週期大約是24小時，但這有個別差
異，有些人短於24小時，有些人比較長。地球
自轉的週期造就了晝夜循環，而生理時鐘之所
以會和晝夜循環同步，是因為「光線會重置生
理時鐘」。本來應該在早上曬到強光，然而現
代人的生活環境卻會在晚上照到強光，就是這
夜間太強的光線讓生理時鐘亂掉。

飲酒會睡得更好嗎？

睡前飲酒會降低睡眠品質

不同於吸菸的「百害而無一利」，人們雖然知道酒對健康不好，卻也將酒奉為「百藥之長」。除了晚間小酌之外，或許還有人基於「想要幫助入睡」等原因，養成把酒當作睡前飲料的習慣。在這一節，就從科學的角度來思考飲酒和睡眠的關係。

協助 ： **加藤真三**
日本慶應義塾大學名譽教授

喝酒之後口齒不清、口出惡言，甚至纏著陌生人不放的麻煩傢伙，就是所謂的「醉鬼」。但話說回來，「喝醉」究竟是怎麼回事呢？日本慶應義塾大學的加藤真三名譽教授是酒精問題專家，他說：「在醫學上，這是乙醇（ethanol）對腦等中樞神經系統所產生的急性影響。會大聲嚷嚷或採取大膽的行動，是因為腦中大腦皮質所負責控制的部位麻痺了。」

大腦皮質是指大腦表面的部位，尤其位於人類頭部前方的「前額葉皮質」更是發達，負責掌管思考、創造與理性等「人類特有的高階大腦功能」。舉例來說，即使討人厭的上司就在眼前，仍然能夠隱藏對他的厭惡，這是因為前額葉皮質會克制負面情感而採取理性的行動。然而喝酒之後，隨著飲酒量增加，前額葉皮質的功能就越麻痺，逐漸無法克制自己。

若從好的方向解釋，飲酒能夠讓人擺脫平日的壓抑。適量飲酒會讓人感受到奔放感和昂揚感，能夠放輕鬆說話，可望達到使人際關係更緊密的正面效果。

據加藤教授所說，酒客喝下中瓶啤酒1～2瓶（換算成酒精約為20～40公克），約過了30分鐘後，血液中的酒精濃度就會達到0.05～0.1%，進入微醺的狀態。然而，若血液中的酒精濃度

⊘ 適度的飲酒量與各種酒類的酒精含量

種類	適當的飲酒量	酒精度數	純酒精量
啤酒	中瓶1瓶（500ml）	0.05（5%）	20g
日本酒	1合（180ml）	0.15（15%）	22g
燒酎	0.5合（90ml）	0.35（35%）	25g
葡萄酒	2杯（240ml）	0.12（12%）	23g
威士忌	雙倍（double）1杯（60ml）	0.43（43%）	20g

純酒精量（g）＝飲酒量（ml）× 酒精度數 ×0.8 [酒精的比重]

例如：若喝了酒精度數5%的啤酒350毫升，以及酒精度數12%的葡萄酒1杯（120ml）
　　　純酒精量＝350×0.05×0.8＋120×0.12×0.8＝14＋11.52＝25.52公克

酒精對人體造成的生理反應（physiological response）不是以飲酒量為標準，而是必須以攝取的純酒精量為準。純酒精量可以用上面的算式求出。

表格資料出處：《日本釀造協會誌》第109卷第1號〈飲酒與健康〉。

⊙ 酒精在人體內分解為無害物質的過程

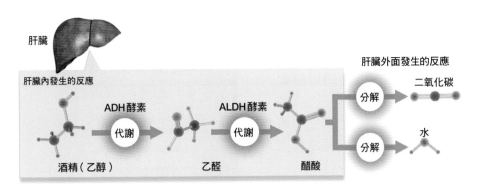

酒類中所含有的酒精會被胃臟和小腸吸收後進入血液，再送往肝臟。在肝臟，首先會由「乙醇去氫酶」（alcohol dehydrogenase，ADH）將酒精變成乙醛。乙醛的毒性很強，除了會讓人醉得很不舒服之外，還會致癌。乙醛會在肝臟被「乙醛去氫酶」（acetaldehyde dehydrogenase，ALDH）分解成醋酸。接著，醋酸會在肌肉等地方被分解為水和二氧化碳，二氧化碳會經由呼氣排出體外。

超過0.1％，就屬於醉酒狀態。超過0.35％則會失去意識、呼吸肌（respiratory musculature）麻痺和失禁，陷入急性酒精中毒的狀態。

酒精的作用不僅會影響大腦皮質，還會影響到大腦更深處的邊緣系統（limbic system）或基底核（basal ganglia）等等，可能會讓人更渴望喝酒，甚至成癮。

如上所述，醉酒有好的一面也有壞的一面，但酒精對睡眠來說只有壞處。加藤教授指出，飲酒過多會抑制REM睡眠，讓睡眠節律變差。喝了太多酒後，隔天早上之所以會很難神清氣爽地醒來，是因為大腦沒有好好休息。

此外，酒精具有利尿效果，會讓人頻尿，從這方面來說也會妨礙睡眠。當大腦的呼吸中樞受到酒精影響，還可能會導致「睡眠呼吸中止症」（一種睡覺時呼吸反覆停止的疾患，會引發各種疾病）惡化。

有人會在睡前少量飲酒，當作睡前飲料，但包括加藤教授在內的許多醫師都異口同聲地說：「最好還是不要為了入睡而飲酒。」除了上述原因之外，當飲酒量一點點增加時，還可能會有酒精成癮的風險。

為什麼會宿醉？

粗略來說，人體若要代謝1合（約180毫升）的日本酒（含有約20公克的酒精），大約要花3個小時。換句話說，假如在晚上10點之前喝了3合日本酒，到了隔天早上7點，雖然有個別差異，但酒精應該已經分解完畢了。加藤教授表示：「可能經常有人誤以為宿醉是血液中的乙醛（acetaldehyde）濃度太高所導致，但其實並非如此。宿醉可說是飲酒所造成的身心傷痕。」

宿醉的症狀有頭痛、想吐、嘔吐、胃痛、腹瀉、頭暈、心悸、疲倦、口渴、陷入憂鬱等等，範圍很廣，但據加藤教授所說，症狀會反映在當事人最脆弱的地方。市售的薑黃解酒液只是喝個心安，不是治療宿醉的藥物。加藤教授表示：「建議出現脫水症狀就補充水分，頭痛吃不傷胃的止痛藥乙醯胺酚（acetaminophen）。至於胃痛的話，啡莫替定（famotidine）等胃藥（H2受體拮抗劑）也很有效。不過，只要等時間經過，宿醉就會自然痊癒了。」

釀造酒和蒸餾酒比起來，在純酒精量相同的情況下，釀造酒會讓人醉得更不舒服。加藤教授解釋道：「這是因為釀造酒含有各種副產物，其中似乎有些成分會讓人醉得很難受。例如葡萄酒或日本酒當中含有的胺（amine）就會導致頭痛。」

飲酒要適可而止。

🪐

好眠 3 大條件是「黑暗」「安靜」「舒適的室溫」

「**明**明很睏，卻睡不著。」「我已經睡夠了，卻覺得很淺眠。」這時，或許是寢室環境在妨礙你的睡眠。什麼樣的寢室環境才能提高睡眠品質，不妨礙入睡呢？柳澤教授給了以下建議。

「把燈光調暗，保持安靜，維持舒適的溫度和溼度。這三個條件很重要。」

光會妨礙入睡，帶來的刺激會讓人睡到一半醒來，為睡眠帶來不良影響。不過，如果房間全暗，也可能會感到不安而難以入睡。因此，就寢時的照明最好保持在最低限度的亮度。此外，若能在起床前後照到陽光，就能重置生理時鐘，有助於建立正常的睡眠節律。所以，只要屋外的環境在晚上不是亮到刺眼，寢室的窗簾最好要採用某種程度上能透光的款式。

聲音同樣是會妨礙睡眠的刺激，尤其人聲很擾人清夢，卻也有些人在有聲音的情況下比較容易入睡。柳澤教授說：「如果聽到特定的音樂或海浪聲會比較好睡，不妨繼續保持這樣的習慣，不過應該要使用定時關閉裝置，在入睡後把聲音關掉。」

無論夏天或冬天，空調都要開到早上

太熱、太冷或溼度太高的環境也是睡眠的敵人。柳澤教授說：

「在日本，似乎有很多人會先關掉空調再睡覺，但從好眠的角度來看，這樣做是錯的。**無論夏天或冬天，最好一整晚開著空調，讓寢室保持在舒適的溫度和溼度**」。但是要避免冷風直接吹到身體。

何謂理想的睡眠環境？

理想的寢室環境要讓人容易入睡，而且不容易在中途醒來，以下將理想的睡眠環境畫成插圖。盡量暗一點，保持安靜，並且維持在舒適的溫度和溼度，最好能讓早晨的陽光照進來。

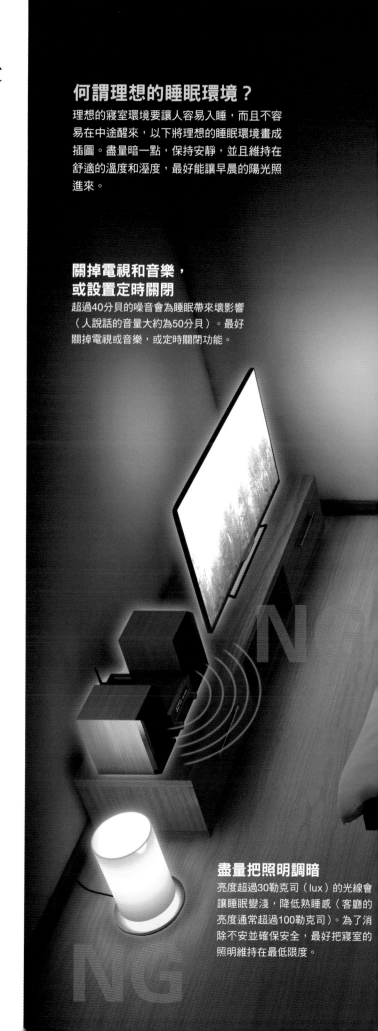

關掉電視和音樂，或設置定時關閉

超過40分貝的噪音會為睡眠帶來壞影響（人說話的音量大約為50分貝）。最好關掉電視或音樂，或定時關閉功能。

盡量把照明調暗

亮度超過30勒克司（lux）的光線會讓睡眠變淺，降低熟睡感（客廳的亮度通常超過100勒克司）。為了消除不安並確保安全，最好把寢室的照明維持在最低限度。

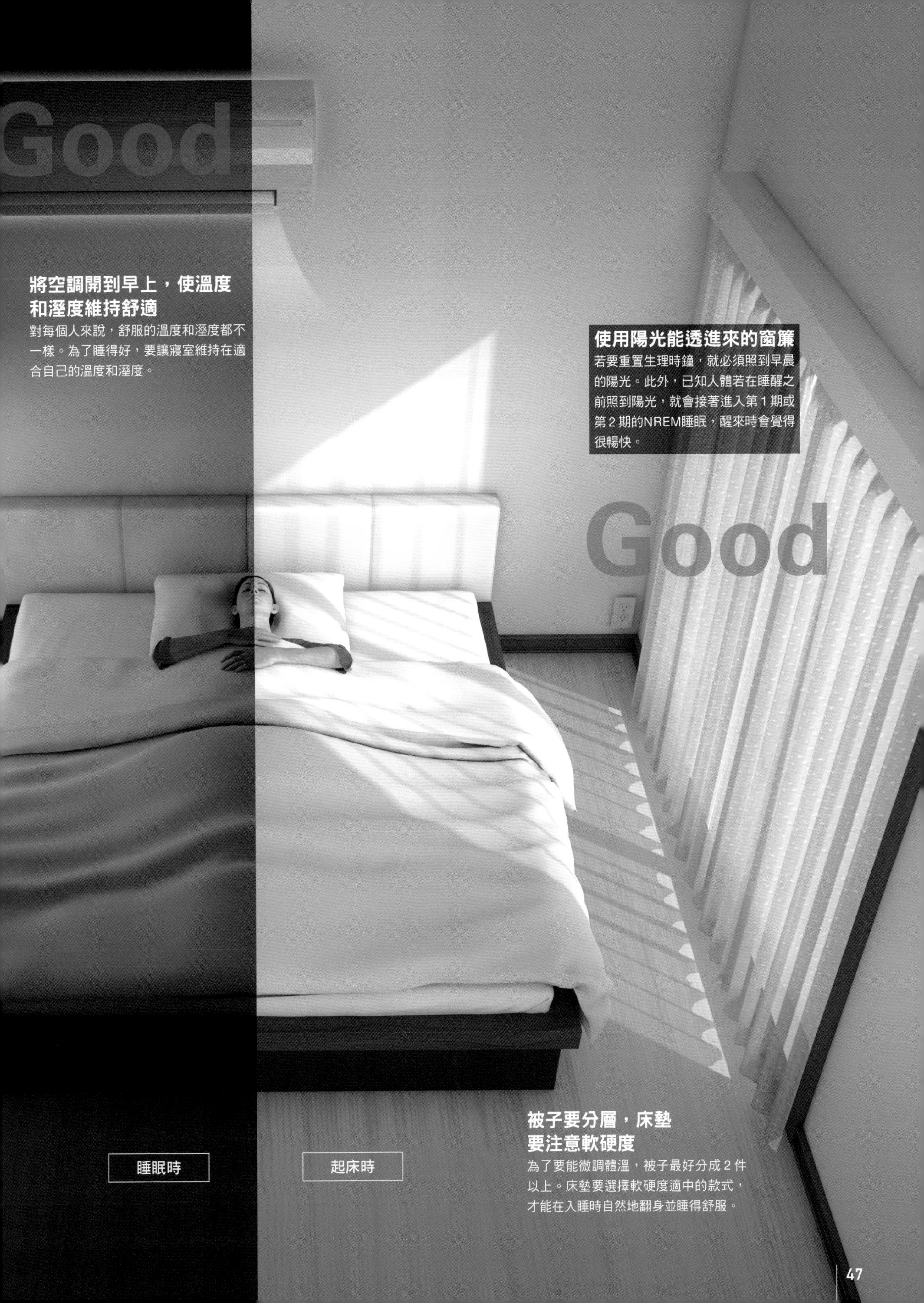

Good

將空調開到早上，使溫度和溼度維持舒適

對每個人來說，舒服的溫度和溼度都不一樣。為了睡得好，要讓寢室維持在適合自己的溫度和溼度。

使用陽光能透進來的窗簾

若要重置生理時鐘，就必須照到早晨的陽光。此外，已知人體若在睡醒之前照到陽光，就會接著進入第 1 期或第 2 期的NREM睡眠，醒來時會覺得很暢快。

Good

被子要分層，床墊要注意軟硬度

為了要能微調體溫，被子最好分成 2 件以上。床墊要選擇軟硬度適中的款式，才能在入睡時自然地翻身並睡得舒服。

睡眠時

起床時

1. 床鋪型

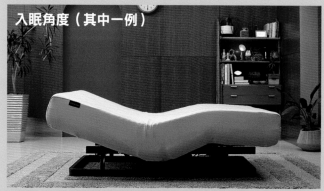

入眠角度（其中一例）

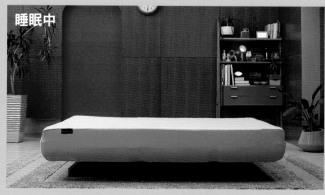

睡眠中

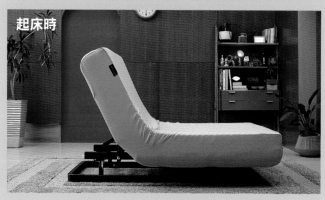

起床時

配合人睡覺時的狀態
自動改變床鋪角度的「Active Sleep BED」

日本八樂夢（PARAMOUNT BED）公司所研發的「Active Sleep BED」，會在睡覺時靜靜地動起來，讓睡在上面的人維持最好的睡姿。使用者可以預先從5種姿勢中選出「入眠角度」，而床會在使用者入睡時維持那個角度。床鋪上搭載了感應器，若感應到床上的人睡著就會攤平，以便使用者容易翻身。快到醒來的時間時，床鋪上半段會自動抬升，撐起使用者的上半身。此外，這種床鋪還和智慧型手機連動，可從APP設定起床時間，並從睡眠時數、心跳次數、呼吸和身體的動作來計算睡眠分數。

2. 高階計步器型

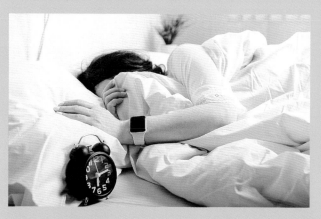

與iPhone連動，從多方面
幫助睡眠的「Apple Watch」

蘋果公司製造的手錶型裝置「Apple Watch」搭載了各種感應器，只要戴著就能測量當天的運動強度、心電圖、血氧濃度及睡眠相關的指標（部分機種除外）。尤其在睡眠方面，會和iPhone連動，記錄睡眠時間、睡眠中斷的次數、打呼情況、心跳次數和呼吸紊亂的情況等等。使用者可以在iPhone的健康管理APP輸入想要的就寢時間和起床時間，藉此設定睡眠行程，也能看出是否達成每日睡眠目標。到了設定好的就寢時間，iPhone就會自動進入擋掉所有電話或簡訊通知的「勿擾模式」，而Apple Watch到了起床時間則會溫柔地刺激手臂，喚醒使用者。

連睡眠深度都能粗略測定的
「Fitbit智慧手環」

美國電器製造商Fitbit公司研發手環型裝置「Fitbit智慧手環」，只要戴著睡覺，就會自動偵測使用者的睡眠情況。Fitbit智慧手環搭載心率監測器（heart rate monitor）和高精密運動感測器（motion sensor），會記錄入睡和醒來的時間。不僅會偵測使用者是否在睡眠途中醒來，還會記錄REM睡眠、淺度NREM睡眠與深度NREM睡眠等3階段的睡眠週期，而這些測量結果都能在智慧型手機APP上看到。使用者可以輸入睡眠目標或起床時間，確認是否達成目標，有助於管理健康。此外，它還有種功能可在接近就寢時間時提醒使用者。

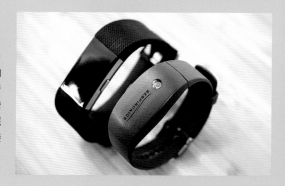

3. 腦波型

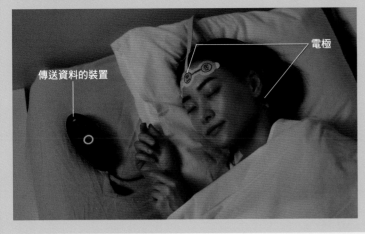

傳送資料的裝置

電極

偵測腦波取得資訊，再用人工智慧分析的「InSomnograf」

日本S'UIMIN公司與筑波大學國際統合睡眠醫科學研究機構聯手，研發並提供名為「InSomnograf」的服務，用來偵測人睡眠中的腦波，藉此判定睡眠品質。只要把電極裝設在額頭和兩耳後方就能取得腦波資料，接著直接上傳到雲端伺服器，再由人工智慧來分析龐大的資料，計算出睡眠深度、睡眠過程與「睡眠效率」等超過20種類的睡眠指標。分析當晚睡眠所得的「速報值」，隔天起床後就可以立刻在智慧型手機上看到，經過好幾個晚上的測量後，還能進行更精準的綜合判定。現在，一般家庭可在醫療院所租借「InSomnograf」，藉此用來改善睡眠疾患。此外，它還被用來評定企業所開發的睡眠科技產品。

※2022年6月時，台灣目前還沒有引進相關服務

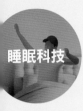

睡眠科技

用資料來評估睡眠品質！「睡眠科技」的最前線

世界級的智庫美國蘭德公司（RAND Corporation），在2016年發表調查結果，指出「睡眠不足對日本造成的經濟損失最高可達15兆日圓」。若睡眠不足，肯定無法順利工作，還可能會引發重大事故。**因此近年，測量睡眠的質與量並將其「可視化」，藉此獲得更好睡眠的技術備受矚目。相關技術或運用這類技術的裝置，通稱為「睡眠科技」。**

「睡眠科技」大致可分為3種，第1種是寢具製造商所開發的「床鋪型」裝置。具體而言，就是能感應人在睡覺時所做動作的床鋪或床墊，藉此判斷上面的人是否正在睡覺，並測量睡眠品質。床鋪型裝置的準確度雖然沒那麼高，但研發者正在增加可取得的資料，改良其解析技術，藉此提高準確度。栗山醫師說：「這種類型的

裝置除了個人使用之外，老人照護設施和醫院也會用。例如，為了預防老年人晚上起來如廁時跌倒，在醒來時，職員就能馬上趕到床邊。」

還有能測定腦波的高精密裝置

第2個是智慧型手錶這類的「高階計步器型」裝置。只要穿戴在手腕上，就能測量心跳次數，或是從身體的動作來判斷使用者是否在睡覺。有很多款式都能將資料傳送到智慧型手機，並且在APP上看到測量結果。由於直接穿戴在身上，準確度會比床鋪型裝置更高，但並未測定腦波，所以無法正確測量睡眠深度。有部分機型能透過測量心電圖、體表溫度或電阻（resistance）來提升準確度。

第3種是「腦波型」裝置，

是透過偵測腦波來分析睡眠深度。這種裝置在這3種中的準確度最高，主要可從醫療院所租借使用。

如果要用醫療現場的專業裝置偵測患者的腦波，患者就必須在醫院睡上1～2晚，由專業技師在患者頭部裝上至少6個電極，身上好幾處也要裝上感測器，除了感知大腦的哪個部位正在活動之外，還會偵測眼球轉動、呼吸和心電圖等等。

相較於此，腦波型的睡眠科技裝置，就連沒有專業知識的人都能輕易在自家使用。專家目前正在研發即使測量的部位比醫療現場的裝置少，仍然能夠精準判斷睡眠深度的裝置，也會用人工智慧來分析資料，以求提高準確度。

（撰文：今井明子）

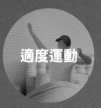

適度運動

藉由適度運動
獲得健康與優質的睡眠

運動不僅能夠活化大腦功能，也能為精神帶來正面功效。舉例來說，有許多研究報告指出，憂鬱症與恐慌症患者若是持續運動，就能夠得到與藥物治療同等甚至更好的療效。

透過運動能抗憂鬱或抗焦慮的機制，目前還有些不明瞭的地方，但有人認為，運動或許能夠為憂鬱症患者改善「血清素引起的腦神經活動低落」。血清素這種神經傳導物質是褪黑激素的材料，和大腦中控制情緒和睡眠的特定部位有關。

當然，除了改善精神健康與睡眠，運動對維持身體健康來說也很重要。根據日本厚生勞動省的調查，在2007年死於癌症或糖尿病等非傳染病的日本人當中，推估有5萬多人的根

本死因出於運動不足。此外，有很多人的死因雖然不是運動不足，卻是死於和運動不足有關的高血壓、高血糖、低密度脂蛋白膽固醇過高、過重和肥胖。運動不足的情況在新冠肺炎爆發以前就相當嚴重，在2020年以後受到疫情影響，持續過著無法自由外出的日子，越來越多人有運動不足的困擾。

養成輕度運動的習慣，讓你更好入睡

研究結果顯示，平時就有運動習慣的人和都不運動的人比起來，失眠比例較低。養成運動的習慣能讓人更好入睡，還能睡得更沉。從事健走或稍微慢跑等適度的有氧運動能夠提高體核溫度，有助於入睡。若

要藉由運動來幫助睡眠，就要像第38頁所述，別在臨入睡前運動，利用傍晚到晚上8點這段時間運動比較有效。

此外，若想讓心情感到舒爽，建議可以做時間短但強度較強的肌力訓練。為在肌力訓練能讓交感神經快速取得優勢，一停下來又能迅速讓副交感神經占優勢。另外，還有報告指出，進行肌力訓練能夠提升第2章要探討的記憶力（短期記憶），不妨在工作或讀書的空檔做肌力訓練。

1天走路的步數和快走時間對健康的影響

步數	快走的時間（分）	可預防的疾病
2000	0	臥床不起
4000	5	憂鬱症
5000	7.5	需支援、需照護、失智症、心臟病、中風
7000	15	癌症、動脈硬化、骨質疏鬆症
7500	17.5	高血壓、糖尿病、高血脂症
10000	30	代謝症候群
12000	40	肥胖

此圖表是以日本群馬縣中之條町5000名65歲以上居民為研究對象，調查日常的身體活動與預防

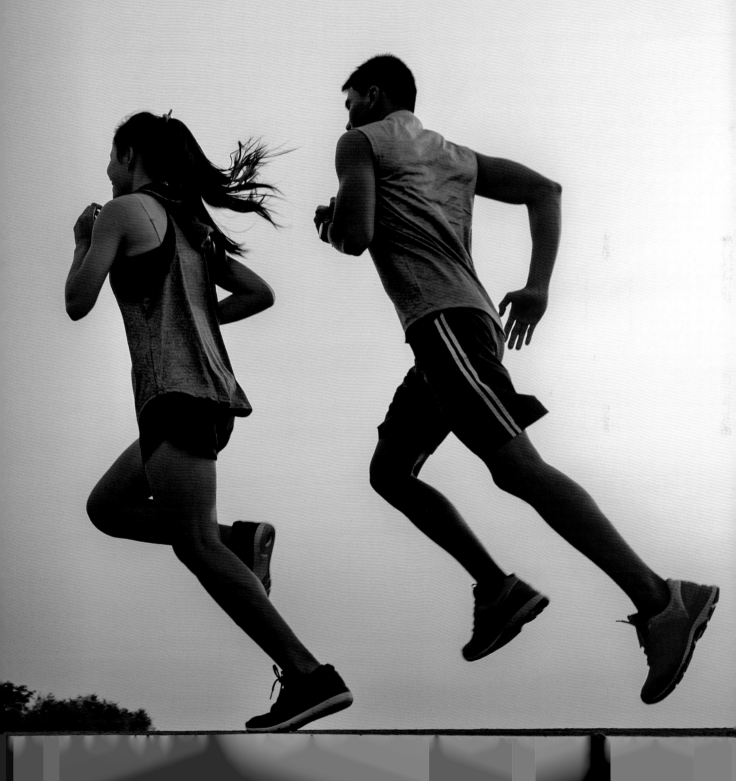

睡前不宜激烈運動

適度運動不僅能降低罹患各種疾病的機率，也有助於入眠。如果有失眠的困擾，不妨配合就寢時間，做一些輕度的有氧運動。不過，請注意在臨睡前做運動可能會不好入睡。

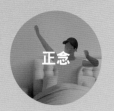

正念

正念對睡眠也有成效？
放下焦慮與悔恨，減輕壓力

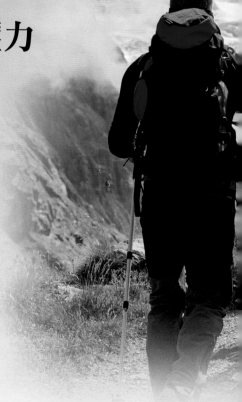

有種排除瑜伽、冥想與禪之類宗教要素的法門，因能降低壓力而受到矚目。專注在呼吸、肌肉動作和當下體驗，稱為「正念」（mindfulness）。

正念除了能用來治療憂鬱症和焦慮症外，還能夠減輕壓力，全世界目前都在進行這方面的研究。此外，正念可望能夠改善失眠，為睡眠帶來正面影響。

一旦陷入負面思考的迴圈，就難以自拔

有些人會反覆思考對過去的後悔情緒、對未來的焦慮，因而感受到壓力，稱為「反芻思考」（rumination）。日本名古屋大學的大平英樹教授說：「一旦陷入負面思考的迴圈，就沒辦法去想其他事情。容易進入反芻思考的人，有很高風險會罹患憂鬱症。」

一般認為，進行反芻思考時，腦部的「預設模式網路」（default mode network）會活化。**預設模式網路以位於大腦特定部位的神經細胞為中心，在潛意識中產生大腦活動**（右圖）。據說發呆時，腦中浮現出各種想法，也是因為預設模式網路正在活化。要是在這時候開始思考不好的事，就會陷入反芻思考。

重啟大腦，斬斷負面思考

正念是停止反芻思考的方法，讓意識專注在自身當下的身體狀態，非常有效。

一旦陷入負面思考的迴圈，就無法思考其他事情，也無法正確辨識進入眼睛或耳朵的資訊。**有意識地把注意力放在自身的狀態，強制將潛意識中產生的預設模式網路活動重啟，便能停止反芻思考。**

進入眼睛或耳朵
的外界刺激

專注在身體當下的狀態，擺脫潛意識的思考

有些人經常回想起造成壓力的記憶，將這種人腦內的「預設模式網路」畫成了右圖。預設模式網路以內側前額葉皮質（medial prefrontal cortex）與後扣帶皮質（posterior cingulate cortex）為中心，遍布整個大腦。

一般認為，正念是把注意力集中在身體當下的狀態或眼前發生的事，藉此重啟處於反芻思考狀態的大腦。例如登山這種必須注意周遭情況的運動，以及五人制足球（futsal）這種必須集中精神的運動，都具有和正念類似的效果。

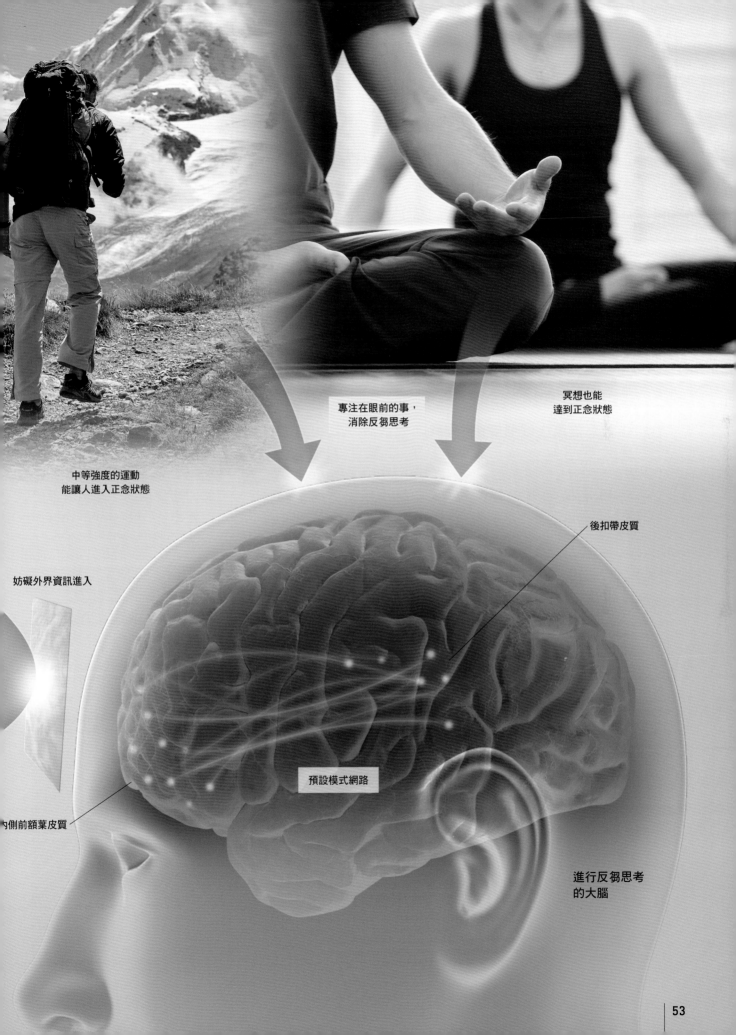

冥想也能
達到正念狀態

專注在眼前的事,
消除反芻思考

中等強度的運動
能讓人進入正念狀態

後扣帶皮質

妨礙外界資訊進入

預設模式網路

內側前額葉皮質

進行反芻思考
的大腦

安眠藥

**治療失眠等睡眠疾患時會使用到安眠藥，
以下就來介紹安眠藥的基本知識。**

協助 ┃ **假屋暢聰**
日本醫療法人社團KARIYA理事長、MAYNDS TOWER心靈診所院長

現在用來治療失眠的安眠藥大致可以分為三種（下表）。

第一種是加強腦內物質「GABA」緩和焦慮，幫助睡眠功效的藥。其中可以分為「苯二氮平類安眠藥」（benzodiazepine）與「非苯二氮平類安眠藥」（non-benzodiazepine）。強化GABA作用的安眠藥，在治療睡眠疾患上是最常見的藥物。

第二種是2012年起才在台灣開始使用的「褪黑激素受體促效劑」（melatonin receptor

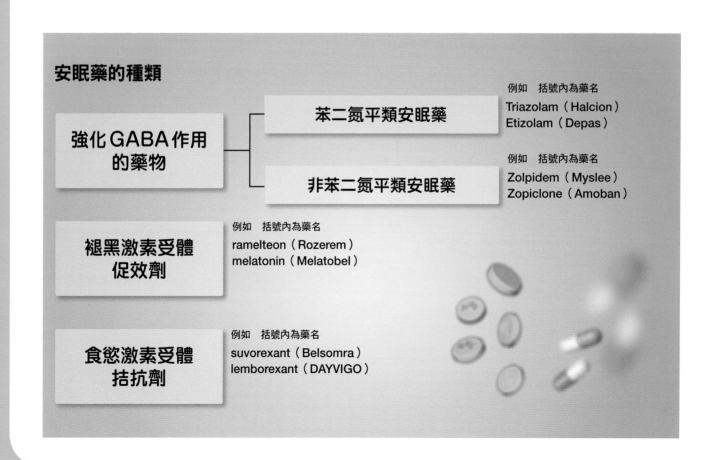

安眠藥的種類

| 強化GABA作用的藥物 | 苯二氮平類安眠藥 | 例如　括號內為藥名
Triazolam（Halcion）
Etizolam（Depas） |
| | 非苯二氮平類安眠藥 | 例如　括號內為藥名
Zolpidem（Myslee）
Zopiclone（Amoban） |

| 褪黑激素受體促效劑 | 例如　括號內為藥名
ramelteon（Rozerem）
melatonin（Melatobel） |

| 食慾激素受體拮抗劑 | 例如　括號內為藥名
suvorexant（Belsomra）
lemborexant（DAYVIGO） |

agonist），是模仿第32頁提到的「褪黑激素」，藉此喚起睡意的藥物。

第三種是第28頁介紹過的「食慾激素受體拮抗劑」（orexin receptor antagonist），這是一種妨礙食慾激素作用藉此引發睡意的安眠藥。

除了以上這三種安眠藥之外，過去使用的是稱為「巴比妥酸鹽類」（barbiturate）和「非巴比妥酸鹽類」（nonbarbiturates）的安眠藥，但這些藥物的副作用很強，患者若是停止服用就會出現痙攣發作等劇烈的藥物戒斷症狀（drug withdrawal），現在原則上不作安眠藥使用。

此外，要用哪種藥物、劑量多少，必須視年齡和症狀而定。有時候即使不吃安眠藥，只要改變生活習慣或對睡眠的意識就能解決問題。

如果你有睡眠的相關困擾，請一定要找專業人士諮詢。

強化GABA作用的藥物

「GABA」是一種引發睡意的胺基酸

大腦會使用各種物質來傳送訊號，統稱為「神經傳導物質」。舉例來說，與情緒、意欲有關的「多巴胺」（dopamine）就是神經傳導物質，而和心情有關的則是血清素。當這些神經傳導物質的作用失調，就會造成睡眠疾患或精神疾患。

在神經傳導物質中，GABA（γ-胺基丁酸，gamma-aminobutyric acid）能夠撫平焦慮，具有引人入睡的功效，屬於胺基酸的一種，廣泛存在於各種動植物體內。日本現在最常用的「苯二氮平類安眠藥」和「非苯二氮平類安眠藥」，就是用來強化GABA的作用。

GABA不僅和睡眠有關，和記憶、運動等大腦運作都有關聯（左圖）。已知吃了這種安眠藥不僅會想睡覺，還會衍生出好幾種副作用。

副作用包括肌肉鬆弛，讓人走路腳步不穩或容易跌倒，還可能會不記得服藥之後發生的事（記憶障礙）。一旦長期大量服用這種安眠藥的人停藥，失眠還可能比治療前更嚴重，我們將其稱為「反彈性失眠」（rebound insomnia）。

根據分子結構分成2類

「苯二氮平」這個詞不常聽到，其實這是用來表示分子的結構，由六邊形的「苯環」（benzene ring）及含有2個氮的七邊形「二氮呼」（diazepine）組成，同時具有這2種結構的分子稱為「苯二氮平結構」（下頁插圖）。

動物體內能夠和擁有苯二氮平結構物質結合的地方，稱之為「苯二氮平受體」（benzodiazepine receptor），也稱為「GABAA受體」。

大腦邊緣系統中也有苯二氮平受體，當擁有苯二氮平結構的物質與受體結合，GABA的作用就會變強，進而產生睡意。

擁有苯二氮平結構的物質稱為「苯二氮平類安眠藥」，於1960年代開發出來，除了會帶來睡意之外，還有使肌肉鬆弛的效果，所以容易產生走路

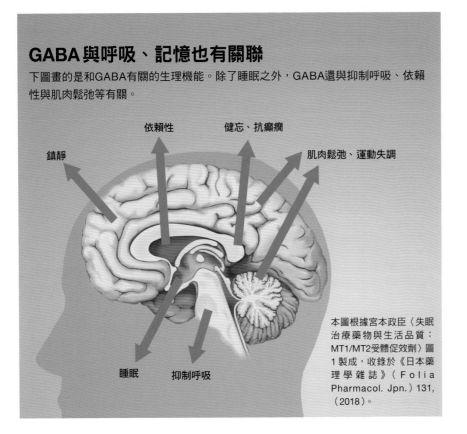

GABA與呼吸、記憶也有關聯

下圖畫的是和GABA有關的生理機能。除了睡眠之外，GABA還與抑制呼吸、依賴性與肌肉鬆弛等有關。

依賴性

健忘、抗癲癇

鎮靜

肌肉鬆弛、運動失調

睡眠

抑制呼吸

本圖根據宮本政臣〈失眠治療藥物與生活品質：MT1/MT2受體促效劑〉圖1製成，收錄於《日本藥理學雜誌》（Folia Pharmacol. Jpn.）131，（2018）。

不穩或容易跌倒等副作用。

為了減輕這種副作用，1980年代開發出能夠和苯二氮平受體結合，但是分子中卻不含苯二氮平結構的物質，這稱為「非苯二氮平類安眠藥」，不太會讓肌肉鬆弛，但仍能引發睡意。

依照藥效持續的時間分為四種

服用安眠藥之後過了一段時間，血液中的藥物濃度就會達到最高，之後由肝臟分解藥物，使血液中的藥物濃度逐漸降低。服用藥物之後，血液中藥物濃度降到最高值一半所需的時間稱為「生物半衰期」（biological half-life）。

能夠強化GABA作用的「苯二氮平類安眠藥」與「非苯二氮平類安眠藥」，根據生物半衰期的長短可分為「超短效型」、「短效型」、「中效型」與「長效型」等四種（請見下表），而超短效型也稱為「睡眠誘導劑」。

失眠有很多類型（請見第68頁），其中有一種是難以入睡型，一般使用超短效型或短效型安眠藥。因為只要入睡就能繼續睡下去，並不需要長效型的藥物。

褪黑激素受體促效劑

讓腦進入「夜間模式」

到了晚上，稱為「褪黑激素」的激素會從腦部分泌到全身，讓人更容易入眠。

命令褪黑激素分泌的部位是負責掌控生理時鐘的視交叉上核（右圖）。這裡有「褪黑激素受體」，當受體與褪黑激素結合時，就能夠調節褪黑激素的分泌。

只要刺激這個褪黑激素受體，就能夠引發睡意。日本開發出具有此功能的安眠藥，學名為ramelteon（藥名：柔速瑞，Rozerem），從2010年開始用於治療。2020年在日本上市的melatonin（藥名：Melatobel），則是用來改善兒童的睡眠疾患。

這種藥物最劃時代的地方，是能讓腦進入「夜間模式」。那些強化GABA作用的安眠藥會抑制整個大腦的運作，帶來很強的催眠效果。相較之下，ramelteon只刺激褪黑激素受體，催眠效果雖然不那麼強，卻能讓人自然地入睡。這種藥

苯二氮平結構

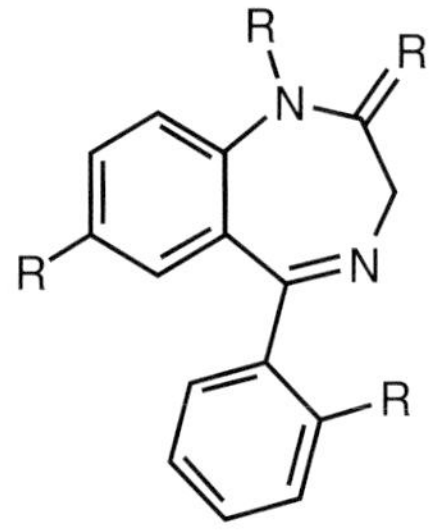

Zolpidem的基本結構，是一種非苯二氮平類安眠藥

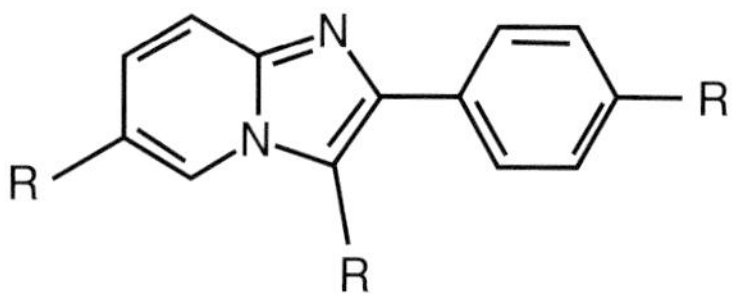

註：R是烴類的支鏈。

日本所使用強化GABA作用的安眠藥（標上*的是非苯二氮平類安眠藥）

作用時間	學名	藥名	生物半衰期（小時）
超短效型	Zolpidem	Myslee*	2
	Triazolam	Halcion	2～4
	Zopiclone	Amoban*	4
	Eszopiclone	Lunesta*	5
短效型	Etizolam	Depas	6
	Brotizolam	Lendormin	7
	Rilmazafone	Rhythmy	10
	Lormetazepam	Evamyl、Loramet	10
中效型	Flunitrazepam	Silece	24
	Estazolam	Eurodin	24
	Nitrazepam	Benzarin、Nelbon	28
長效型	Quazepam	DORAL	36
	Flurazepam	DALMATE	65
	Haloxazolam	SOMELIN	85

引用自《睡眠疾患的應對方式與治療指南》（內山 真編著）。

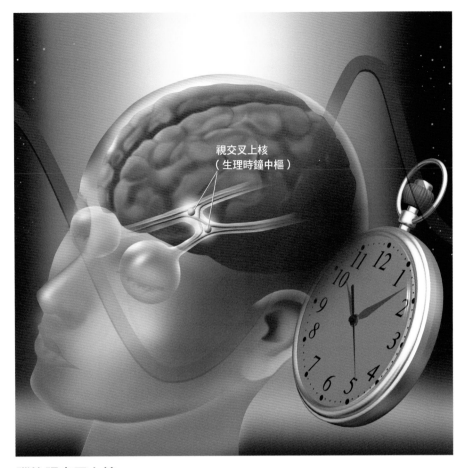

腦的視交叉上核
感知到光的刺激，控制褪黑激素的分泌。

視交叉上核
（生理時鐘中樞）

物的副作用有個別差異，雖然不至於讓人跌倒或引發記憶障礙，但會有倦怠感或是睡意殘留，所以才會說是「副作用少，有個別差異」。

食慾激素受體拮抗劑

鎮靜腦部，帶來睡意

食慾激素是讓人安穩並且維持清醒所需的腦內物質。有一種安眠藥能夠妨礙食慾激素的作用並且引發睡意，學名為suvorexant（藥名：Belsomra）。到了2020年，同樣是食慾激素受體拮抗劑的藥物上市，學名為lemborexant（藥名：DAYVIGO）。

suvorexant和lemborexant具有鎮靜腦部活動的功效，對於大腦在白天時很活躍運作，或是一直想著隔天的事而失眠的人很有效，但在某些人身上可觀察到頭痛或做惡夢等副作用。無論哪種藥物都一樣，吃了之後若有副作用，就要向主治醫師洽詢。

一般認為「褪黑激素受體促效劑」和「食慾激素受體拮抗劑」的副作用比傳統安眠藥少，但藥效和副作用因人而異，所以最好在放假前服用，確認有沒有副作用及藥效強弱。某些情況下，會同時使用「褪黑激素受體促效劑」（ramelteon、melatonin）和「食慾激素受體拮抗劑」（suvorexant、lemborexant），同時取得兩者的優點。

（撰文：小野寺佑紀）

PART 3
睡眠與健康

睡眠不足與睡眠負債會縮短壽命。睡眠時數太少的人，肥胖、罹患癌症或失智症的風險也更高。要是開車開到一半突然想睡覺，恐怕會成為車禍的肇事者。有句成語叫「不眠不休」，但犧牲睡眠時間一點好處也沒有。PART 3 將解說睡眠不足所引起的各種健康風險，以及困擾許多人的睡眠疾患。

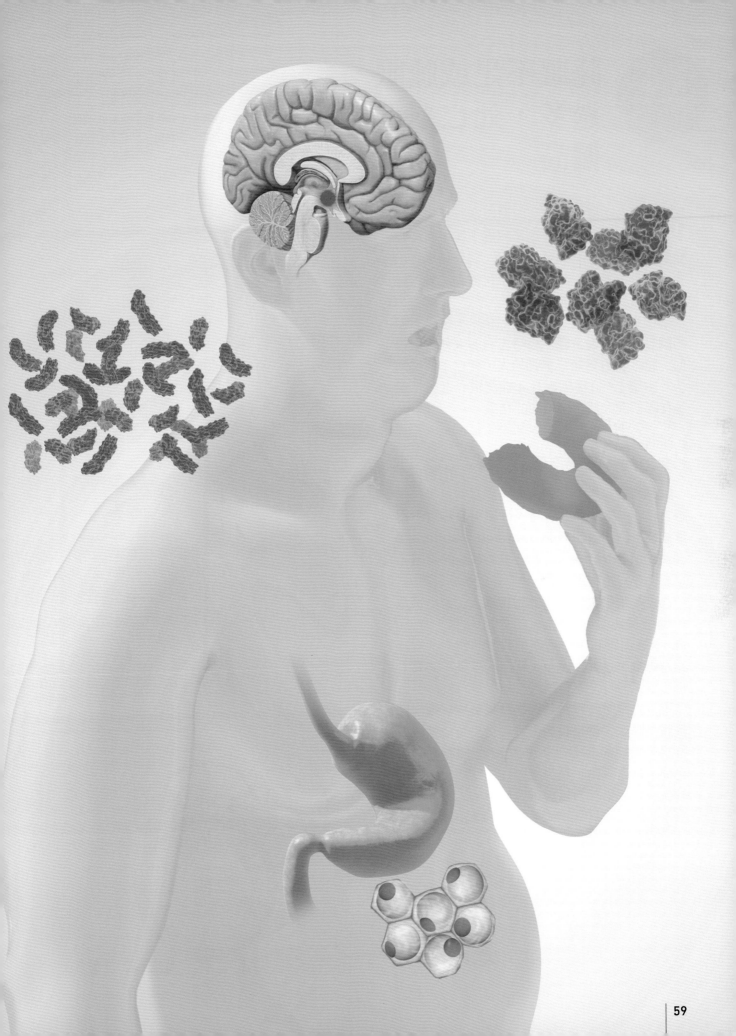

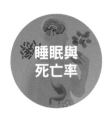

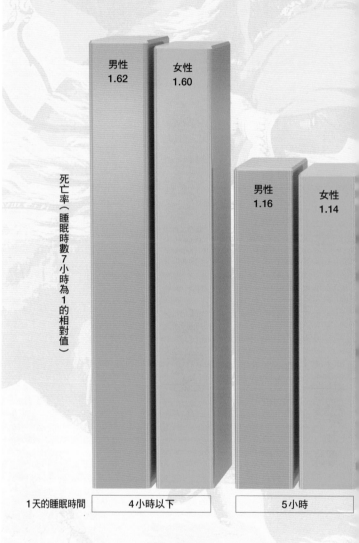

睡眠不足或睡眠過多，死亡率都偏高

研究方法是針對生活與健康進行大規模的問卷調查，統計幾年和幾十年後有多少受測者死亡，且不問死因為何。調查結果得出令人意外的結論：除了睡眠不足的人之外，睡太多的人死亡率也偏高。

舉例來說，根據1988年～1999年在日本做的調查，平日晚上睡 7 小時左右的人死亡率最低，睡眠時數更短或更長的人，死亡率都提高了（右圖）。這種調查長年在全世界進行，無論在哪個國家都得到相同的結果。

睡眠負債是典型的「睡眠疾患」

睡眠時數慢性不足的人，可說是背負了「睡眠負債」。**在醫學上稱為「行為引發睡眠不足症候群」（behaviorally induced insufficient sleep syndrome）**。不只視為單純的睡眠不足，而是一種睡眠疾患。

此外，睡眠負債還可能對當事人的身心造成各種不良影響，肥胖（詳見第62頁～第65頁）、高血壓和糖尿病就是典型的例子。近年認為睡眠不足與癌症及失智症（詳見第66頁）也有關係。

不過，睡眠時數長的人之所以死亡率高，與其說是睡太久帶來負面影響，更有可能是因為罹患某種疾病而不得不睡很久，「睡眠呼吸中止症」就是其中一種備受關注的疾病。關於這個疾病，到第70頁會詳細介紹。

睡眠時數與死亡率的關係

下面這張圖表顯示出平均睡眠時數（未滿30分鐘捨去，超過30分鐘則進位）與死亡率的關係。和睡了 7 個小時的人比起來，睡比較少和睡比較多的人，死亡率也較高。

死亡率（睡眠時數 7 小時為 1 的相對值）

男性 1.62
女性 1.60
男性 1.16
女性 1.14

1天的睡眠時間	4小時以下	5小時

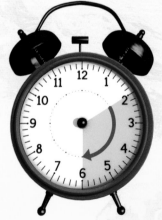

睡眠與死亡率

無法經由訓練成為短時間睡眠者

　　1天只睡不到5小時卻不會出問題的人稱為「短時間睡眠者」(short sleeper)，但真正的短時間睡眠者，在幾百人中只有1人，非常罕見。相反地，每天都要睡很久的人稱為「長時間睡眠者」(long sleeper)，據說理論物理學家愛因斯坦 (Albert Einstein，1879～1955)就是1天要睡上10小時的長時間睡眠者。

　　一般認為，能不能成為短時間睡眠者取決於基因。儘管有人主張透過訓練就能成為短時間睡眠者，但並沒有科學根據。若勉強長期只睡短短幾個小時，可能會對健康造成不好的影響。傳說中，法國皇帝拿破崙 (Napoleone Buonaparte，1769～1821)1天只睡4小時，但其實白天經常打瞌睡。在自稱短時間睡眠者的人當中，很多人是靠白天打瞌睡來補眠。

數據出處：
Tamakoshi, Ohno(2004)
"Self-Reported Sleep Duration as a Predictor of All-Cause
Mortality: Results from the JACC Study, Japan"

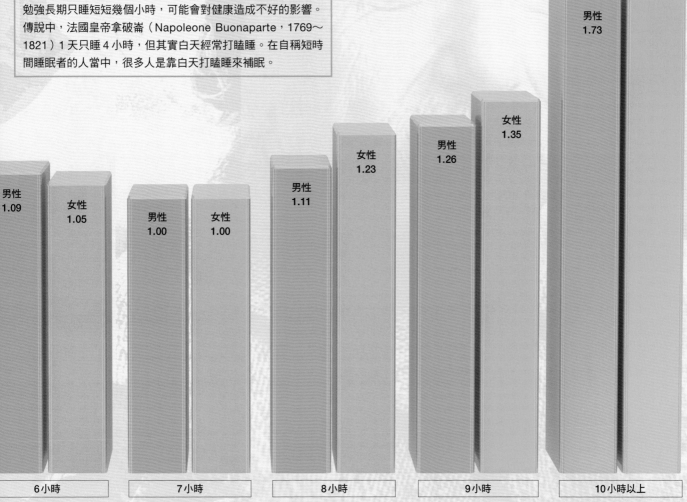

| 6小時 | 7小時 | 8小時 | 9小時 | 10小時以上 |

男性 1.09　女性 1.05
男性 1.00　女性 1.00
男性 1.11　女性 1.23
男性 1.26　女性 1.35
男性 1.73　女性 1.92

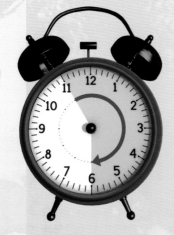

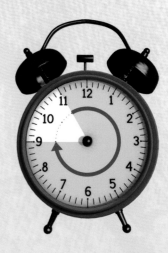

睡眠負債與「肥胖」息息相關

睡眠時數越短的人，越有肥胖的傾向。在世界各地進行大規模研究調查多次後，顯示出這樣的結果。而且，無論是小孩或是大人都有同樣的傾向。例如，某項調查以日本富山縣約 1 萬名兒童為對象，**發現「睡眠時數不到 8 小時的孩子，比起每天都睡10小時以上的孩子，肥胖度數值高了將近 3 倍。」**

睡眠時數不滿 6 小時的人容易胖

下面的圖表是以大約3000名美國男女為對象的調查結果。睡眠時數不滿5～6小時的人比起睡了7～8小時的人，身體質量指數明顯較高。

此外，睡超過 9 小時的人也有身體質量指數偏高的傾向。睡眠時數長且身體質量指數偏高的人可能罹患「睡眠呼吸中止症」，會因為呼吸停止而在半夜多次醒來，即使睡了很久也無法消除睡意。肥胖者容易罹患睡眠呼吸中止症這點也和這項調查結果有關。

順便一提，身體質量指數是「體重」除以「身高的平方」（單位為公尺）。在台灣，身體質量指數超過25就算肥胖，在美國則是以超過30為準。

BMI：17.3
身高：170cm
體重：50kg
腰圍：67cm
內臟脂肪面積：15.6cm²
皮下脂肪面積：23.3cm²

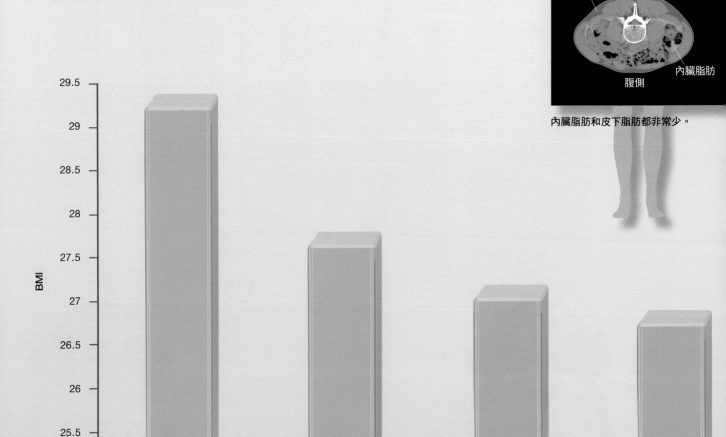

內臟脂肪和皮下脂肪都非常少。

BMI

29.5 / 29 / 28.5 / 28 / 27.5 / 27 / 26.5 / 26 / 25.5 / 25

5小時以下　　5～6小時　　6～7小時　　7～8小時

1天的睡眠時數

少睡1小時就會多1公斤？！

研究幾十篇國際性調查睡眠時數與肥胖的論文並進行比較，得知不分居住地點、年齡和性別，睡眠時數越短的人越有肥胖的傾向。此外，**以成人而言，當睡眠時數少了1小時，當作肥胖指標的身體質量指數（body mass index，BMI）就多了0.35**。以身高170公分的人來說，身體質量指數0.35大約相當於1公斤。換句話說，可以從大規模研究中看出，同樣是身高170公分的人，和睡了7小時的人比起來，只睡6小時的人體重大約會多上1公斤。

（撰文：小野寺佑紀）

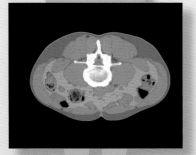

BMI：22.1
身高：170cm
體重：64kg
腰圍：78cm
內臟脂肪面積：65.5cm²
皮下脂肪面積：63.6cm²

有某種程度的內臟脂肪和皮下脂肪。

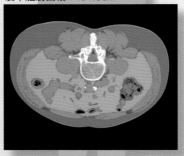

BMI：26.3
身高：170cm
體重：76kg
腰圍：85cm
內臟脂肪面積：147.1cm²
皮下脂肪面積：134.5cm²

內臟脂肪和皮下脂肪都相當多。

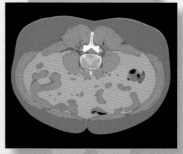

BMI：31.8
身高：170cm
體重：92kg
腰圍：109cm
內臟脂肪面積：238.1cm²
皮下脂肪面積：240.9cm²

幾乎整個肚子都被脂肪填滿。

身體質量指數與腹部剖面圖（上）

上面列出各種身體質量指數與當事人的腹部剖面圖（電腦斷層掃描圖像），以上4組資料都來自身高大約170公分的人，全都是真實數據。照片中橘色的部分是累積在內臟周圍的脂肪（內臟脂肪），藍色的部分則是累積在皮膚下方的脂肪（皮下脂肪）。內臟脂肪會對健康帶來更不良的影響。

電腦斷層掃描圖像由日本Glome Management公司事業部的善積透先生提供，脂肪面積以通用的面積測量軟體測量。

8～9小時

9小時以上

圖表出處：Singh M; Drake CL; Roehrs T et al. The Association between obesity and short sleep duration: a population-based study. J Clin Sleep Med 2005;1(4):357-363.

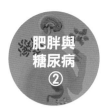

肥胖與
糖尿病
②

為什麼
睡眠不足
會導致肥胖？

單憑大規模的問卷調查，究竟是睡眠不足導致肥胖，抑或是肥胖的人容易睡眠不足，兩者因果關係不明。若是睡眠不足會導致肥胖，機制可能是以下兩種。

第一種是和食慾有關的激素產生變化。**睡眠不足時，讓食慾變好的激素（如飢餓肽）分泌量會變多，而抑制食慾的激素（如瘦素）則會減少分泌（如右圖），導致食量增加**[※]。還有實驗報告指出，睡眠不足的小鼠會很想吃甜食或油膩的食物。

第二則是運動不足。**睡眠不足時，連白天也會想睡，感到非常疲勞，所以變得不運動而導致越來越胖。**

▎充足的睡眠
▎會降低血糖值

在大規模問卷調查中發現，還有其他疾病與睡眠不足有關，最具代表性的就是「高血壓」和「糖尿病」（第2型糖尿病），這兩者原本就和肥胖息息相關。

報告指出，原本睡眠不足的人若能獲得充足的睡眠（尤其是能偵測到δ波的NREM睡眠第3期），其血糖值就會下降，各種激素的分泌量也會恢復正常。光是消除睡眠負債，就可望改善這些生活習慣病。

※：關於飢餓肽和瘦素的機制是否能夠解釋睡眠不足導致肥胖的原因，專家至今仍在爭論中。

導致肥胖的原因

睡眠不足有時會影響激素的分泌量，進而導致肥胖，下圖畫出了它的機制。飢餓肽這種激素主要由胃製造，能提高食慾。背負睡眠負債時，飢餓肽的分泌量就會變多，讓食慾變好。另一方面，瘦素是會降低食慾的激素，由分布在全身的脂肪細胞製造。若有睡眠負債，瘦素就會減少，變得很難克制食慾。

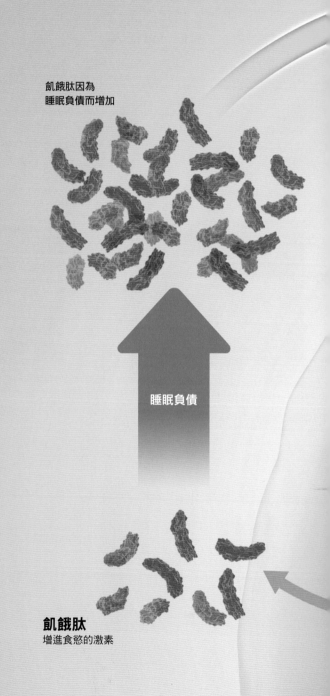

飢餓肽因為
睡眠負債而增加

睡眠負債

飢餓肽
增進食慾的激素

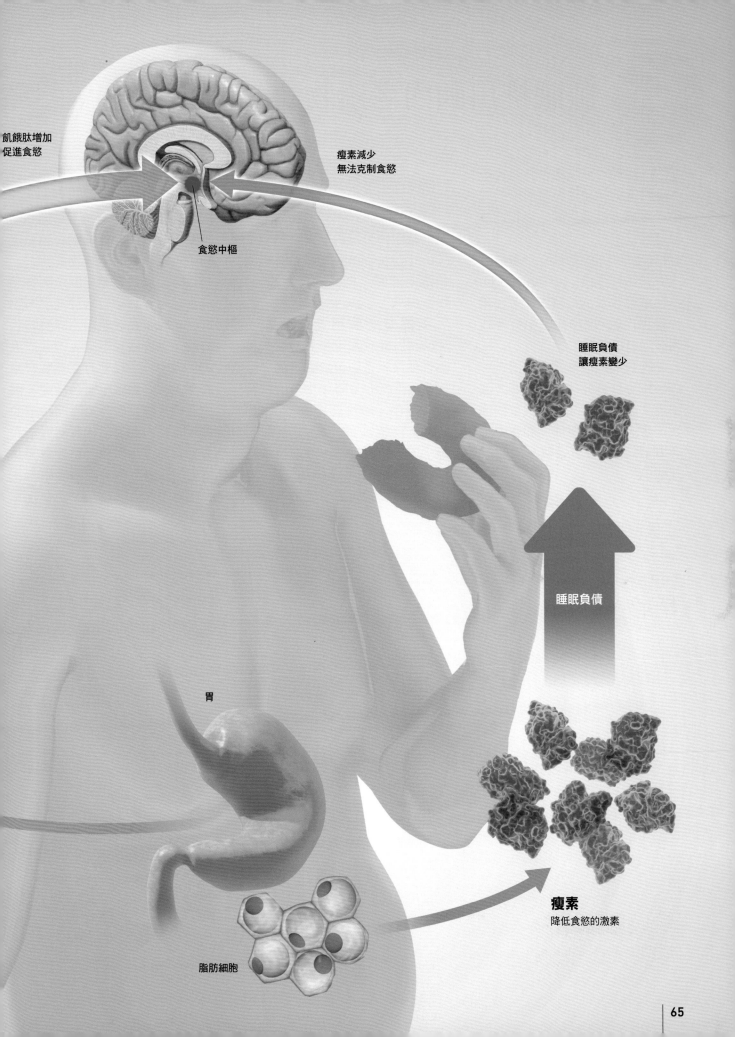

飢餓肽增加
促進食慾

瘦素減少
無法克制食慾

食慾中樞

睡眠負債
讓瘦素變少

睡眠負債

胃

瘦素
降低食慾的激素

脂肪細胞

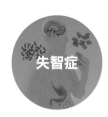

睡眠排出腦內老廢物質，防止老化

已知若睡眠時數不夠長，不僅肥胖和罹患高血壓的風險會變高，就連大腦的老化速度都會變快。

目前已知腦部在睡眠時，會排除「β-類澱粉蛋白」（β-amyloid）這種老廢物質。β-類澱粉蛋白是一種蛋白質，堆積在腦中會導致阿茲海默症病發。

若阿茲海默症繼續惡化下去，神經細胞就會死掉，進而使大腦萎縮。患者的大腦可以觀察到稱為「老人斑」的斑塊，即是由許多β-類澱粉蛋白堆積在一起所形成的。

睡眠時能排出腦中的老廢物質

而腦中所分泌的「腦脊髓液」（cerebrospinal fluid）這種無色透明液體，能夠沖掉β-類澱粉蛋白。

腦部有一個稱為「腦室」（cerebral ventricle）的空洞，腦脊髓液就是由位於腦室的「脈絡叢」（choroid plexus）製造，經由「神經膠細胞」（glial cell）所構成的「動脈周圍間隙」流入大腦細部，沖洗掉神經細胞周圍的β-類澱粉蛋白，再從「靜脈周圍間隙」流出。

白天時，腦內被神經細胞和神經膠細胞填滿，但神經膠細胞的突起會在睡覺時縮短，讓細胞間隙變大，因此能促進腦脊髓液流動，更容易去除老廢物質。

實際上，研究結果顯示腦脊髓液會在睡覺時頻繁地沖洗老廢物質。一般認為這是因為睡覺時神經的活動會緩和下來，導致血液流量減少，所以會有更多腦脊髓液流入，好讓腦壓維持穩定。假設這個推論正確，短時間睡眠的人，其腦內的老廢物質便無法完全去除而逐漸累積，可能會因此罹患阿茲海默症等腦部疾患。

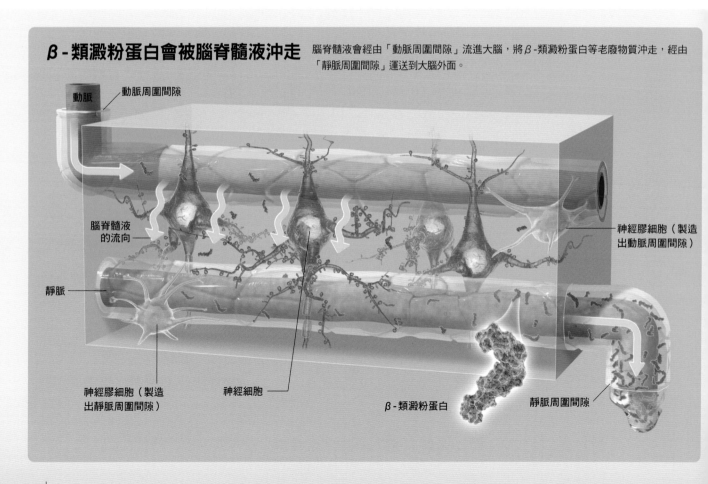

β-類澱粉蛋白會被腦脊髓液沖走

腦脊髓液會經由「動脈周圍間隙」流進大腦，將β-類澱粉蛋白等老廢物質沖走，經由「靜脈周圍間隙」運送到大腦外面。

動脈

動脈周圍間隙

腦脊髓液的流向

靜脈

神經膠細胞（製造出靜脈周圍間隙）

神經細胞

β-類澱粉蛋白

神經膠細胞（製造出動脈周圍間隙）

靜脈周圍間隙

人體在睡眠中
去除β-類澱粉蛋白的機制

下圖畫出腦脊髓液在腦中的流向。人的腦中有個空洞叫做「腦室」，其中稱為「脈絡叢」的器官會製造出腦脊髓液，使其流入腦中將β-類澱粉蛋白沖掉。之後，腦脊髓液會經由「蛛膜粒」（arachnoid granulation）進入靜脈並排出體外。左頁下方畫的就是腦脊髓液流經神經細胞周圍的樣子。

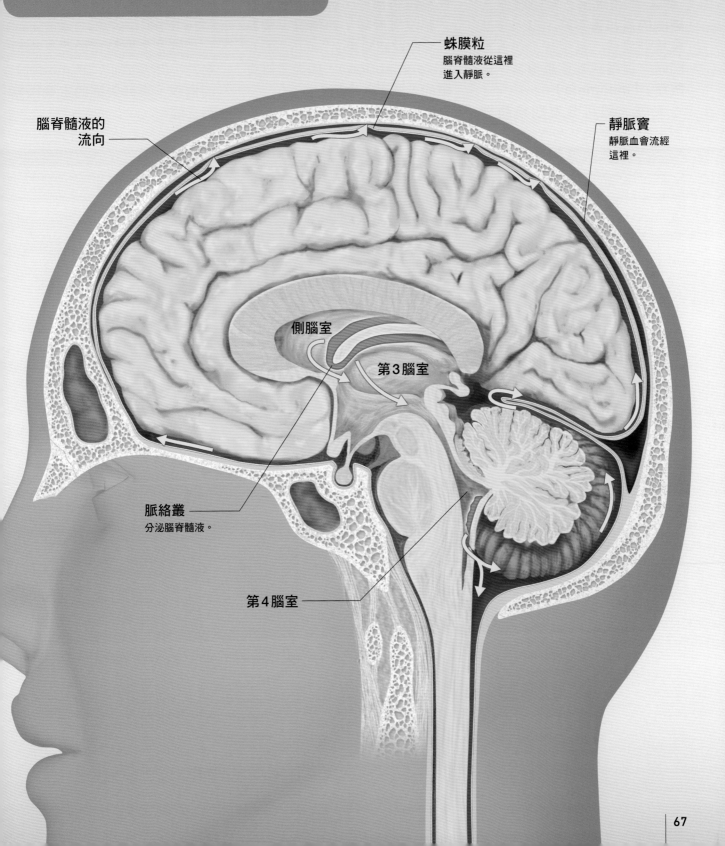

蛛膜粒
腦脊髓液從這裡進入靜脈。

腦脊髓液的流向

靜脈竇
靜脈血會流經這裡。

側腦室

第3腦室

脈絡叢
分泌腦脊髓液。

第4腦室

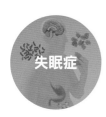 失眠症

失眠症會因壓力而發作，因習慣而慢性化

有時想睡卻睡不著，或在半夜醒來，無法睡飽。**睡眠的量和質不好**，白天時就會感到疲勞，甚至在工作上出問題。這種睡眠疾患稱為**「失眠症」**（insomnia）。

失眠大致可分為四種類型（右頁插圖）。此外，**客觀來看已經睡得很好，但仍主觀認為「都沒怎麼睡」的情況，稱為「睡眠狀態錯覺」**（sleep state misperception），因而主訴失眠的人並不在少數。

讓失眠發作的三項因子

失眠是怎麼發作的呢？根據名為「3P模式」（3P model）的假說，導致失眠的主要因素有三個。

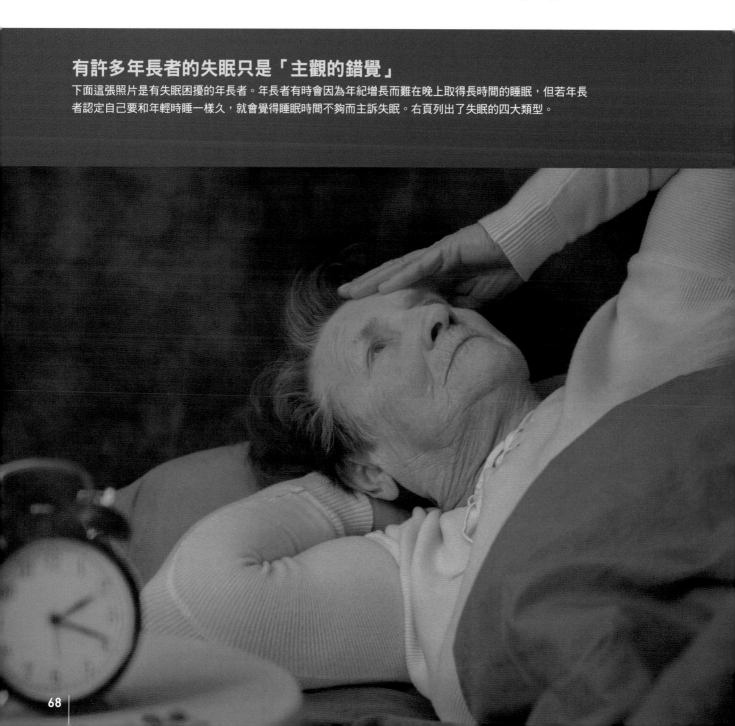

有許多年長者的失眠只是「主觀的錯覺」

下面這張照片是有失眠困擾的年長者。年長者有時會因為年紀增長而難在晚上取得長時間的睡眠，但若年長者認定自己要和年輕時睡一樣久，就會覺得睡眠時間不夠而主訴失眠。右頁列出了失眠的四大類型。

第一個原因是「前置因子」（Predisposing factor），指的是人的年齡、性別與個性等容易導致失眠的因子。舉例來說，愛操心的人比較容易失眠，女性具有比男性更容易失眠的傾向。此外，一般來說上了年紀後所需要的睡眠時數會變短，但若認定自己一定要和年輕時睡一樣久，也可能會導致失眠。

第二個原因是「誘發因子」（Precipitating factor），這會使擁有前置因子的人失眠，例如遇到災害，或是自己、家人生病所引發的壓力，都有可能是失眠的導火線。這階段的失眠只是一時的，過了幾天到幾週往往會自然痊癒，這就是它的特徵。

第三個原因是「持續因子」（Perpetuating factor），這會讓失眠變得更棘手。假如長期有些不良習慣，例如午睡很久或攝取大量咖啡因等等，失眠就會更難治好，進而變成慢性病。此外，睡不著時要是長時間躺在被窩裡煩惱「為什麼睡不著」，就會更難入睡。當你有嚴重的失眠困擾時，別想著自己解決，最好趕快找專科醫師諮詢。

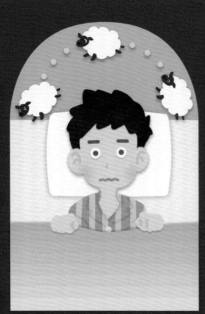

入睡困難
躺下來之後遲遲睡不著而感到痛苦，容易發生在有煩惱或想事情的時候。

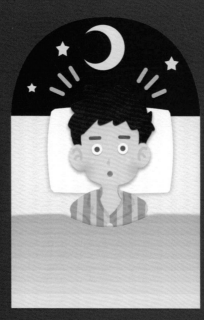

中途醒來
睡到一半醒來好幾次，一旦醒來就很難再入睡。這類型的特徵在起初要入睡時沒有問題。這種情形常見於銀髮族。

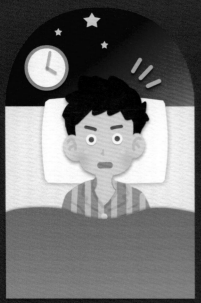

過早醒來
比預估時間還早醒來，醒來之後也很難再入睡。好發於年長者身上。

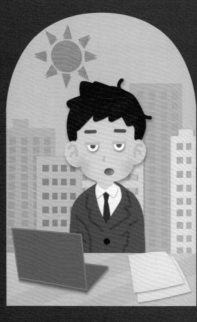

熟睡困難
明明睡眠時數充足，卻還是覺得睡得不夠沉，有淺眠和做長夢的傾向。

導致心臟腦血管疾病的「睡眠呼吸中止症」

如果睡覺時打呼很大聲，有時還停止呼吸超過10秒，或許就罹患了「睡眠呼吸中止症」。由於本人不會察覺，通常是身邊的人提醒才知道。患者只要接受治療就能改善，此疾病的特徵是很多人根本沒發現自己罹病。要是放著不管，就會導致高血壓與糖尿病，更嚴重的甚至還會演變成心臟病或腦梗塞（cerebral infarction）等腦血管疾病。

睡眠呼吸中止症患者的睡眠會中斷好幾次，深度NREM睡眠（第3期）變少，使身體在睡覺時無法充分休息，又因為無法消除疲勞而越睡越久。雖然睡了很久仍無法打起精神，因此在白天時仍然會感受到濃厚的睡意和疲倦感。

為什麼呼吸會停止呢？因為做為空氣通道的呼吸道堵塞住了。呼吸道塞住的原因很多，例如頭部骨骼和舌頭大小，或是脖子周圍累積了許多脂肪等等，許多肥胖者都會罹患睡眠呼吸中止症就是這個緣故。

輸送空氣的治療法

睡眠呼吸中止症最具代表性的治療裝置是「連續正壓呼吸器」（continuous positive airway pressure，CPAP），下圖是運作原理。在患者睡覺時將空氣送進鼻子裡，防止舌頭或口腔深處的軟顎（soft palate）堵住呼吸道。研究報告指出，接受此項治療的人比沒有接受治療的人長壽。

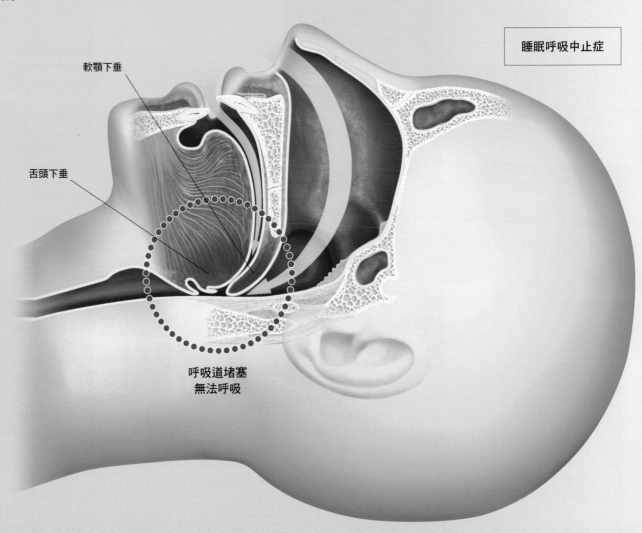

睡眠呼吸中止症

軟顎下垂

舌頭下垂

呼吸道堵塞
無法呼吸

確保空氣的通道
順暢無阻

　　若要治療這種睡眠疾患，就是不讓呼吸道堵塞。肥胖者只要減重就能改善，還有另一種治療方法是在患者睡覺時持續把空氣送入鼻子（下圖）。進行這種治療就能使患者熟睡，讓身體休息，進而改善高血壓和糖尿病。

與手腳相關的睡眠疾患

　　手臂或腳的肌肉有時會在睡到一半時瞬間收縮，每過數十秒就重複一次，這是稱為「週期性肢體抽動症」（periodic limb movements disorder）的睡眠疾患。本人多半不會察覺到手腳收縮，但由於睡眠斷斷續續，白天會想睡覺。

　　還有一種睡眠疾患是正要睡覺或睡到一半時，腳會忍不住想動，稱為「不寧腿症候群」（restless legs syndrome）。患者會有蟲在皮膚上爬的錯覺，或是伴隨著搔癢的感覺，無法好好睡覺。

　　如有類似症狀，應前往有睡眠門診的醫院，或是找睡眠醫學學會認可的睡眠專科醫師求診。

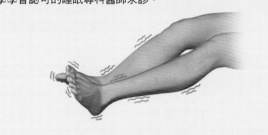

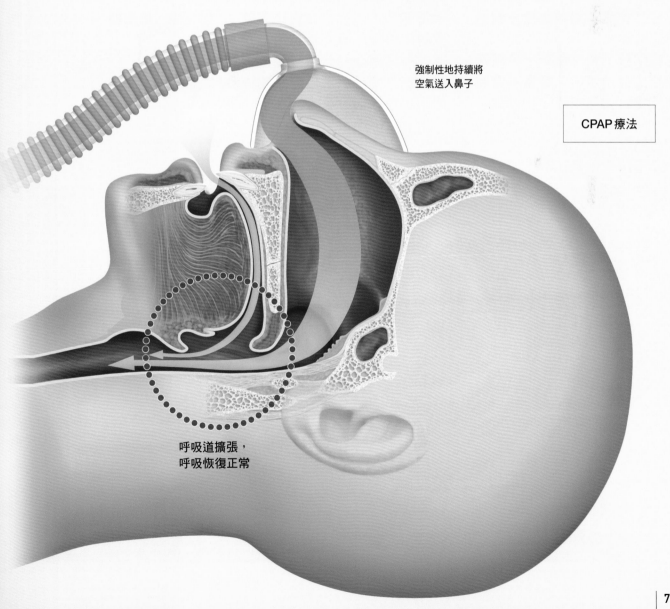

強制性地持續將
空氣送入鼻子

CPAP 療法

呼吸道擴張，
呼吸恢復正常

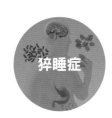

強烈睡意來襲的 「猝睡症」

大家都有在漫長的會議中遭到睡意侵襲的經驗。但是，如果在對話或開車這種緊繃的場合都湧上強烈睡意，且白天發生多次的話，就可能是猝睡症（narcolepsy）。

主要原因是 「缺乏食慾激素」

如第28頁所述，「食慾激素」在清醒與睡眠切換上肩負重責大任。一般認為，絕大部分的猝睡症患者，腦內都無法製造食慾激素。

假如缺乏食慾激素，人就無法穩定保持清醒，**睡意不看時間和場合突然來襲**。相反地，由於患者會頻繁在清醒和睡眠之間切換，**也會睡到一半突然醒來。在開心或大笑等情緒變化很大時，容易發生「猝倒」（cataplexy）這種肌肉無力的情況，這也是猝睡症的特徵之一**。猝睡症乍看之下像是單純的打瞌睡，卻是一種嚴重的疾病，會讓人在過著社會生活時犯下重大失敗或發生意外。

雖然有藥物能夠緩和猝睡症的症狀，但還沒有找到根本的治療方法。研究人員從小鼠的實驗中得知，雖然直接對腦投與食慾激素能夠改善猝睡症，但即使把食慾激素做成藥物服用，也會因為分子太大而無法抵達腦部。

2015年日本筑波大學的長瀨博特聘教授等人製造出具有和食慾激素相同功效的化合物。這種化合物的分子比食慾激素小，即使不直接投與腦部，透過口服或靜脈注射也能送到腦部。已知對罹患猝睡症的小鼠投與這種化合物，能夠抑制猝倒；若投與正常的小鼠，則能延長清醒的時間。這種化合物將來或許能夠做成治療猝睡症的藥物，備受期待。

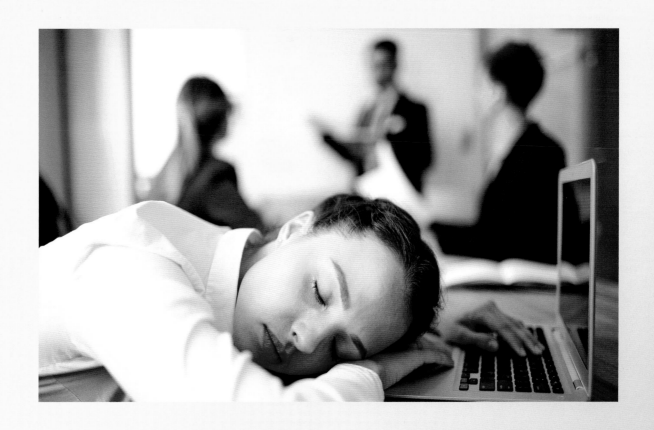

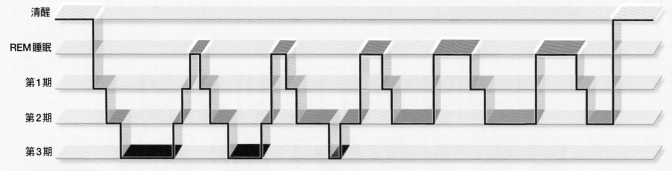

清醒
REM睡眠
第1期
第2期
第3期

正常的睡眠 REM睡眠接在NREM睡眠之後，而不是在入睡之後馬上產生。

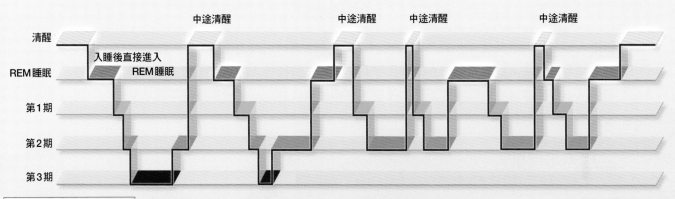

中途清醒　　　中途清醒　中途清醒　　　中途清醒

清醒
入睡後直接進入
REM睡眠
第1期
第2期
第3期

猝睡症患者的睡眠 REM睡眠在睡著之後馬上來臨，很不規律，途中也會頻繁醒來。

猝睡症的機制

右方是腦神經細胞的放大圖。神經細胞表面有食慾激素的受體，當食慾激素與這個受體結合，就能保持清醒，但猝睡症患者無法製造食慾激素。日本筑波大學的長瀨特聘教授等人合成出新的化合物，名稱為「YNT-185」（紫色），能夠和食慾激素受體結合，使人保持清醒。

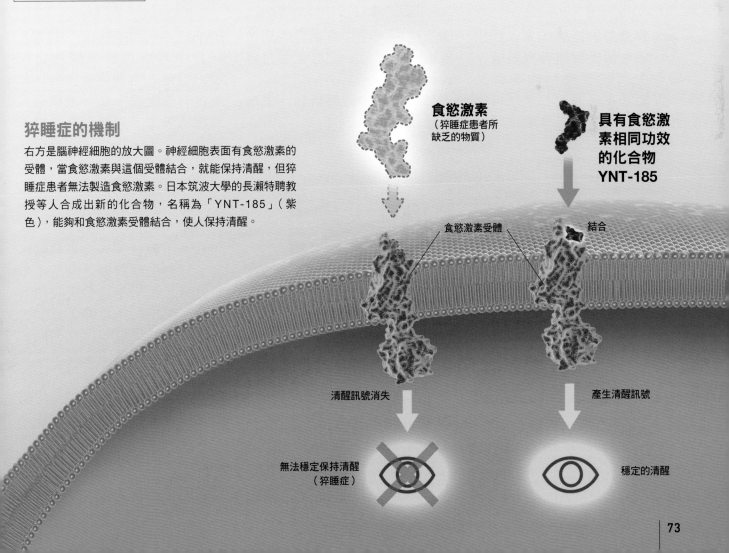

食慾激素
（猝睡症患者所
缺乏的物質）

具有食慾激素相同功效的化合物 YNT-185

食慾激素受體　　　結合

清醒訊號消失　　　產生清醒訊號

無法穩定保持清醒
（猝睡症）　　　　　穩定的清醒

生理時鐘長期紊亂
會導致免疫功能老化

解開生活不規律引發健康問題
的部分原因

包括人類在內的許多生物，體內都有約24小時為週期的「生理時鐘」，控制睡眠節律、血壓、體溫和激素分泌。日本京都府立醫科大學八木田和弘教授等人的研究團隊透過小鼠實驗，揭示了生活不規律會導致生理時鐘紊亂，長期下來會使負責趕走病原體的免疫系統功能老化，產生器官慢性發炎等影響。

協助：**八木田和弘**
日本京都府立醫科大學教授

根據過去的經驗，人人都知道生活不規律有害健康。實際上，許多流行病學研究（蒐集眾多病例資料來分析的方法）都顯示，從事輪班制夜間工作的人往往會罹患生活習慣病、憂鬱症、肥胖或是月經失調。

這種不良的影響稱為「晝夜節律性睡眠疾患」（circadian rhythm sleep disorder），是現代社會中越來越嚴重的健康問題。但是，生理時鐘紊亂為什麼會有礙健康，是什麼機制導致疾病發生，到目前為止仍未闡明。

明暗變化對
健康的影響

八木田教授等人的研究團隊為了驗證生理時鐘紊亂所產生的影響，使用小鼠做了長期的觀察。使用的小鼠除了性別、年齡、生活環境和飲食相同之外，就連基因體（全部遺傳資訊）都相同，只改變晝（明亮時段）與夜（昏暗時段）的節律，排除了其他因素的影響，並比較不同組別的差異。當然，這樣的實驗不可能在人類身上進行。

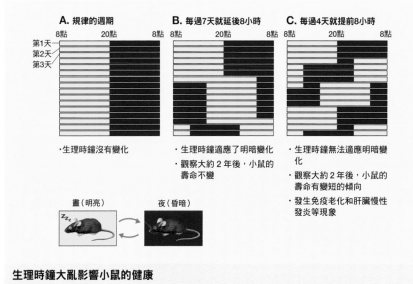

生理時鐘大亂影響小鼠的健康
每隔12小時就變換明暗的A組小鼠，其生理時鐘並沒有亂掉。明暗變化每過7天就延後8小時的B組小鼠，其生理時鐘也保持正常，同樣並未影響壽命。相較之下，明暗變化每隔4天就提早8小時的C組則是生理時鐘失調，小鼠的壽命也變短，還發生免疫老化和肝臟慢性發炎等現象。

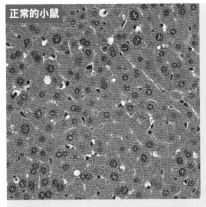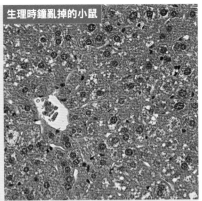

正常的小鼠　　　　生理時鐘亂掉的小鼠

若生理時鐘失調會形成脂肪肝炎
小鼠在生理時鐘無法適應的明暗變化下過了2年後，用顯微鏡觀察其肝臟（右圖，C組），並且和同一期間過著規律生活的小鼠肝臟（左圖，A組）比較，可以看到C組明顯伴隨脂肪滴的慢性發炎，稱為脂肪肝炎（steatohepatitis）。圖中的白色小點就是脂肪滴。

在實驗中，A組小鼠過著晝夜各12小時的規律生活，B組小鼠過著每過7天明暗變化會延後8小時的生活，而C組小鼠則是每過4天就會提前8小時，每組各約有20隻小鼠並加以觀察。由於小鼠是夜行性動物，因此可以觀察到A組小鼠白天睡覺、晚上活動。B組小鼠即使遇到明暗變化，仍然會持續在昏暗的時段活動，生理時鐘已經適應。相較之下，C組的個體無論晝夜都會活動，生理時鐘已經亂掉了。八木田教授說：「據說生理時鐘能輕易適應某些變化，但也有無法適應的變化。這是這次研究關注的重點，已獲得證實。」

持續觀察這些小鼠直到出生後2年左右，A組和B組約有90％的個體活了下來，壽命幾乎沒有差異。然而，C組在同時間點已約有半數死亡，有著明顯的差異。八木田教授表示：「人類的壽命和生活環境和小鼠不同，生存機率的數值本身並沒有太大的意義。重點在於和健康的小鼠比起來，生理時鐘亂掉的小鼠顯然有比較短命的傾向。」

此外，學者認為是稱為「時鐘基因」（clock gene）的十幾種基因在維持約24小時為週期的生理時鐘，在某種程度上能夠適應明暗的變化，但是持續過著極度不規律的生活後就無法適應。在這次實驗中，專家研究C組小鼠的腦細胞之後，發現原本應該要一致的時鐘基因各自為政，確認生理時鐘已經亂掉。

與免疫功能有關的基因運作異常

為了解開生理時鐘紊亂導致小鼠體內發生了什麼事，針對那些出生後大約2年還活著的小鼠，調查肝臟和腎臟基因的運作，結果發現在C組小鼠中，與免疫抑制（immunosuppression）及免疫疾病（免疫功能失控所引起的疾病）相關的基因異常活躍。此外在脾臟與淋巴結，隨著免疫功能老化而增加的淋巴球數量變多了。

研究人員用顯微鏡觀察這些小鼠的肝臟組織，發現C組的個

體正在慢性發炎。八木田教授說：「這表示免疫功能一定發生某種異常，我認為這就是引發慢性發炎等惡性循環的原因。」

一般來說，隨著年齡的增長，除了感染過一次就會產生抵抗力的後天性免疫（acquired immunity）會變差之外，還容易罹患免疫疾病，或是全身的器官慢性發炎，這種現象稱為「免疫老化」（immunosenescence）。專家指出，慢性發炎將會提高罹患各種疾病的風險。

2019年2月13日，這項研究成果於線上學術期刊《Scientific Reports》發表。

解開其機制是今後的課題

這次研究揭露生理時鐘紊亂會導致免疫功能老化與器官慢性發炎，進而引發各種疾病。不過還不知道生理時鐘紊亂甚至會導致免疫功能老化的機制是什麼，研究團隊今後想要繼續解開。

八木田教授說：「在24小時社會的現代，大概無法讓輪班制的工作完全消失。為了在這個前提下解決健康問題，就必須先解開晝夜節律性睡眠疾患的機制。」

（撰文：前田 武）

PART 4
想要了解更多！
關於睡眠

在 第1章的最後，彙整了一些和睡眠有關的疑問和解答，還訪問了研究睡眠的權威 —— 柳澤正史博士，談談睡眠的機制和發現SNIPPs的始末，並對夢境解讀、安眠藥與冬眠做了更詳細的介紹。

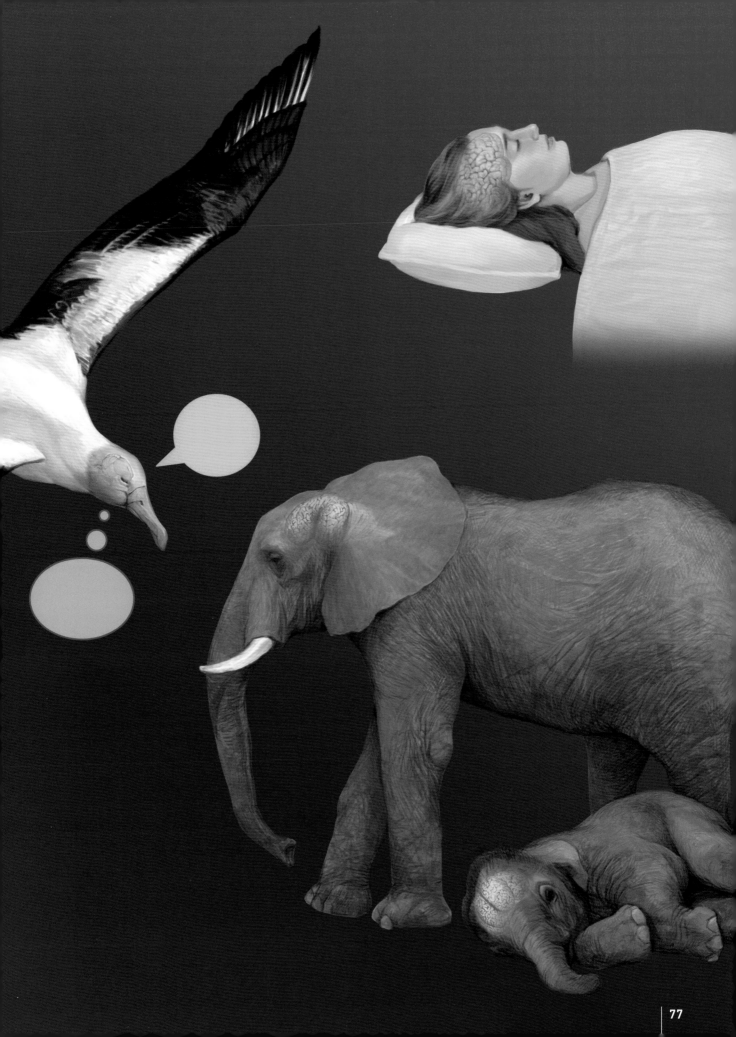

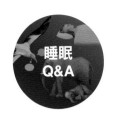

Q. 如何才算是理想的小睡方式？

A. 長時間開車而產生睡意時，最好不要硬撐，應該小睡片刻。實際上，很多人都有小睡15分鐘頭腦就變得清晰的經驗。明明沒有睡很久，為什麼只是小睡片刻就能消除睡意呢？

如第16頁所述，入睡之後會先進入NREM睡眠第1期，再進入第2期，而第2期在小睡中非常重要，因為這能在一定程度上消除睡意。在電車上打瞌睡時，進入第2期之後維持姿勢的肌肉鬆弛下來，便會因大力點頭而醒來。如果可以的話，小睡片刻時最好躺下來，若是趴在桌上睡覺，要用枕頭好好支撐頭部。

小睡的時間長度最好在15～20分鐘。睡了這段時間，會在第2期清醒，醒來時會神清氣爽。若睡超過30分鐘，就會進入深度的第3期睡眠。若在第3期醒來，反而會覺得不舒服，還想再睡久一點，疲勞感也會增加。

15～20分鐘左右的小睡或午睡稱為「power-nap」，nap在英文中是午睡的意思，現在也逐漸出現一些建議員工午睡的企業。但是，需要小睡片刻這件事本身，往往是當事人背負睡眠負債的結果。因此，要記得在晚上保留對自己而言原本就需要的睡眠時數。

從要睡覺到真正入睡的時間稱為「入睡潛伏期」，據說晚上已取得所需睡眠時數的人，需要花15分鐘才能入睡。**假如你小睡或午睡時只花不到8分鐘就睡著，就是睡眠負債的徵兆。**「隨時都能馬上睡著」並不是值得自滿的事。

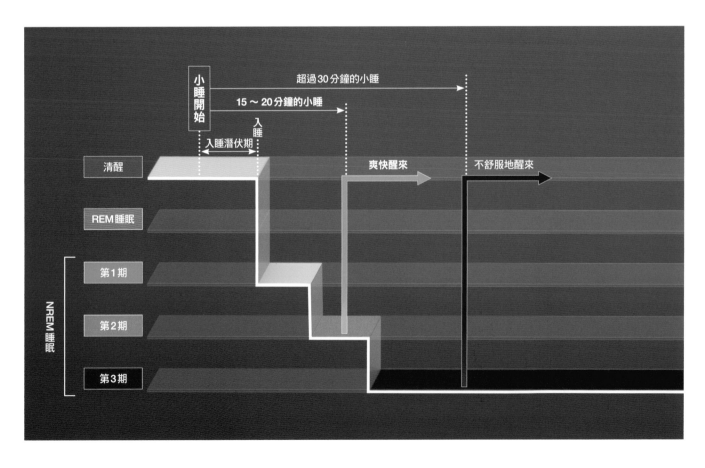

Q. 為什麼覺得無聊會想睡，感到有趣睡意就飛走？

A. 每個人應該都有在無聊的會議、課堂或電影播放途中，被睡意侵襲而忍不住打瞌睡的經驗。相反地，當人幹勁滿滿或充滿興趣時，睡意就會飛散，非常清醒。雖然其中的機制尚未完全解開，但在2017年，日本筑波大學的拉薩路（Michael Lazarus，1969～）副教授與大石陽助教的研究團隊解開了一部分的機制，並發表其成果。

腦中稱為「依核」（nucleus accumbens）的部位有種神經細胞具有腦內物質「腺苷酸」（adenosine）的受體。當這種神經細胞和腺苷酸結合時，就會誘發睡意。若運用「光遺傳學」（optogenetics）這種最新方法，對小鼠腦中依核的神經細胞給予人為刺激，就能使其快速睡著。

然而，若給小鼠最喜歡的巧克力、玩具，或是與異性同住，依核的神經細胞活動就會明顯受到抑制，於是小鼠的睡眠量就減少了。換句話說，**若給予能夠提高幹勁（動力）的刺激，即使「腺苷酸」已和依核的神經細胞結合，仍然能夠抑制其誘發睡意的作用，於是便趕走了睡意。**

腺苷酸會誘發睡意，而咖啡和茶類中所含有的「咖啡因」，會妨礙腺苷酸發揮作用。咖啡因的化學結構和腺苷酸相似，攝取咖啡因之後，咖啡因就會抵達腦部和腺苷酸的受體結合。如此一來，腺苷酸就沒有辦法和受體結合，便妨礙了依核的神經細胞誘發睡意。以上就是攝取咖啡因之後，能暫且保持清醒的機制。

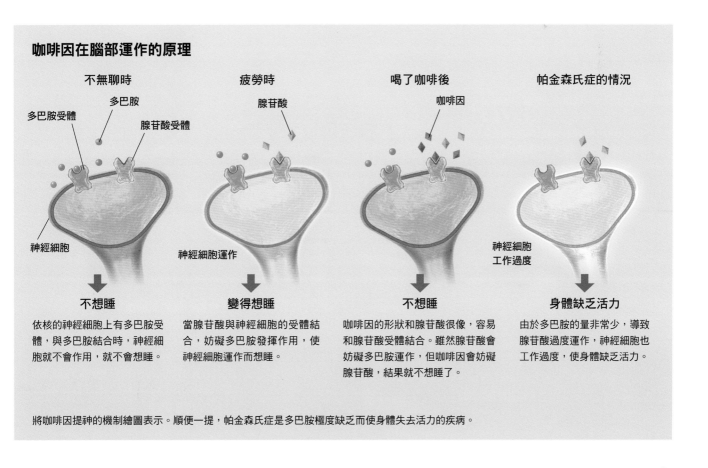

咖啡因在腦部運作的原理

不無聊時
多巴胺受體
多巴胺
腺苷酸受體
神經細胞
→ **不想睡**
依核的神經細胞上有多巴胺受體，與多巴胺結合時，神經細胞就不會作用，就不會想睡。

疲勞時
腺苷酸
神經細胞運作
→ **變得想睡**
當腺苷酸與神經細胞的受體結合，妨礙多巴胺發揮作用，使神經細胞運作而想睡。

喝了咖啡後
咖啡因
→ **不想睡**
咖啡因的形狀和腺苷酸很像，容易和腺苷酸受體結合。雖然腺苷酸會妨礙多巴胺運作，但咖啡因會妨礙腺苷酸，結果就不想睡了。

帕金森氏症的情況
神經細胞工作過度
→ **身體缺乏活力**
由於多巴胺的量非常少，導致腺苷酸過度運作，神經細胞也工作過度，使身體缺乏活力。

將咖啡因提神的機制繪圖表示。順便一提，帕金森氏症是多巴胺極度缺乏而使身體失去活力的疾病。

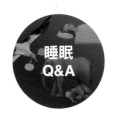

睡眠 Q&A

Q. 有不睡覺的動物嗎？

A. 對必須防範外敵的野生動物來說，睡覺時無法進食或移動，基本上是毫無防備且危險的行為。

為了解決這個問題，動物睡覺的方式和人類不同，有些相當獨特，例如不浮上水面就無法呼吸的鯨豚類，以及必須在海上飛翔多日的海鷗與信天翁等候鳥，會進行大腦右半球和左半球輪流睡覺的「半球睡眠」（unihemispheric sleep），總有其中一邊的腦醒著，另一邊則在睡眠中，就這樣繼續游著或飛著。

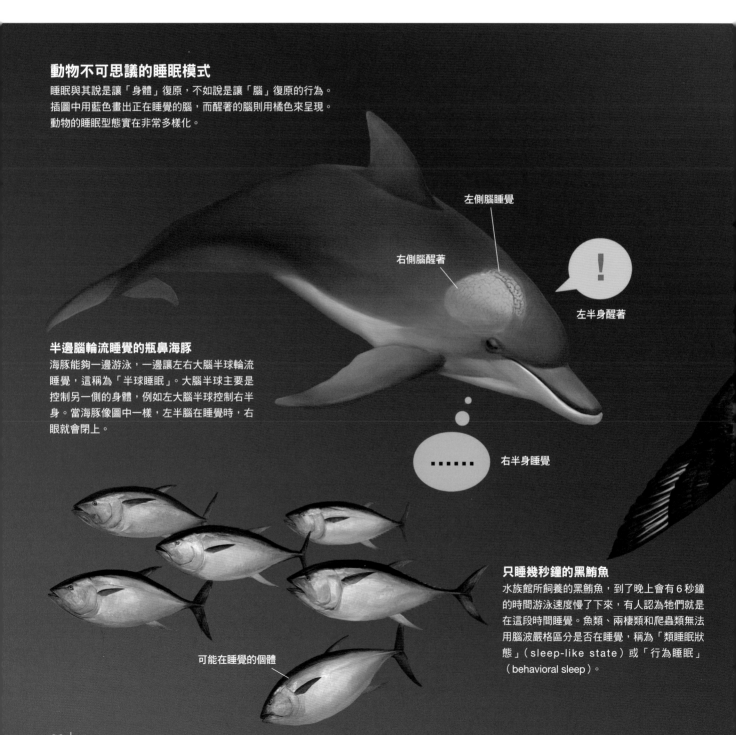

動物不可思議的睡眠模式

睡眠與其說是讓「身體」復原，不如說是讓「腦」復原的行為。
插圖中用藍色畫出正在睡覺的腦，而醒著的腦則用橘色來呈現。
動物的睡眠型態實在非常多樣化。

左側腦睡覺

右側腦醒著

！

左半身醒著

半邊腦輪流睡覺的瓶鼻海豚

海豚能夠一邊游泳，一邊讓左右大腦半球輪流睡覺，這稱為「半球睡眠」。大腦半球主要是控制另一側的身體，例如左大腦半球控制右半身。當海豚像圖中一樣，左半腦在睡覺時，右眼就會閉上。

…… 右半身睡覺

只睡幾秒鐘的黑鮪魚

水族館所飼養的黑鮪魚，到了晚上會有6秒鐘的時間游泳速度慢了下來，有人認為牠們就是在這段時間睡覺。魚類、兩棲類和爬蟲類無法用腦波嚴格區分是否在睡覺，稱為「類睡眠狀態」（sleep-like state）或「行為睡眠」（behavioral sleep）。

可能在睡覺的個體

長頸鹿和大象1天只睡2～4個小時，而且大部分時間都是站著睡覺，只有極短暫的REM睡眠期間會躺下。另一方面，以長時間睡眠而聞名的無尾熊，1天要睡上18～22小時。

如上所述，動物的睡眠形式和睡眠量都不盡相同，**據說哺乳類和魚類等所有脊椎動物都會睡覺，無一例外。而在軟體動物、昆蟲和線蟲身上，也能觀察到可稱為睡眠的休息現象**。或許這代表睡眠在動物的進化上有著勝過風險和不利的極大好處。雖然還不知道睡眠的起源為何，但如第18頁所提及，腦會在NREM睡眠中進行維護，研究人員認為這就是睡眠最根本的職責。

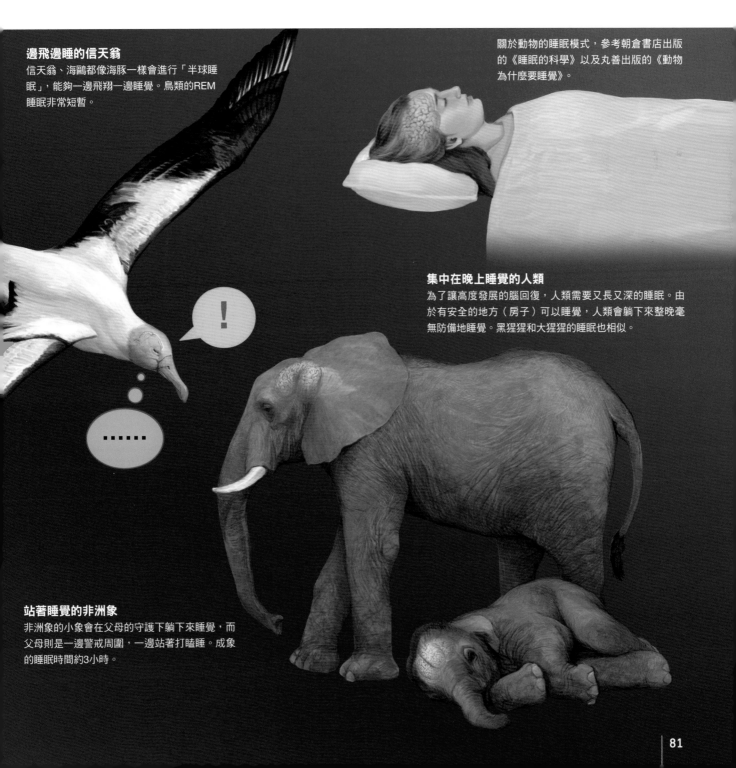

邊飛邊睡的信天翁
信天翁、海鷗都像海豚一樣會進行「半球睡眠」，能夠一邊飛翔一邊睡覺。鳥類的REM睡眠非常短暫。

關於動物的睡眠模式，參考朝倉書店出版的《睡眠的科學》以及丸善出版的《動物為什麼要睡覺》。

集中在晚上睡覺的人類
為了讓高度發展的腦回復，人類需要又長又深的睡眠。由於有安全的地方（房子）可以睡覺，人類會躺下來整晚毫無防備地睡覺。黑猩猩和大猩猩的睡眠也相似。

站著睡覺的非洲象
非洲象的小象會在父母的守護下躺下來睡覺，而父母則是一邊警戒周圍，一邊站著打瞌睡。成象的睡眠時間約3小時。

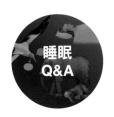

Q. 人不睡覺的話會怎麼樣呢？

A. 一般認為，人要是不睡覺的話遲早會死。雖然實際上並沒有人類不睡覺而死亡的紀錄，但在大鼠身上得到斷眠2～4週而導致個體全部死亡的實驗結果。

有項人類的連續斷眠紀錄相當有名，那就是美國聖地牙哥高中生迦德納（Randy Gardner，1946～）在1964年進行的挑戰。當時17歲的迦德納為了做科學研究，選擇「斷眠對人體的影響」作為研究主題。史丹佛大學的德門特博士是研究睡眠的頂尖專家，也是「睡眠負債」一詞的發明人，而迦德納便在博士的見證下，挑戰連續斷眠的最長紀錄。

斷眠實驗開始

斷眠第1天	斷眠第2天	斷眠第3天	斷眠第4天	斷眠第5天	斷眠第6天
December	December	December	December	January	January
28	**29**	**30**	**31**	**1**	**2**
早上6點起床，斷眠實驗開始。	眼睛無法對焦。	情緒不穩，想吐。	缺乏專注力，出現幻覺。	斷斷續續開始妄想。	立體視覺變差。

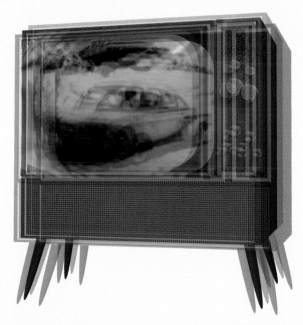

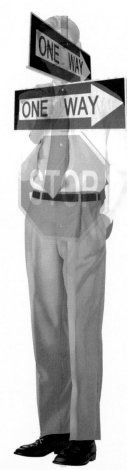

眼睛無法對焦
到了斷眠第2天，迦德納的眼睛變得很難對焦。由於眼睛疲勞，從第2天起就不再看電視。

產生幻覺，把交通號誌看成人
斷眠第4天，迦德納產生了幻覺，把交通號誌看成人。同時，他的記憶開始缺損，也無法集中精神，感覺好像有一塊布緊緊包著頭。

11天不睡覺會如何？

年輕的迦德納在1964年12月28日開始做斷眠實驗。醒著時和平時沒有兩樣，但當睡意變得濃厚，便開始出現這裡所畫的症狀。上方的日曆列出在斷眠期間每一天的症狀，將其中幾種症狀以插圖表示。這些情形也出現在其他斷眠實驗中，某種程度上可說是斷眠會引發的一般症狀。

下面插圖畫出迦德納在斷眠實驗的情況。在斷眠第2天，眼睛開始無法對焦。第4天，產生幻覺，把交通號誌看成人。約從第4天起，迦德納開始產生記憶缺損的現象，第7天起連話都說不好，第8天起發音變得很不清晰，第9天起連要說完一個完整句子都辦不到，手指和眼球開始顫動，連要抬起眼皮都有困難。迦德納在斷眠期間完全沒有碰咖啡等任何能提神的東西。

迦德納的斷眠紀錄打破當時的世界紀錄（260個小時），整整11天（264個小時）沒有睡覺。在締造世界紀錄之後，迦德納停止斷眠，大約睡了14小時又40分鐘。**幸運的是，迦德納身上並沒有留下後遺症，**

但也有實例顯示長期斷眠會對大腦造成疾患，非常危險。在過去，長期斷眠曾是拷問和刑罰的手段，在現代是倫理上所不允許的，千萬不要模仿。

斷眠實驗結束

斷眠第7天	斷眠第8天	斷眠第9天	斷眠第10天	斷眠第11天	斷眠第12天
January	January	January	January	January	January
3	**4**	**5**	**6**	**7**	**8**
明顯連話都說不好。	發音變得不清晰。	思考出現斷片，無法說完整句話。	記憶與語言能力低落。	記憶與語言能力低落。	早上6點就寢，斷眠實驗結束。

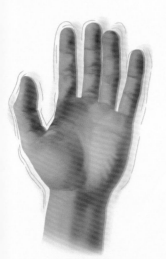

I w@%ed &sgm%$ b#aj

手指和眼球顫動

在實驗期間，當迦德納伸出手，便觀察到手指顫抖的現象。此外，即使想睜大眼睛也辦不到（眼瞼下垂），還出現眼球微微顫動的現象。

記憶出現缺損，連話都說不好

大約從第4天起，迦德納身上可觀察到記憶缺損的情況。有人推測，這可能是腦在他沒有察覺時進行時間極短的睡眠，這種現象稱為「微睡眠」（microsleep）。此外，隨著斷眠實驗持續，迦德納說話的速度也跟著變慢，除了話說不好之外，語氣也失去抑揚頓挫。

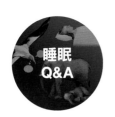

Q. 熬夜和上夜班對身體的害處有多大？

A. 熬夜會讓腦的表現顯著下降。各種實驗都顯示睡眠時數越短，出現失誤的情況，會隨著睡眠時數變短程度成比例增加，判斷力也會變差。研究報告指出，在熬夜不睡之後，腦的機能會和喝醉一樣低落。假如你在考試前一天熬夜臨時抱佛腳，會因為沒有睡覺而無法讓記憶整理定著，反倒使學習效率變差。

在熬夜的過程中，睡意不會消除，而會持續累積。無論有沒有睡覺，生理時鐘所發出的清醒訊號都會照常增減。因此，就算完全沒睡覺，到了早上清醒訊號還是會因為生理時鐘的作用而變強，導致我們異常清醒。然而，累積起來的睡意始終只能靠睡覺來消除。**熬夜一次會大大打亂隔天開始的睡眠習慣，有可能會導致長期的睡眠負債。**熬夜對健康一點好處也沒有。

有人指出，上夜班或輪班制兩者都和罹患生活習慣病的機率有關。近幾年的多項研究也揭露，尤其是長年上夜班的人，罹患乳癌或攝護腺癌的機率也更高。

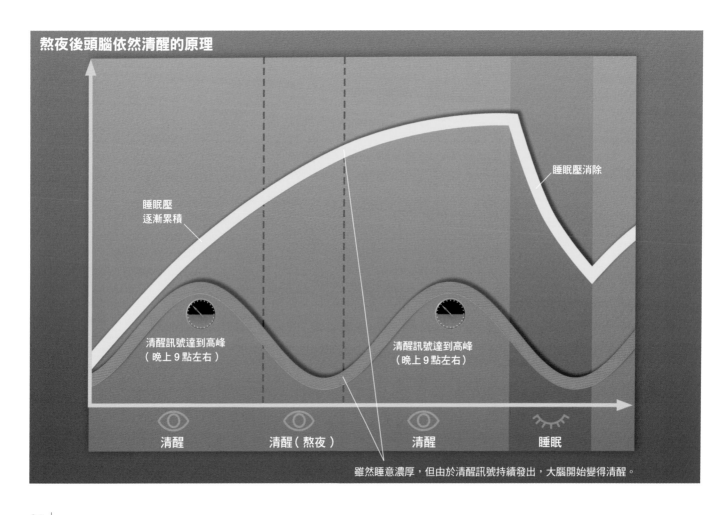

熬夜後頭腦依然清醒的原理

睡眠壓逐漸累積

睡眠壓消除

清醒訊號達到高峰
（晚上9點左右）

清醒訊號達到高峰
（晚上9點左右）

清醒　　清醒（熬夜）　　清醒　　睡眠

雖然睡意濃厚，但由於清醒訊號持續發出，大腦開始變得清醒。

Q. 「一眠大一吋」是真的嗎？

A. 俗話說「一眠大一吋」，這句話雖然誇張，但在科學上已經證明為事實。尤其是NREM睡眠的第3期，一般認為對孩子的成長有很大的作用。

在NREM睡眠的第3期，稱之為「腦垂腺」（pituitary gland）的部位會分泌「生長激素」。分泌量在第一次的NREM睡眠中特別多。

生長激素就如字面所示，對孩子的成長來說有重要的功能，尤其是骨頭增長、肌肉增大和傷口癒合都由生長激素來促進。若要讓孩子健康成長，深度睡眠是不可或缺的。

生長激素對成人來說也很重要。生長激素會促進成人恢復疲勞及新陳代謝。無論是大人還是小孩，好好睡覺都是最重要的。

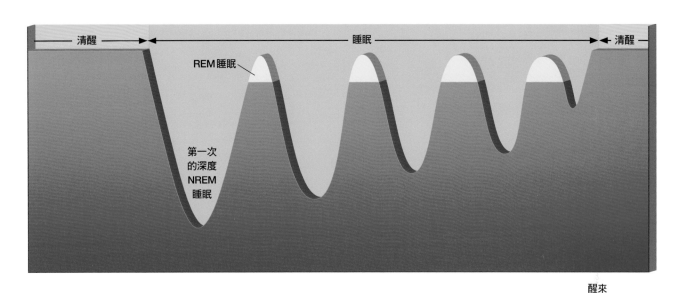

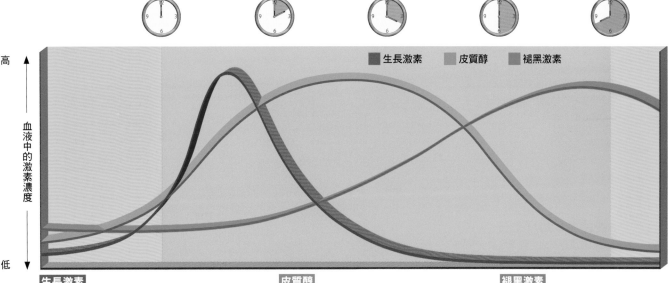

生長激素
這種激素會促進細胞分裂，對兒童的身體成長與成人的疲勞恢復很重要。在第一次進入深度NREM睡眠時，由腦垂腺分泌的生長激素差不多會在這時大量釋出。

皮質醇
讓身體進入備戰模式的激素。起床之前的分泌量（血中濃度）會逐漸增加，早上6點左右達到高峰。由位於腎臟上方的腎上腺分泌。

褪黑激素
讓身體的活力下降並帶來睡意的激素。從晚上9點左右會開始增加，分泌量（血中濃度）在睡眠中達到最高，在白天時少很多。由人腦的松果體分泌。

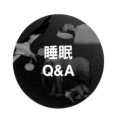
Q. 肚子裡的寶寶也會睡覺嗎？

A. 胎兒在大腦形成之前是不會睡覺的，要在大腦發育完後才會開始睡覺。

最先出現在胎兒身上的睡眠是REM睡眠。如第20頁所示，已知大腦的一部分在REM睡眠時，活躍程度和清醒時一樣。一般認為在REM睡眠時，胎兒的「腦幹」會發出刺激大腦神經細胞活動的訊號，促使大腦發育。

隨著胎兒成長，大腦整體的

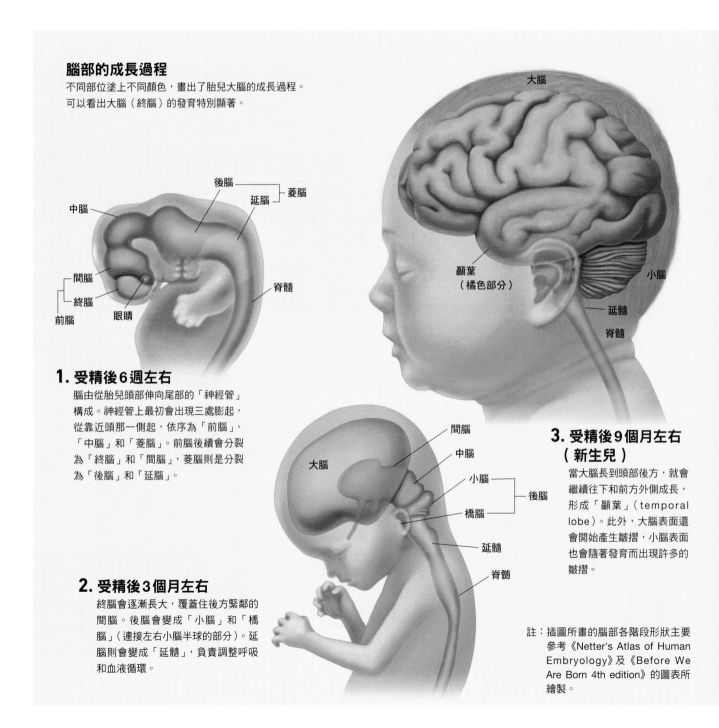

腦部的成長過程

不同部位塗上不同顏色，畫出了胎兒大腦的成長過程。
可以看出大腦（終腦）的發育特別顯著。

1. 受精後6週左右
腦由從胎兒頭部伸向尾部的「神經管」構成。神經管上最初會出現三處膨起，從靠近頭那一側起，依序為「前腦」、「中腦」和「菱腦」。前腦後續會分裂為「終腦」和「間腦」，菱腦則是分裂為「後腦」和「延腦」。

2. 受精後3個月左右
終腦會逐漸長大，覆蓋住後方緊鄰的間腦。後腦會變成「小腦」和「橋腦」（連接左右小腦半球的部分）。延腦則會變成「延髓」，負責調整呼吸和血液循環。

3. 受精後9個月左右（新生兒）
當大腦長到頭部後方，就會繼續往下和前方外側成長，形成「顳葉」（temporal lobe）。此外，大腦表面還會開始產生皺摺，小腦表面也會隨著發育而出現許多的皺摺。

註：插圖所畫的腦部各階段形狀主要參考《Netter's Atlas of Human Embryology》及《Before We Are Born 4th edition》的圖表所繪製。

活躍度比REM睡眠時來得低，開始能觀察到NREM睡眠。

REM睡眠的比例在胎兒初期時為100%，新生兒則是50%。而成年人的REM睡眠比例會降到20～25％。因為在成年之後，維持發育完全的腦機能，比建構重要。

順便一提，剛出生的小寶寶會反覆入睡和醒來，無關晝夜。這是因為新生兒的生理時鐘還沒有開始運作。

等到出生後1～2個月，生理時鐘就會開始運作。但小寶寶還無法藉由早晨的陽光調節生理時鐘，因此入睡的時間會一天比一天晚。

當小寶寶進一步成長，到了出生後3～4個月，視交叉上核就能利用早晨的陽光調節生理時鐘，於是早上醒來和晚上睡覺的時間就會保持一定。

幼兒期前半的睡眠節律

縱軸是嬰兒的月齡，橫軸是時間。圖中的黑線是嬰兒睡覺的時段。

出生後1個月左右，嬰兒無論早晚都會以幾小時為週期反覆睡睡醒醒，黑線的排列看起來沒有規則。

在出生後1～3個月左右，嬰兒的睡眠會開始分為睡眠期和清醒期，但這並沒有配合晝夜節律，而是以與生俱來的生理時鐘（約24～25小時）為週期過著生活，所以嬰兒醒來的時間會每天都稍微變晚一些（圖中的黑線往右下方向移動），這稱為「自由律動節律」（free-running rhythm）。此外，在每3～4名嬰兒中，就有1人能明確觀察到自由律動節律。

出生3個月後，嬰兒醒來的時刻就會保持一定，大約在每天早上8點左右。

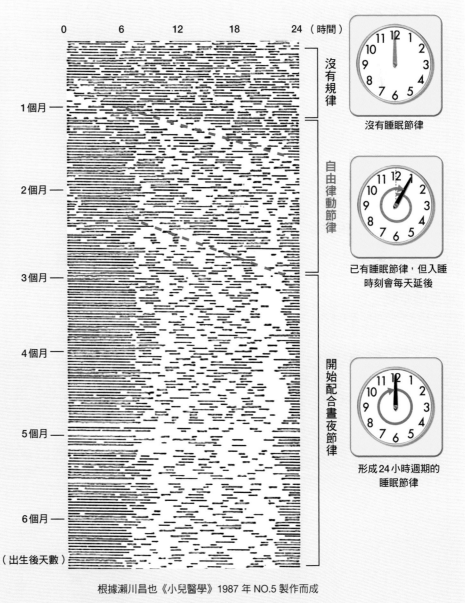

根據瀨川昌也《小兒醫學》1987 年 NO.5 製作而成

Q. 人為什麼會打呼呢？

A. 安靜睡著時，從鼻子和嘴巴進入的空氣，會和清醒時一樣毫無阻礙地進入肺部。相較之下，若呼吸道（空氣進入肺部的通道）的喉嚨附近（上呼吸道）狹窄，空氣的流通受阻，就會使喉嚨周圍振動，發出很吵的聲音，這就是打呼。

呼吸道變窄的原因有很多。首先，仰躺時的舌根或軟顎（分隔口腔與鼻腔的「肉壁」中靠近喉嚨的柔軟部分）會因為重力而下垂，讓呼吸道變窄。接著，進入睡眠狀態之後，肌肉鬆弛，舌根會更加下垂。除了上述原因之外，若喉嚨內側因肥胖而累積許多脂肪，就更容易打呼。此外，即使是瘦子，但若下顎很小或內縮，也會容易打呼。

打呼時還算能夠呼吸，但要是呼吸道再狹窄一些，呼吸就會在吸氣時停止，這將會導致「睡眠呼吸中止症」（詳見第70頁）。

若要改善打呼問題，立刻能嘗試的方法有側睡或趴睡，可以防止舌根等部位下垂。此外，睡前不宜飲酒，因為飲酒會讓喉嚨的肌肉鬆弛，容易堵住呼吸道。肥胖者只要減重就能改善打呼。

（撰文：小野寺佑紀）

打呼的機制

下面畫的是正常睡眠時（左圖），以及打呼、無呼吸狀態（右圖）的呼吸道剖面圖。
呼吸道狹窄就會打呼，如果呼吸道堵塞，就沒有呼吸了。

打呼或無呼吸時

舌根等部位受到重力影響而下垂，使呼吸道變窄，空氣流動受到阻礙。當喉嚨（主要是軟顎）振動，就會發出打呼聲。吸氣時，為了讓空氣進入肺部，呼吸道內的壓力會降低。這時，若呼吸道完全堵塞，就會沒有呼吸。

正常睡眠時

呼吸道有足夠的空間，讓空氣毫不受阻地通過。

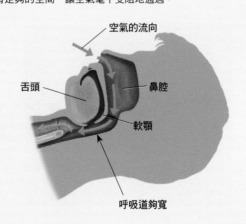

空氣的流向

舌頭
鼻腔
軟顎
呼吸道夠寬

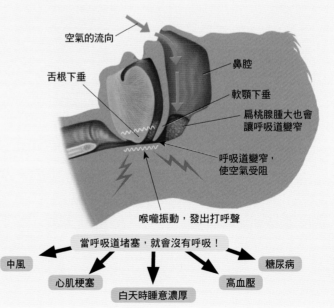

空氣的流向

舌根下垂
鼻腔
軟顎下垂
扁桃腺腫大也會讓呼吸道變窄
呼吸道變窄，使空氣受阻
喉嚨振動，發出打呼聲

當呼吸道堵塞，就會沒有呼吸！

中風
心肌梗塞
白天時睡意濃厚
高血壓
糖尿病

Q.■為什麼會發生「鬼壓床」?

A.「睡到一半，身體突然動不了。張開眼睛一看，好像有人趴在我身上，讓我呼吸困難！」這是鬼壓床的經驗談，經常被當成靈異現象流傳。

這種俗稱鬼壓床的怪異體驗，是腦在睡覺時運作所引起的。當我們開始睡覺，首先會進入腦和身體都能休息的深度NREM睡眠，接著是身體休息、但腦卻活躍的REM睡眠。當人壓力大或睡眠循環持續不規律時，以上提到的順序有時會亂掉，使REM睡眠在剛睡著時就來臨。在這段

REM睡眠時所經歷的「睡眠麻痺」（sleep paralysis），就是鬼壓床的真面目。罹患猝睡症（第72頁）的患者，會因為這個入睡即進入REM睡眠的症狀，頻頻發生鬼壓床的現象。

遇到鬼壓床時，身體之所以動不了，是因為人體無法在REM睡眠時對肌肉下指令※。除此之外，在REM睡眠時會感到呼吸困難，據說是因為加速呼吸的交感神經與減緩呼吸的副交感神經互相衝突。

另外，遇到鬼壓床的人所看到

的其實都是腦所創造的意象，也就是「夢」。但在鬼壓床時，當事人的意識比平常進入REM睡眠時更加清晰，形成鮮明到不像在做夢的體驗，稱為入眠期幻覺（hypnagogic hallucination）。

如上所述，鬼壓床絕對不是原因不明的現象。若遇到鬼壓床，就理解成是進入REM睡眠，無須害怕。

※：無法讓肌肉充分放鬆，使得手腳做出夢中的動作，這種狀態稱為「REM睡眠行為異常」（REM sleep behavior disorder）。

鬼壓床的機制

下圖畫出引發鬼壓床症狀的腦內機制。幻覺是因為視覺皮質（visual cortex）在內的大腦皮質活化所引起，至於身體動不了的症狀，則是因為脊髓的前角細胞（anterior horn cell）遭到抑制，使肌肉無法動彈。

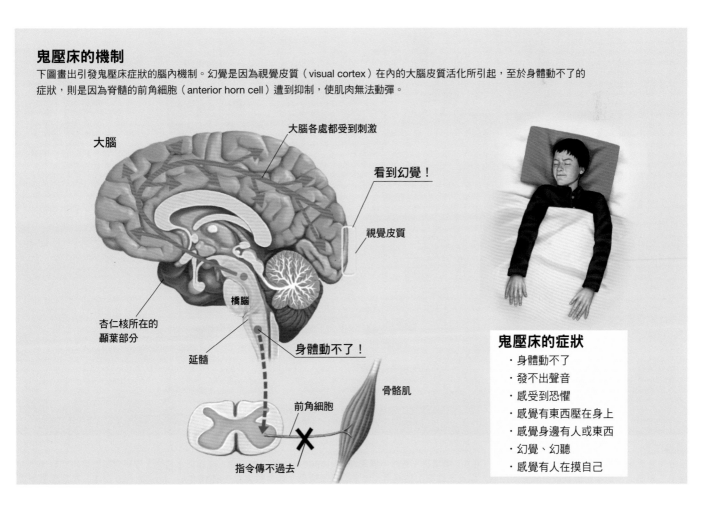

大腦

大腦各處都受到刺激

看到幻覺！

視覺皮質

杏仁核所在的顳葉部分

橋腦

延髓

身體動不了！

骨骼肌

前角細胞

指令傳不過去

鬼壓床的症狀

· 身體動不了
· 發不出聲音
· 感受到恐懼
· 感覺有東西壓在身上
· 感覺身邊有人或東西
· 幻覺、幻聽
· 感覺有人在摸自己

探究「睡眠」的本質：
獨特且充滿謎團的睡眠機制

柳澤正史博士以發現「食慾激素」為契機，踏入研究睡眠的領域。在連假說都還未建立的階段，就持續挑戰未知的事物，試圖以這樣的作風揭開「睡意」的本質。在此請他談談睡眠的機制，以及發現「SNIPPs」的始末。

> ＊本文是將2019年4月所做的專訪，以及〈挑戰睡眠與清醒之謎〉
> （刊登於牛頓雜誌2018年7月號）重新編寫而成。

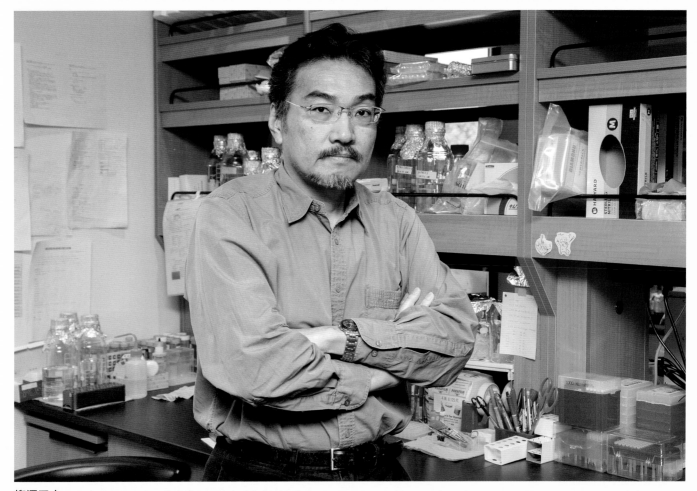

柳澤正史
日本筑波大學國際統合睡眠醫科學研究機構（IIIS）機構長、教授、醫學博士。1960年生於日本東京，修畢日本筑波大學研究所醫學研究科博士課程。主要研究主題為解開睡眠與清醒的機制，以及在醫藥上的應用。曾多次獲頒獎項，如紫綬褒章（2016年）、朝日獎（2018年）與慶應醫學獎（2018年）等。

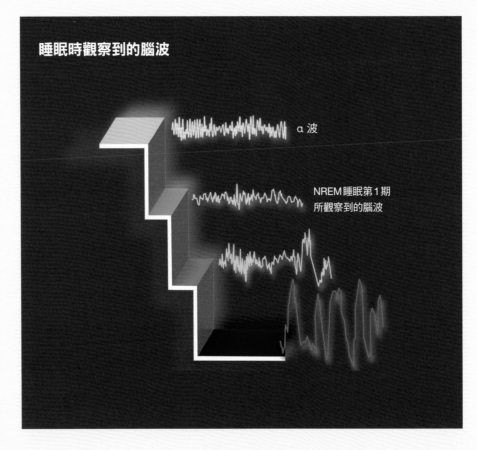

睡眠的機制是謎團重重
且稀有的事物

Galileo：關於睡眠的機制，有「睡眠壓」、「生理時鐘」、「食慾激素」與「SNIPPs」等等許多名詞，它們之間究竟有什麼樣的關係，實在令人混亂。能請您告訴我們要如何釐清嗎？

柳澤：那個嘛，關於它們之間的關係，就是還不知道的部分，感到混亂是很自然的。

睡意是「睡眠壓」與「生理時鐘」一起製造出來的東西（第22頁的圖）。我們體內的睡意，究竟會在每天的什麼時候增加或減少多少？「睡眠壓」與「生理時鐘」就是將這種現象模型化，而這個模型本身是正確的。有趣的點在於，睡眠壓的掌控和生理時鐘的掌控，兩者是可以區分開來的。

以人類來說，要是實驗性地熬夜一個晚上，就會很想睡覺對吧？（參見第84頁）在這種情況下，可以想成睡眠壓這個歷程不停運作，睡意持續累積。

另一方面，若實驗讓受測者出現時差倦怠，生理時鐘就會亂掉，在奇怪的時間變得想睡覺。進行這樣的實驗之後，證明這兩種歷程是不同的東西，也就是各自獨立。

Galileo：意思是說，即使熬夜也不會對生理時鐘造成影響嗎？

柳澤：只要不是長期熬夜，是這樣沒錯。沒睡覺所導致的想睡，是由睡眠壓所引起的。

這個模型（雙歷程理論）是正確的，睡意是以數小時為單位來變化。

然而，睡眠機制最複雜的地方

還不只如此。從清醒切換到睡眠時，可是以秒為單位呢！無論是人類或小鼠，切換的那一瞬間只有短短幾秒。

可以用偵測腦波的方式實際觀測到墜入夢鄉的瞬間，人清醒時會釋放出α波，因此從腦波就可以看出這個人只是閉著眼睛，但其實還醒著。然而，一旦進入NREM睡眠的第1期，α波就會瞬間消失，而且真的是1秒左右就消失了。反過來說也一樣，正在睡夢中的人醒來時，腦波也是瞬間就切換成清醒的模式。

Galileo：本書用「睡意的添水裝置改變傾倒方向」來呈現這種睡眠與清醒間的切換。

柳澤：是的，添水裝置改變傾倒方向也是幾秒以內的事，可以說只有1秒，而清醒和睡眠的切換

就是發生得這麼快。實際狀況是這個添水傾倒的開關及添水內累積的水（睡眠壓），與生理時鐘所造成的睡意變化，是兩個完全沒有關聯的機制。

Galileo：可以想成是本書所介紹的「食慾激素」介入其中嗎？

柳澤：不，食慾激素並沒有介入，它和睡眠壓沒有關係喔。把食慾激素想成是推倒「添水」裝置的一部分開關比較正確。

可以從「猝睡症」的病況中清楚看出這點。猝睡症患者處於完全缺乏食慾激素的狀態，但患者一天的睡眠量並沒有增加，只是切換清醒和睡眠的機制很不穩定而已。因此，食慾激素只是讓添水裝置傾倒的「開關」之一，和裝置中所累積的水（睡眠壓）沒有關係。

睡眠時觀察到的腦波

α波

NREM睡眠第1期
所觀察到的腦波

Galileo：那是什麼在「水」（睡眠壓）和「開關」之間扮演仲介的角色呢？這一點目前仍然不清楚嗎？

柳澤：是的，目前還不清楚。當添水裝置裡裝滿了「水」，最後就會傾倒，但完全不知道這中間的訊息是如何傳遞的。

話說回來，那些水的真相究竟是什麼？這一點完全不清楚。恐怕並不是單一物質吧！我們主張的假說是腦中80種蛋白質群（第30頁所介紹的SNIPPs）磷酸化，或許就是睡意的真面目。

進一步說，磷酸化會在人清醒的時候進行，但還不知道這個清醒的狀態究竟是從哪裡、又是如

何受到監控。現況就是如此。

Galileo：也就是說，雖然其中一部分已經知道了，但把一切串連起來的機制還是包圍著重重謎團呢！

柳澤：沒錯，像睡眠壓這種以幾個小時為單位的歷程，以及與食慾激素有關、以秒為單位來切換的歷程，兩者組合在一起，造就了睡眠與清醒的「添水」裝置，這肯定就是睡眠的本質，這機制真的非常有趣。之所以這麼說，是因為人體中會像添水裝置這樣加以控制的生理活動，大概只有睡眠而已。

Galileo：也就是說，這是種非常獨特的機制，真有意思！

睡眠與所有的記憶都相關

Galileo：聽說睡眠與學習、記憶也有密切的關係。在睡覺時，腦部的「海馬迴」這個部位會整理並生成新的記憶，是這樣嗎？

柳澤：沒錯，一般是這麼認為的。再者，海馬迴只處理「暫時記憶」，在睡覺時將短期記憶轉換成「長期記憶」。

Galileo：意思是如果不睡覺的話，短期記憶就不會轉換成長期記憶嗎？

柳澤：應該很難轉換吧！不過，記憶其實也有很多種。舉例來說，海馬迴所處理的是「能用言

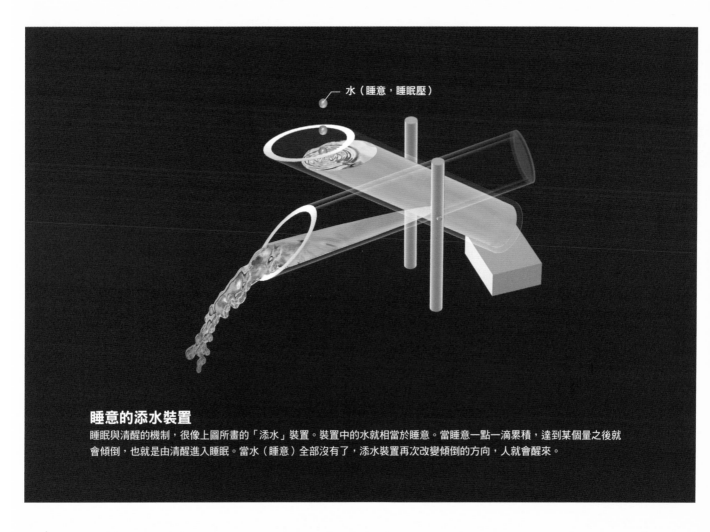

水（睡意，睡眠壓）

睡意的添水裝置

睡眠與清醒的機制，很像上圖所畫的「添水」裝置。裝置中的水就相當於睡意。當睡意一點一滴累積，達到某個量之後就會傾倒，也就是由清醒進入睡眠。當水（睡意）全部沒有了，添水裝置再次改變傾倒的方向，人就會醒來。

只要有充足的睡眠，就能讓表現變好！

睡得很飽的日子，身心都會很舒暢，有益健康，這對於活躍於體育界的運動選手來說也是一樣的。許多調查結果都顯示，只要養成睡飽的習慣，就能拿出更好的成果。

睡得好讓人能夠投中更多球

有個實驗以美國的11名大學生籃球員為對象，要他們取得足夠的睡眠時數。起初的2～4週，這些受測者過著普通的生活，之後的5～7週則是盡可能睡久一點。結果，他們的睡眠時間平均多了110分鐘。

在實驗前後，研究人員測量了這些籃球員的體能，也針對他們的心理狀態做了問卷調查。結果在實驗過後，那群籃球員跑85公尺的時間平均快了約0.7秒，罰球線投籃得分的機率則是從10球中7.9球變成中8.8球。

根據問卷調查，這群球員的士氣上升了，而疲勞感、沮喪或憤怒的情緒則減少。此外，無論在練習中或比賽中，都能感受到更強烈的成就感。

進行這項調查的研究人員表示，充足睡眠為運動員所帶來的好處不分運動種類。只要了解自己所需要的睡眠時數，並且睡個好覺，這樣表現就會變好！

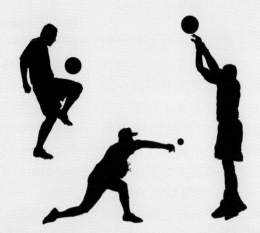

參考資料：Mah CD; Mah KE; Kezirian EJ; Dement WC. The effects of sleep extension on the athletic performance of collegiate basketball players. SLEEP 2011.

語表現的記憶」，運動或演奏樂器的技能雖然也是一種記憶，但無法用言語表達，對吧？這些稱為「程式性記憶」。換句話說，記憶是五花八門的。

而睡眠和所有記憶都有關係，所以對運動員來說，好好睡覺非常重要（右上框內），對演奏樂器的音樂家而言也是同理。

Galileo：聽說騎腳踏車的技巧是由小腦來記憶，這也和睡眠有關係嗎？

柳澤：恐怕是這樣沒錯。一般所說的技能都是在清醒的時候練習，然後在睡覺時整理定著，把該留下的東西留下來。有很多證據可以證明這一點。

Galileo：也就是說，想要考出好成績的人，就要好好睡覺。

柳澤：真的是這樣沒錯。

食慾激素無法逼近睡眠的本質

Galileo：聽說教授是因為發現食慾激素（參見第28頁），才轉換跑道來研究睡眠的？

柳澤：沒錯。當時除了這個之外還有其他候選的主題，但食慾激素實在是太有趣了，這是新手的好運氣啦。不過，我在1998年刊登在《Cell》上的論文，主張食慾激素是引發食慾的因子。

但是實際持續研究之後，發現那些無法製造食慾激素的「基因剔除小鼠」（knockout mouse）完全瘦不下來。那些小鼠乍看之下完全正常，當時完全搞不清楚食慾激素究竟有什麼樣的功能。

Galileo：那是怎麼發現食慾激素和睡眠有關的？

柳澤：由於小鼠是夜行性動物，

考慮到要在晚上觀察，便開始用紅外線攝影機拍攝小鼠晚上的行為。不過因為當時紅外線攝影機很昂貴，幾乎沒什麼使用到。接著，在觀察牠們的夜間行為時，發現有小鼠突然倒下睡著了。

Galileo：這是「猝睡症」的症狀吧（參見第72頁）？

柳澤：剛開始不知道發生什麼事，於是進行了各種鑑別診斷（differential diagnosis）。包括昏倒在內，最有可能是所謂的癲癇，也懷疑過其他很多可能性，而其中一個就是猝睡症。若要鑑定是不是猝睡症，就必須偵測腦波（大腦產生的電流活動紀錄），便做了腦波偵測。

驚人的是，我們觀察老鼠從清醒一口氣切換到REM睡眠的現象，確定是猝睡症。這個結果發表在1999年的《Cell》上，後來

得知人類會有猝睡症也是因為食慾激素缺乏，於是食慾激素就突然在睡眠科學的領域受到矚目。

Galileo：也就是確定了食慾激素是和睡眠或清醒有關的重要物質。

柳澤：我想如果能弄懂食慾激素的運作，應該就能在根本上逼近睡意的真相，所以抱著希望一路研究過來。可是後來才發現，食慾激素只是構成睡眠開關的要素，和睡眠壓（不睡覺就會想睡覺的機制）沒有直接的關聯。我花了10幾年，才發現就算窮究食慾激素，也無法接近睡眠與清醒的本質。

想睡覺的小鼠握有關鍵

Galileo：2018年6月，您在電子版《Nature》期刊上發表假說，主張「SNIPPs」（80種類的蛋白質群）磷酸化就是睡意的真相，請告訴我們這當中的經過。

柳澤：2010年，日本內閣府開啟了一項劃時代的專案，分配鉅額經費給「最尖端研究開發支援計畫」這項共有30個主題的基礎研究。我之前一直待在美國，但因為通過了這項計畫，就一邊兼任美國霍華德‧休斯醫學研究所（Howard Hughes Medical Institute）的研究員（至2014年為止），一邊在日本筑波大學成立研究室。

筑波大學這邊努力爭取經費，亟思進取，而我想從事能長期持續的研究，於是就成立兩個研究計畫，一個是製藥，開發治療猝睡症的藥物。由於猝睡症的市場很小，製藥公司不願意投入。

另一個研究計畫是，想從源頭找出和睡意（睡眠壓）本質有關的分子。但因為沒有線索，無法建立有意義的假說。於是，我決定不建立假說，而是進行探索性研究（exploratory research）。這就是我的作風。

而我們所採取的具體作戰方式，是使用會損害DNA的物質，使小鼠的基因體（所有遺傳資訊）隨機發生突變，找出對睡眠造成異常之處，並鎖定特定的基因，這種方法稱為「正向遺傳學」（forward genetics）。

Galileo：找到了怎樣的基因呢？

柳澤：2016年年底，終於在《Nature》上刊登了第一篇論文，內容是發現了2種睡眠有異常的小鼠，稱為「Dreamless」

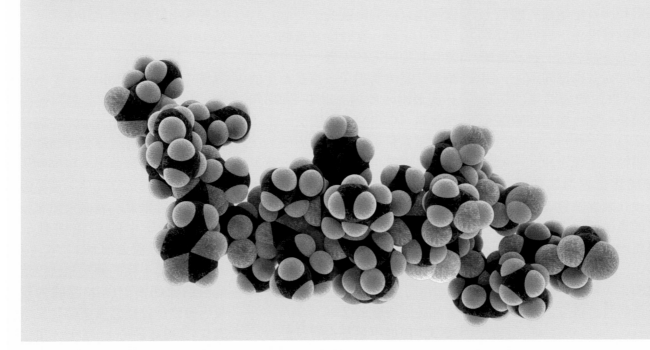

讓人保持清醒的食慾激素

下圖是人類的食慾激素分子。由於食慾激素會對覺醒中樞起作用，我們才能保持清醒。黑色是碳原子，藍色是氫原子，橘色是氧原子，綠色是氮原子，黃色是硫原子。

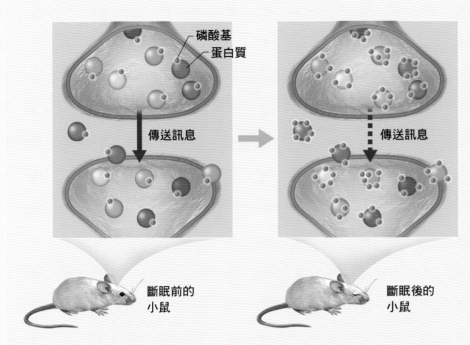

磷酸基
蛋白質

傳送訊息

傳送訊息

斷眠前的
小鼠

斷眠後的
小鼠

越想睡覺，磷酸化就越嚴重

左圖畫的是腦部神經細胞的突觸（神經細胞與神經細胞之間的縫隙）。磷酸基（紅色小球）和蛋白質（大球）結合，稱為「磷酸化」。斷眠前，小鼠的突觸不太會發生磷酸化現象。相較之下，斷眠之後很想睡覺的小鼠，突觸持續在磷酸化。

在我們清醒的這段期間，腦部一直都在處理龐大的資訊，這時突觸的連結會越來越強，但這種連結無法一直維持在很強的狀態，因此有種說法認為睡眠是為了重啟這些連結。柳澤教授的研究團隊認為，SNIPPs可能和重啟突觸的連結及睡意的機制都有關聯。

和「Sleepy」。

「Dreamless」是REM睡眠減少一半的小鼠，身上某個基因可能和REM睡眠及NREM睡眠的開關有關，而那個基因出現了異常。要是這個基因沒有好好運作，REM睡眠似乎就會變少，現在仍在持續分析當中。

另一個「Sleepy」的小鼠則非常有趣，在24小時內的睡眠量極端地多。但就算睡了那麼久，卻還是維持在睡眠欲望極高的狀態。

Galileo：也就是想睡的小鼠。

柳澤：利用這個「Sleepy」小鼠和斷眠的普通小鼠，地毯式地研究腦部究竟發生了什麼事，結果發現這兩種小鼠的腦部有80種蛋白質正在磷酸化（上圖）。而且，當斷眠的時間從1小時、3

小時到6小時這樣越拉越長，磷酸化的程度也越高。換句話說，只要觀察這些蛋白質群磷酸化的程度，就可以得知小鼠有多想睡覺。SNIPPs是Sleep-Need-Index Phosphoproteins的縮寫，也就是「睡眠需求指標磷酸化蛋白質」。

Galileo：這種物質是否就是睡意的真面目呢？

柳澤：透過研究知曉這80種蛋白質中，有69種對於神經細胞突觸的構造與功能有著重要的功用。突觸會運用稱為神經傳導物質的化學物質來傳遞訊息。當我們保持清醒時，突觸周圍的SNIPPs會持續磷酸化，或許就是這個原因導致記憶和學習效率變差。我們認為睡眠的功用就是要消除這些磷酸化現象。

Galileo：有SNIPPs的突觸位於腦部的哪裡呢？

柳澤：整個腦部都有，就是一般的突觸。

Galileo：每個人所需要的睡眠時數似乎都不一樣，可以把那些時數想成是消除SNIPPs磷酸化所需要的時間嗎？

柳澤：可以這樣想。

Galileo：非常感謝您接受我們的訪問。

（撰文：小野寺佑紀）

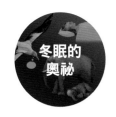

冬眠的奧祕

探究冬眠的奧祕

隱藏在「漫長睡眠」中的驚人機制為何？

松鼠、熊和蝙蝠等哺乳類，在又冷又缺乏食物的冬天會一直睡覺來度日。大家可能以為這樣的「冬眠」非常輕鬆愉快，但其實冬眠動物體內有巧妙到非常驚人的機制在運作著。意即在長達好幾個月的時間內，將體溫維持在很低溫，甚至1分鐘只呼吸幾回之類的，身體處於非常特殊的狀態。

協助

近藤宣昭
前日本三菱化學生命科學研究所主任研究員

森田哲夫
日本宮崎大學名譽教授、該校FSRC計畫研究員

大久保慶信
前日本宮崎大學研究所農學工學綜合研究科博士課程

坪田敏男
日本北海道大學研究所獸醫學研究院教授

正木美佳
日本九州保健福祉大學藥學部講師

江藤 毅
日本琉球大學農學部助教

天氣寒冷而不想出門時，會不會忍不住心想「冬天時真想在家冬眠」呢？實際上，在哺乳類和鳥類當中，有些動物遇到天氣酷寒、無法取得食物，在各方面很難過活又長達數月的冬天，會躲在巢穴或洞窟裡一直睡覺。在日本，棲息於北海道的花栗鼠與棕熊就是如此。然而，即使同樣是北海道的動物，狐狸、兔子和鹿卻不會冬眠。

乍看之下只是很輕鬆地睡覺，但冬眠動物的身體正處於異常狀態。舉例來說，西伯利亞花栗鼠在冬眠時，體溫只有5℃，心跳1分鐘不到10次，呼吸1分鐘只有幾回，簡直是瀕死狀態（第98頁的圖表）。

如上所述，動物在一定期間維持低體溫、低代謝（代謝是指分解與合成體內物質的反應）、低活動狀態來節省能量，這種現象稱為「休眠」（dormancy）。其中，單次休眠時間不超過24小時稱為「蟄伏」（torpor），超過24小時且發生在冬天的休眠稱為「冬眠」（hibernation），發生在夏天的休眠稱為「夏眠」（aestivation）。

在赤道附近也發現會冬眠的動物

究竟有多少哺乳類動物會冬眠呢？還有，冬眠的哺乳類是近親嗎？看看右頁的系統樹（phylogenetic tree），共27目的哺乳類中，有11目已確定有冬眠動物（到2020年為止）。由於這些動物並不是近親，所以冬眠習性似乎並不是在演化過程中由特定族群繼承下來的。

那麼，是不是只有棲息地相似的動物，例如同樣住在冬天會積雪的地區才會冬眠呢？實際上，在冬眠的研究中，有很長一段時間都只調查棲息在北半球中高緯度等寒冷區域的動物。近年才知道，棲息於南半球到赤道熱帶到亞熱帶地區的哺乳類動物，也有會冬眠的動物，例如狐猴和蝟。一般認為，牠們會冬眠是因為捕捉不到可以當作食物的昆蟲和植物，或是為了躲避獵捕者。

日本宮崎大學的森田哲夫名譽教授正在研究蟄伏，他說：「由於在從前冬眠研究對象和地區之外也發現了冬眠動物。因此，什麼樣的動物會在什麼時候冬眠的觀念，也逐漸被打破。」

此外，目前也知道即使是生活在相同環境的同種動物，有

冬眠的哺乳類

下圖畫的是哺乳類全27目的系統樹。粉紅色底的是已經確定含有冬眠動物的目。目名下方的數字是已確認的冬眠動物種數（會冬眠的蝙蝠推估約有100種左右）。此外，系統樹下方還畫了一部分會冬眠的哺乳類動物。看來冬眠是一種廣受許多物種繼承下來的習性。

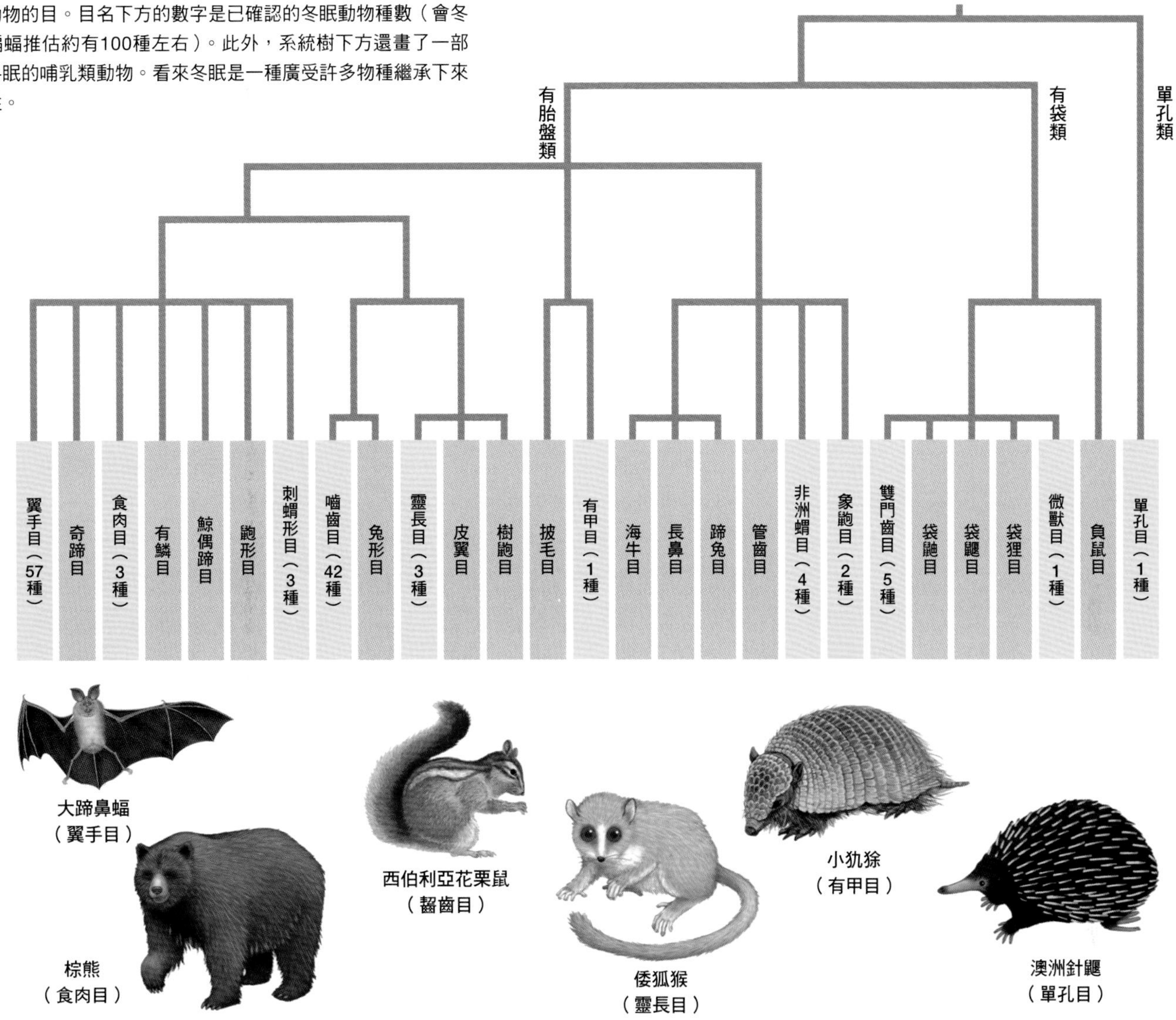

有胎盤類　有袋類　單孔類

翼手目（57種）
奇蹄目
食肉目（3種）
有鱗目
鯨偶蹄目
皰形目
刺蝟形目（3種）
嚙齒目（42種）
兔形目
靈長目（3種）
皮翼目
樹鼩目
披毛目
有甲目（1種）
海牛目
長鼻目
蹄兔目
管齒目
非洲蝟目（4種）
象鼩目（2種）
雙門齒目（5種）
袋鼬目
袋鼴目
袋狸目
微獸目（1種）
負鼠目
單孔目（1種）

大蹄鼻蝠
（翼手目）

西伯利亞花栗鼠
（嚙齒目）

棕熊
（食肉目）

倭狐猴
（靈長目）

小犰狳
（有甲目）

澳洲針鼴
（單孔目）

物種數的參考資料：Biol. Rev.（2014）〈Daily torpor and hibernation in birds and mammals〉，
《會冬眠的哺乳類》（2000）〈冬眠的生態學〉

些會冬眠，但有些卻不會，有個體差異，例如西伯利亞花栗鼠就是如此。實際上，過去就有一些錯誤的研究發表出來，因為研究的動物剛好全都是不會休眠的個體，而誤以為該種動物不會休眠。

森田名譽教授更進一步表示：「由於觀測技術進步，現在學者能夠研究更多個體了。因此，過去那些只調查過少數個體而論斷『不冬眠』的動物，未來也很有可能發現牠們其實也會冬眠。再加上，開始在原本不在冬眠調查對象內的地區進行調查，因此可以預見今後冬眠動物的種類將會確實增加。」

如上所述，在各種類型的動物身上都能觀察到冬眠現象，而冬眠動物有著某種共通的特徵，均為小型動物（熊是例外）。當體重越輕，體表面積對體重的比例就越大。當動物體表面積對體重的比例越大，熱能散失的速度就越快。換句話說，小型（體重輕）動物的身體比較容易冷卻，遇到嚴冬時不攝取更多能量就活不下去，而可作為迴避方法的冬眠就變得更加需要。

冬眠前的重點是確保食物無虞

雖然都是冬眠，但其實物種的冬眠期間、冬眠處和冬眠中

的生活方式各不相同。舉例來說，很多動物都是自己單獨冬眠，但也有動物會像蝙蝠一樣集體冬眠，還有動物像日本睡鼠一樣在雪中冬眠。

一般來說，冬眠動物會在秋天結束到春天來臨的這幾個月當中，把巢穴、洞窟或植物根部當作冬眠處，躲在裡面睡覺。不過，像睡鼠這種動物，幾乎一整年都在巢裡冬眠。

長達好幾個月都躲在冬眠處，不禁讓人擔心牠們會不會餓死，不過冬眠中的動物會透過兩種方法，免於在冬眠中餓肚子。

第一個方法是「脂肪囤積型」，在冬眠之前（從夏天到秋天這段食物豐富的時期）吃下許多食物，以脂肪的型態將

營養儲存在體內。冬眠中的主要能量來源不是醣類或蛋白質，而是脂肪。相較於其他營養素，每公克脂肪產生的能量較多，是最適合用來儲藏能量的營養素。

另一個方法是「儲存食物型」，事先在冬眠處儲藏大量食物。這類型的動物會在冬眠中暫時醒來，在這時吃下事先儲存的食物。有些物種只會採取脂肪囤積型與儲存食物型其中一種方式，但也有物種兩種方法都會用。

如上所述，若是要成功度過冬眠，在冬眠之前確保食物無虞是非常重要的。因此，即使是同一個體，根據冬眠前儲存的食物多寡以及入春時的溫度不同，冬眠的期間也會每年不

一樣。

冬眠中其實睡眠不足？

不過，動物的身體在冬眠時並不是一直保持低體溫。每過幾個小時或到幾週，就會中途醒來，體溫也急遽恢復原狀。而中途清醒的時間將會持續幾個小時到多日（參見第99頁的圖表）。

中途醒來需要很多能量。可是，動物明明就是為了節省能量才冬眠的，為什麼要特地花能量醒來呢？

可以想到的原因之一是為了處理掉體內產生的老廢物質。老廢物質會在肝臟分解，透過腎臟排出體外。儘管在冬眠中需要分解的老廢物質變少了，

西伯利亞花栗鼠在活動期與冬眠期的身體變化

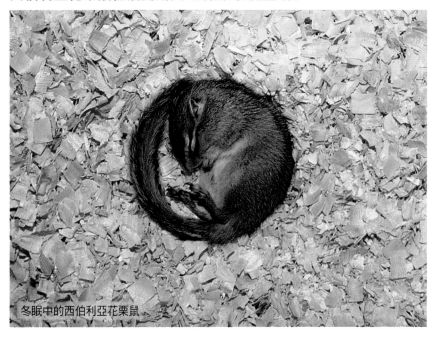

冬眠中的西伯利亞花栗鼠

左圖是一隻西伯利亞花栗鼠，在保持昏暗的5℃低溫實驗室中冬眠。這時，體溫低至6～7℃。西伯利亞花栗鼠這種單獨冬眠的動物，在冬眠時會把身體縮成一團，這樣的姿勢能夠縮小體表面積，具有抑制散熱的效果。

下面表格比較了西伯利亞花栗鼠在活動期與冬眠期的體溫、活動狀態與代謝狀態。冬眠期的體溫低到只有幾℃，心跳和呼吸等生命基本活動與代謝速度都大幅降低，節省許多能量花費。

資料出處：部分改寫自《會冬眠的哺乳類》（東京大學出版會，2000年）表1-1

	體溫 （℃）	心跳次數 （次數/分鐘）	呼吸次數 （次數/分鐘）	代謝速度 （卡/公克・分鐘）	能量消耗 （假設活動時為100％）
活動期	37	400	200	0.2	100
冬眠期	5	10以下	1～5	0.002	13

理查森地松鼠在冬眠期的途中醒來

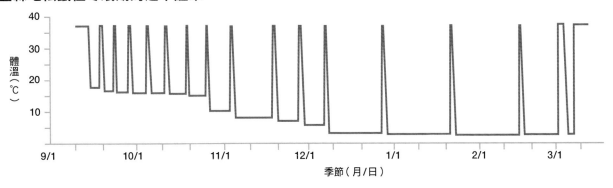

一般來說，在長達好幾個月的低體溫冬眠期間，冬眠的哺乳類會反覆好幾次中途醒來，體溫也回到和活動期一樣。動物是否中途醒來，可以從體溫是否上升來判斷。上圖所記錄的是理查森地松鼠在野外冬眠時的體溫。觀察那幾段沒有被中途清醒打斷的冬眠持續時間，可發現短則幾小時，長的話持續好幾週。在開始冬眠之後，冬眠時間逐漸變長並穩定下來，到了冬眠即將結束時又變短。

出處：《會冬眠的哺乳類》（東京大學出版會，2000年）圖1-4

但要靠低體溫處理老廢物質還是有限度，那些老廢物質將會囤積在體內，所以動物必須要暫時恢復體溫，藉此提高處理老廢物質的能力。此外，有人認為，為了在巢穴以外的地方排尿和排便，動物也必須中途醒來。除此之外，也有動物像蝙蝠這樣，因為要攝取水分而中途醒來。

有篇研究報告很有趣，當研究人員在動物中途醒來後馬上偵測牠們的腦波，發現頻頻發出睡眠不足而補眠時會出現的δ波，於是就有個假說：「動物在冬眠時其實沒有睡著，而是睡眠不足。為了消除這種睡眠不足，中途醒來時，在進食和排泄以外所躺下的期間才是真的在睡覺。」這樣一來，動物在中途醒來的期間就不一定是清醒的了。然而也有人反對這個假說，目前還沒有定論。

腦和心臟會變化成冬眠專用狀態

動物在冬眠時的體溫，只比周圍的溫度稍微高個幾℃而已，但這是件很奇怪的事，因為我們哺乳類是恆溫動物，具有將體溫永遠維持在37℃上下的機制。

腦中下視丘的體溫調節中樞會讓體溫保持恆定。當體溫上升到高於37℃這個「設定點」（set point）時，體溫調節中樞的神經細胞就會發出訊號，使體表的血管擴張，體內的水分變成汗水蒸發掉，藉此來降低體溫。另一方面，當體溫下降到低於37℃時，同樣會由體溫調節中樞的神經細胞發出訊號，使肌肉顫抖來發熱。

近藤宣昭博士曾是日本三菱化學生命科學研究所主任研究員，對冬眠的分子機制很有研究，他表示：「動物在冬眠時，體溫調節中樞的神經細胞發生了某種變化，使體溫的『設定點』下降了。一般來說，動物的身體會在低於37℃時發熱，但在冬眠時，體溫要是不低於幾℃就無法生熱，所以才會一直維持在低體溫。」

除此之外，在冬眠中的動物體內還發生了其他巨大變化，那就是心臟的心肌細胞。心臟是靠心肌細胞的縮放來跳動，當大量鈣離子進入心肌細胞，心肌細胞就會收縮。若要讓收縮的心肌細胞再次鬆弛，就必須釋放出鈣離子。但是，在冬眠中的低體溫之下，所有活動都會變得遲鈍，細胞膜上的「鈣離子通道」（也就是細胞外鈣離子的入口）無法馬上關閉，導致鈣離子持續流入，而且要將釋放出鈣離子的能量也不足。要是心肌細胞如此持續收縮的話，心臟不會跳動，動物就會死亡。

因此，心肌細胞在冬眠時會將鈣離子通道關上，不讓細胞裡累積過多的鈣離子。但相對的，位於細胞裡的「鈣離子倉庫」將會強化，讓鈣離子由此進出細胞，使心肌細胞能夠照常縮放。

1年週期的節律，轉變為能夠冬眠的身體

除了上面所提到的體溫調節中樞和心臟，冬眠動物體內還會發生其他變化。1980年

代，近藤博士在花栗鼠這種冬眠動物的體內發現了冬眠特異蛋白（hibernation-specific protein，HP）。這一種蛋白質能夠讓花栗鼠的體內節律以1年為週期，使身體進入「能夠冬眠的狀態」。不過，在冬眠動物當中，也有一些動物即使沒有發生這種以1年為節律的體內變化，還是會因為低溫或日照變短等環境因素而開始冬眠。

HP由肝臟製造，進入血液當中。在冬眠開始之前，肝臟製造HP的量會減少，所以血液中的HP濃度也會降低。相較之下，從血液中送到腦部的HP量卻逐漸增加。在未處在低溫或日照偏短等冬季環境且不冬眠的花栗鼠身上，也能觀察到以1年為週期的HP濃度變化。相反地，沒有發生HP濃度變化的花栗鼠，就算到了嚴冬的環境也無法冬眠。也就是說，個體必須擁有1年週期的生理時鐘，能進入冬眠狀態，當置身在嚴冬的環境中，就會冬眠。

現生的動物身上，其HP濃度變化會以1年為週期發生，不受環境影響，而這種「身體剛好在冬天進入能冬眠狀態」的節律，應該是受到冬天環境的影響，從很久以前就在牠們祖先的體內形成了。

HP不僅花栗鼠有，在地松鼠等其他冬眠動物身上也曾發現。另一方面，在大鼠和小鼠等不會冬眠的動物身上，無論是HP本身，或是設計HP的基因都沒有發現。

不過，學者在和花栗鼠同樣屬於松鼠科，但是不會冬眠的赤腹松鼠身上發現了有趣的基因，也就是部分受損的HP基因。由於受損，這種基因無法製造HP。近藤博士說：「赤腹松鼠以前很可能擁有完整的HP，但是HP基因在某個時間點受到損傷。假如赤腹松鼠生活在不冬眠就無法存活的地區，其個體就會因為無法製造冬眠所需的HP而自然淘汰。然而，由於赤腹松鼠是棲息在亞熱帶到熱帶地區，不太需要冬眠，所以擁有受損HP的個體才能夠生存下來，得以留下

集體冬眠的東亞摺翅蝠

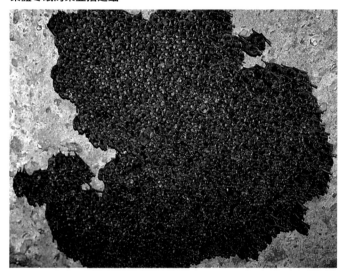

集體冬眠的大蹄鼻蝠

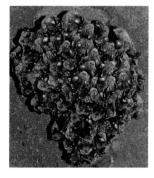

許多冬眠動物都是單獨冬眠，但棲息在溫帶到寒帶區域的食蟲性蝙蝠大多都是集體冬眠。在上面的照片中，有約5000隻東亞摺翅蝠形成群集（cluster）在洞窟中冬眠。大蹄鼻蝠通常是單獨冬眠，但暴露在低溫下時也會像左邊的照片一樣，形成100隻左右的群集。集體冬眠的一個好處是，每隻個體接觸外界空氣的表面積會變小，能夠抑制熱能散失。

在雪中冬眠的日本睡鼠

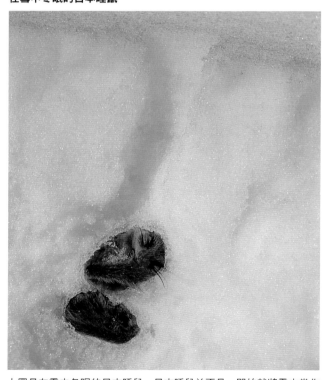

上圖是在雪中冬眠的日本睡鼠。日本睡鼠並不是一開始就將雪中當作冬眠處。當日本睡鼠在地底下冬眠的這段期間，地表上開始下雪，中途醒來的日本睡鼠會為了尋找更好的冬眠處而在雪中徘徊。然而，找不到更好的地方的時候，只好鑽入雪中，或是力氣用盡，倒在雪上睡著，於是就會看到牠在雪中冬眠的模樣。

子孫。」

　其實，人類同樣也沒有HP，但擁有10幾種構造很相似的蛋白質。近藤博士認為，這些蛋白質可能具有和HP相似的功能，只是弱了一些。他表示：「大鼠和人類一樣，沒有HP，也不會冬眠。將花栗鼠的HP投到大鼠身上後，發現大鼠已經具備將HP輸送到腦部並活化的機制。也就是說，即使有物質能夠活用這種機制並取代HP也不奇怪。而大鼠的這種現象，也可能發生在人類身上。」

熊在冬眠時會將蛋白質回收再利用

　這裡就來介紹一種冬眠型態和其他動物不同的哺乳類，也就是熊。在現生的8種熊當中，棲息在北半球的棕熊、美洲黑熊、亞洲黑熊與北極熊（只限懷孕的母熊）會冬眠。

　熊冬眠時的最大特徵是途中不會醒來，也不會進食、喝水、排尿和排便。除此之外，體溫變低的幅度也很小，相較於活動期的體溫介於37℃～39℃之間，冬眠時的體溫只會下降到31℃～35℃。

　聽到不會排尿，或許會擔心老廢物質堆積在體內對身體不好。但不排尿對冬眠中的熊來說是有好處的。

　冬眠時的熊，1天大約會製造100毫升左右的尿液。累積在膀胱裡的尿液不會排出，而是由膀胱壁吸收。尿液中含有分解蛋白質的過程中所產生的尿素，被吸收的尿素會經由血液送往腸道，由腸內細菌分解為氨。而氨能夠製造蛋白質的原料，也就是胺基酸。換句話說，就是回收再利用。

　一般來說，要是像冬眠中這樣不攝取蛋白質，還一直睡覺，身體就會為了合成所需的蛋白質而分解肌肉，導致肌肉萎縮。實際上，以地松鼠和蝙蝠來說，在冬眠中會失去20～40％的「肌蛋白質」。然而，由於熊能夠將蛋白質回收再利用，所以肌蛋白質在冬眠中只會失去4～11％。如上所述，熊身上這種即使躺著睡覺也不會導致肌萎縮（muscular

HP（冬眠特異蛋白）的濃度變化促使動物冬眠

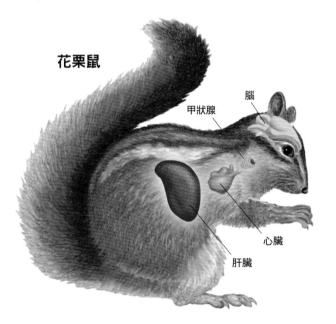

花栗鼠

甲狀腺　腦

心臟

肝臟

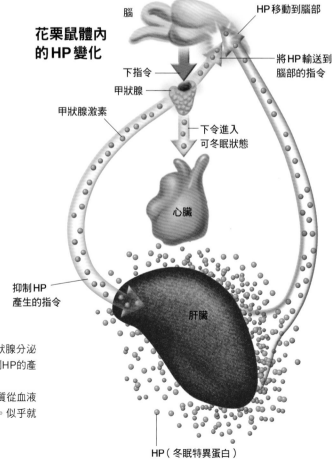

花栗鼠體內的HP變化

腦

HP移動到腦部

下指令

甲狀腺

將HP輸送到腦部的指令

甲狀腺激素

下令進入可冬眠狀態

心臟

抑制HP產生的指令

肝臟

HP（冬眠特異蛋白）

花栗鼠是冬眠動物，每到冬天，位於腦部的下視丘就會發出指令，使甲狀腺分泌「甲狀腺激素」（thyroid hormone）。甲狀腺激素會對肝臟起作用，抑制HP的產生，所以花栗鼠血液中的HP濃度在冬眠期會下降。

　另一方面，甲狀腺激素還會促使血液中的HP通過「血腦障壁」（限制物質從血液中移動到腦部的關卡）輸送到腦部，因此腦內的HP濃度在冬眠期間會上升。似乎就是這種HP的濃度變化，為動物打造能夠冬眠的身體。

　順帶一提，血液中的HP呈現不活化狀態，但腦部的HP則是活化狀態。

atrophy）的機制，或許可以應用在臥床不起的病患或長期待在外太空的太空人身上，這方面的研究正在進行中。

此外，熊和其他的動物一樣，會將脂肪當作能量的來源。熊在冬眠之前所吃的橡實中含有大量醣類，會將這些醣類變成為中性脂肪儲存在體內，在冬眠中分解成為能量、水和二氧化碳。這些水會用於熊的生命活動，因此熊在冬眠中不需要喝水。另外，熊在分解脂肪的過程中會產生甘油，這將會再次用於糖質新生（gluconeogenesis），或是

作為胺基酸的骨架再利用（第103頁下方的圖）。

冬眠中生產小熊 將其養育長大

冬眠中的熊還有一個特徵，那就是在冬眠前懷孕的母熊，會在冬眠中生產與餵奶。

熊通常在初夏交配，交配所產生的受精卵（胚胎）並不會馬上著床（意指在母體的子宮定著並開始發育），而是在開始冬眠的11月下旬到12月上旬才著床，孕育成胎兒。胎兒大約2個月就會發育完成，在冬眠中的1月下旬到2月上旬

出生。

關於在冬眠中生產的好處，在日本北海道大學研究熊冬眠的坪田敏男教授如此說：「熊科的胎兒在出生時只有幾百公克，對這樣小的小熊來說，冬眠處是個能夠抵禦外敵的安全場所。」

不過，話說回來，小熊出生時為什麼那麼小呢？坪田教授表示：「如果要在母熊肚子裡長大，胎兒就必須從母熊身上獲取能量來源，但胎兒沒辦法把脂肪當作能量來源。不過，只要先讓母熊生下來，新生的小熊就可以利用母乳中所含有

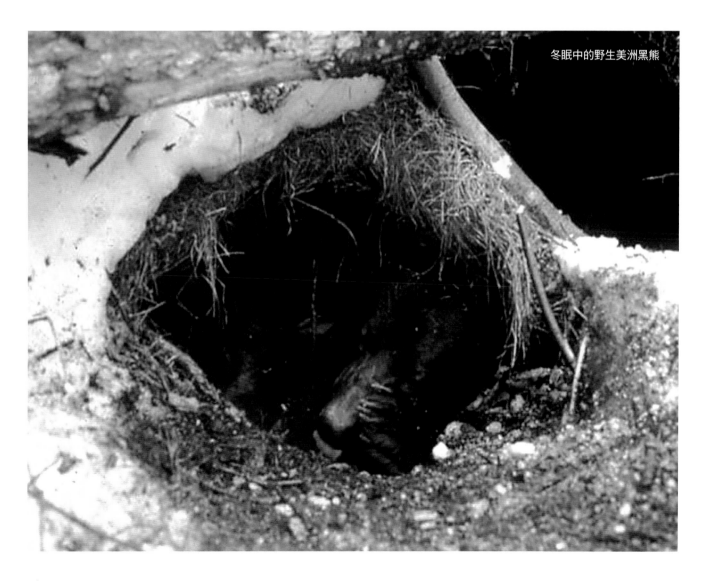

冬眠中的野生美洲黑熊

的脂肪。與其讓胎兒長到很大，不如在出生後才將其養大，這樣子比較有效率。」

變溫動物若要過冬，就不能讓細胞結凍

截至目前都在介紹哺乳類的冬眠奧祕，但並不是只有哺乳類才會冬眠，爬蟲類和昆蟲等動物也會。

這些生物稱為「變溫動物」（heterotherm），牠們無法像恆溫動物一樣將體溫保持恆定，體溫會配合環境改變。因此，遇到環境溫度下降到冰點以下的嚴冬，體溫也會降到冰點以下。

若體溫降到冰點以下，體內的水將會結凍，這樣就活不下去了。因此，有些變溫動物會製造某種物質，不讓細胞內的水結凍，或是用糖來保護細胞膜，防止細胞遭到破壞。換句話說，恆溫動物和變溫動物過冬的策略有著根本上的差異。

冬眠動物比人類更「高等」？

變溫動物比恆溫動物更早誕生在地球上。當時，變溫動物似乎就已經具備了在嚴冬中過活的機制。那麼，會冬眠的哺乳類是如何在演化過程中獲得冬眠技能的呢？

關於冬眠的演化過程，有兩個假說。第一個假說是變溫動物演化成恆溫動物時，恆溫動物繼承了變溫動物所擁有的過冬能力，也就是獲得即使體溫很低也能生存下去的身體。但是，由於變溫動物和恆溫動物的冬眠型態相差太大，因此多數不支持這個假說。

另一個假說則主張，在動物演化成恆溫動物之後，每個物種各自獨立演化出適合其生活環境的冬眠型態。這個假說能夠解釋為什麼每個物種擁有各

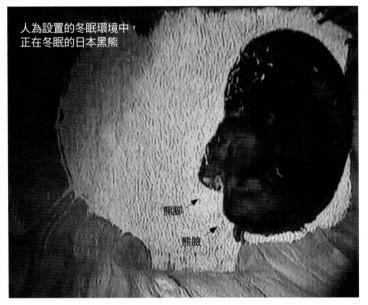

人為設置的冬眠環境中，正在冬眠的日本黑熊

熊腳
熊臉

野生的熊大多會在岩洞中冬眠，或是自己在地面挖洞來冬眠（左頁的照片）。

日本的上野動物園模仿這樣的冬眠場所，準備了冬眠小屋，並且調整飼料量來進行日本黑熊的冬眠實驗（左圖）。一般來說，在動物園這種有人餵食的環境中，動物並不會冬眠。至於冬眠的模樣，則是透過紅外線夜視螢幕放映出來，也測量了心跳和呼吸次數。

下圖畫的是冬眠中的熊體內，將脂肪與蛋白質回收再利用的機制。

冬眠中的熊體內，將養分回收再利用

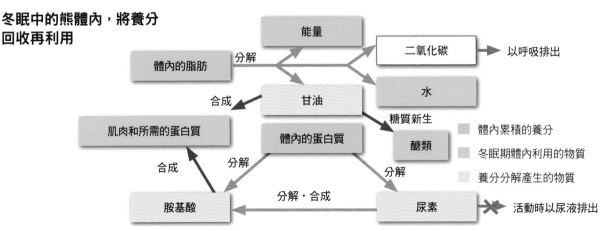

- 能量
- 二氧化碳 → 以呼吸排出
- 體內的脂肪 —分解→
- 甘油 —合成→
- 水
- 肌肉和所需的蛋白質
- 體內的蛋白質
- 糖質新生 → 醣類
- 合成 / 分解
- 胺基酸
- 分解·合成
- 尿素 ✕→ 活動時以尿液排出

■ 體內累積的養分
■ 冬眠期體內利用的物質
■ 養分分解產生的物質

自不同的冬眠型態。

近藤博士支持後者的假說，但也表示：「恆溫動物應該是從變溫動物演化過來之後，才獲得能將體溫保持在37℃的機制。大概是在這之後，才出現能將體溫『設定點』降到比37℃更低的動物，也就是冬眠動物。換句話說，我們可以想成，冬眠動物比不會冬眠的人類擁有更高階的進化。」

能夠冬眠的身體不會生病，還能回復青春？

隨著冬眠的研究持續進行，

目前學者已知冬眠不僅是個過冬的策略，還隱藏著更大的可能性，其中一點就是「長壽」。

動物有著體型越小就越短命的傾向，但也有人指出，從以前到現在，花栗鼠和蝙蝠等冬眠動物雖然體型很小，卻偏向長壽。根據近藤博士的實驗，無論冬不冬眠，HP濃度以1年為週期產生變化的花栗鼠，大約可活11年（右圖）。相較之下，HP濃度不變的花栗鼠個體，則是和不冬眠的大鼠一樣短命。這樣看來，「變化成能冬眠的身體」和長壽有關。

近藤博士說，若假設動物的年齡在冬眠中（身體處於能夠冬眠的狀態）是停止增長的，在這種情況下，將花栗鼠的壽命減掉牠一生份的冬眠時間（身體能夠冬眠的期間），所剩下的年份理應就是花栗鼠原本的壽命，也就是和體型相等但不冬眠的動物壽命相同。然而，實際上花栗鼠的壽命還是比這更長，所以有著重返年輕的可能性。

此外，有實驗結果指出，若在冬眠中的動物皮膚上塗抹致癌物質也不會發生任何變化，

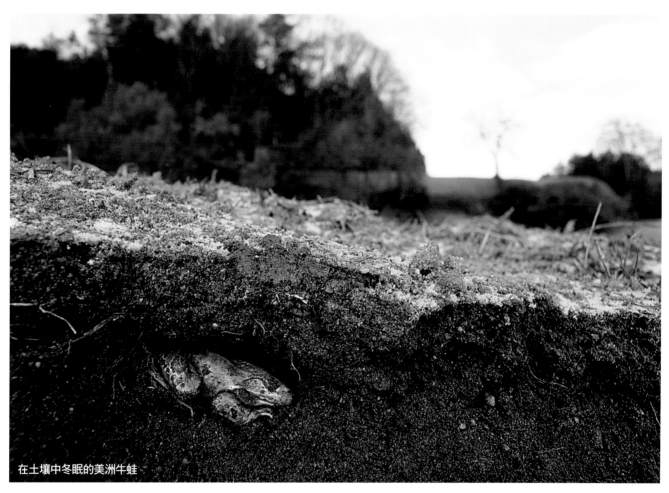

在土壤中冬眠的美洲牛蛙

上圖是在田地土壤中冬眠的美洲牛蛙。由於變溫動物的體溫會受到環境溫度影響，在冬天有體溫低於冰點的危險性。為了不讓細胞內的水結凍，牠會像照片中這樣鑽進溫度相對溫暖且穩定的土壤中過日子，或是在體內製造不讓細胞內水分凍結的物質，藉此度過寒冬。

能冬眠的身體造就了長壽？

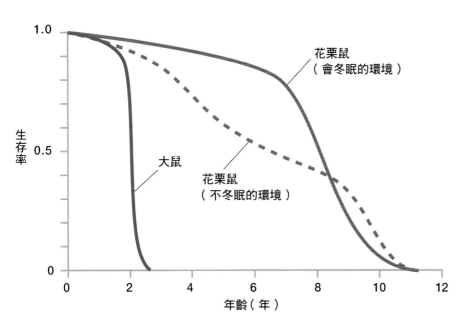

資料出處：《會冬眠的哺乳類》（日本東京大學出版會，2000年）圖10-5
《解開冬眠之謎》（岩波書店，2010年）

左圖比較了西伯利亞花栗鼠這種冬眠動物的壽命，以及不會冬眠的大鼠壽命。又進一步把花栗鼠分為兩組，一組飼養在「會引發冬眠的環境」（常保黑暗，5℃，圖中以紅色實線表示），另一組則飼養在「不會引發冬眠的環境」（晝夜週期12小時，23℃，途中以紅色虛線表示）。圖表的橫軸表示這幾組動物達到的年齡，縱軸則是存活下來的個體比例。無論是哪個組別的花栗鼠，大約都能活11年之久，相較之下大鼠的壽命只有3年左右。換句話說，並不是冬眠本身導致長壽，而是HP所打造出來的「能夠進入冬眠狀態的身體」導致長壽。此外，到第8年為止，待在能引發冬眠環境的組別，其生存率看起來比待在無法引發冬眠環境的組別高，但這其實是實驗條件造成的差異。在能引發冬眠的環境中，實際上能夠看出牠們有無冬眠，因此每當這個組別有沒能冬眠（HP濃度沒有變化）的短命個體死亡時，就被當作意外死亡，從數據中扣除。

即使投與達到致死量的細菌，冬眠中的動物也不會感染。近藤博士說：「冬眠動物之所以長壽，或許是因為能冬眠的身體狀態對疾病有抵抗力，而且還有重返年輕的機制。」

除此之外，還有研究結果顯示，布氏鼠耳蝠（體重6公克）創下了最長壽命41歲的紀錄。有人認為，牠的長壽和終身的代謝抑制（metabolic inhibition）有關[※]。

人工冬眠的研究進展到什麼地步？

只要動物活著，就會在製造能量的這個過程中累積活性氧（reactive oxygen）等老廢物質，它們會傷害身體、導致老化，讓身體容易生病。如果「人工冬眠」能夠實現，讓體溫偏低、停止代謝，人類或許就能活到科學技術進步到能實現長生不老的時代。

目前，人工冬眠的研究進展得如何呢？舉例來說，專家目前已經確定，若對小鼠投與硫化氫、5'-AMP或甲狀腺激素誘導體等化學物質，小鼠就會進入低體溫和低代謝狀態，但若停止投與，小鼠不久後就會恢復到一般狀態。但是，光靠這些物質無法讓小鼠的體溫和自然界的冬眠一樣下降到只有幾℃，這種狀態若持續好幾個小時，器官就會出問題。也就是說距離真正的冬眠還很遙遠。近藤博士說：「光是使體溫下降，不能算是人工冬眠。我認為，唯有能對下視丘下指令、操控HP濃度的『謎樣司令官』出現，才能誘導動物的身體進入能夠冬眠的狀態，這才是讓真正的人工冬眠成功的關鍵。」

看來，人類若要模仿「冬眠」這種跨物種的驚人過冬策略，似乎還早得很呢。　🪐

※：Andrej J. Podlutsky;Alexander M. Khritankov;Nikolai D. Ovodov;Steven N. Austad.『A New Field Record for Bat Longevity』Journal of Gerontology: BIOLOGICAL SCIENCES 2005, Vol. 60A, No. 11, 1366–1368

在不冬眠的動物身上實現人工冬眠

激發「Q神經」以進入低體溫與低代謝狀態

2020年6月11日，一篇有關「人工冬眠」的劃時代研究成果發表在英國學術期刊《Nature》上，而完成這項成果的是日本筑波大學與理化學研究所的共同研究團隊。他們引導不冬眠的小鼠與大鼠短暫進入冬眠狀態，受到高度評價。這項成果或許可應用於治療疾病，或是太空人滯留在外太空時的人工冬眠上。

協助：**櫻井 武**
日本筑波大學醫學醫療院／國際統合睡眠醫科學研究機構教授

我們的身體即使在安靜休息的狀態，也會消耗許多能量。為了維持呼吸、體溫和血壓的恆定，進行消化及吸收養分的「維生系統」必須持續運作。相較之下，「冬眠」則可說是為了度過寒冬與食物缺乏狀態的極致節能模式。

冬眠中的哺乳類等動物，氧的消耗量甚至會減少到平時的幾％，體溫則是維持在只比環境溫度高幾℃的低溫。舉例來說，松鼠在氣溫5℃的巢穴中冬眠時，體溫會降到10℃以下，心跳次數和能量消耗也降到50分之1左右。動物在冬眠時的身心功能會大幅降低，但冬眠之後，活體的組織和功能卻不會發生異常，會自動恢復到原始狀態。

在過去的研究中，雖然已知冬眠和腦部的「下視丘」有關，但詳細的機制仍然不明。

成功營造出與冬眠相似的狀態

日本筑波大學醫學醫療院的櫻井武教授正在研究與睡眠及進食行為相關的「神經肽」（一種神經傳導物質）。之前已經知道是由「QRFP」這種神經肽控制動物進食和清醒時的行為。

櫻井教授等人為了研究製造QRFP的神經，運用基因改造技術開發出一種小鼠，其製造QRFP的神經會對「CNO」※這種藥劑起反應。櫻井教授說：「將CNO注射到這種小鼠身上，便進入了低體溫和低代謝狀態，這是這次研究的開端。」

櫻井教授的團隊立刻調查，是腦部的哪個部位和誘導小鼠進入低體溫與低代謝狀態有關。一邊測量小鼠的體溫，一邊尋找因注射CNO而興奮的神經細胞，結果在下視丘發現了特殊的神經細胞群。櫻井教授表示：「我們將這些神經細胞群命名為『Q神經』（Q是代表休眠「Quiescence」的開頭字母），並且將Q神經興奮所引發的類冬眠狀態（近似冬眠的狀態）稱為『QIH』。」目前已知，若在這種基因改造小鼠身上注射CNO，Q神經會立刻興奮，

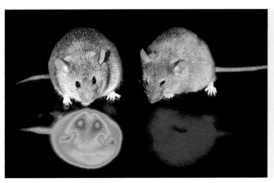

類冬眠狀態的小鼠
圖左是平時的小鼠，圖右是類冬眠狀態（QIH）的小鼠，及其當下的體溫。將用熱顯像（thermography）拍攝的照片上下顛倒，並分別與小鼠的照片合成在一起。顏色越紅，表示溫度越高。（日本筑波大學提供）

※：CNO的全名為「Clozapine N-oxide」，藉由基因改造讓神經細胞發現人工受體，並人為操控神經細胞的藥劑。

無視環境溫度，開始進入類冬眠狀態。

櫻井教授等人將進入類冬眠狀態的小鼠放置在各種環境溫度（8～32℃）下，並研究其體溫與生理機能。結果發現這種小鼠在體溫下降時，動作會變得極度遲鈍，也會隨著環境溫度變化而改變姿勢和生理機能的運作。例如在28℃的環境下，會伸展身體以利散熱，在20℃時會採取坐姿，當環境溫度下降到12℃時則是會縮成一團，並藉由顫抖來發熱，想要將體溫維持在22℃上下。

櫻井教授表示：「我們從環境溫度、體溫變化與耗氧量的關係，透過數理求出『體溫恆定性』（將體溫保持一定的身體機制）的目標，也就是『體溫設定點』。」於是發現類冬眠狀態下的體溫設定點大約是27℃，比平時的37℃低很多。

不冬眠的小鼠在環境變冷時會抖動身體來發熱，而處於類冬眠狀態的小鼠身上也可觀察到這個現象，這意味著即使體溫顯著降低，想要應對環境變化的「生理調整機能」仍然有在運作。因此，類冬眠狀態可說是和冬眠幾乎相同的狀態。這種類冬眠狀態在注射CNO之後持續了數日，但類冬眠狀態後的行為和活體組織並沒有任何異常。

「麩胺酸」是導入人工冬眠的關鍵

和Q神經興奮有關的神經傳導物質，櫻井教授如此解說：「Q神經的神經細胞約有80％由麩胺酸（glutamic acid）負責傳送資訊，而有超過5％是靠γ-胺基丁酸（GABA）傳送。」（右上插圖）

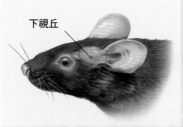
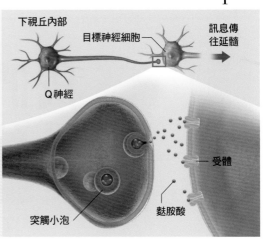

位於下視丘的Q神經所引發的類冬眠狀態

Q神經所釋放的麩胺酸會和目標神經細胞的受體結合，進而引發類冬眠狀態。

此外，目前已經揭曉，那些興奮的神經細胞，主要是位於下視丘的「背內側核」（dorsomedial nucleus）這個部位。

他補充說：「當麩胺酸和GABA與受體結合後，資訊究竟是經由哪一條神經迴路傳導，又是由腦部的哪個部位引發體溫設定點的變化？這一點尚未解開，是我們今後的課題。」

櫻井教授的團隊也對體重比小鼠重10倍的大鼠做了相同的實驗。小鼠並不會冬眠，但遇到低溫時，會進行「蟄伏」，在24小時內調降代謝程度，抑制能量消耗。相較之下，大鼠無論冬眠或蟄伏都不會進行。櫻井教授說：「因此，我們也做了驗證，看看是否能誘導大鼠進入類冬眠狀態。」

結果是成功引導大鼠進入了類冬眠狀態。能引導小鼠和大鼠兩者都進入類冬眠狀態這件事，暗示著所有哺乳類可能都有Q神經，人類也可能經由誘導而進入類冬眠狀態。

應用於太空開發

針對這一連串的成果，櫻井教授如此分析：「這次研究中最成功的地方，就是誘導連蟄伏都不會的大鼠進入類冬眠狀態。我認為包括人類在內，大部分的哺乳類都活在冬眠更不利生存的環境中，因此Q神經遭到抑制而無法作用。」

關於此研究成果在人類身上的應用，他表示：「在心肌梗塞與腦梗塞等疾病中，缺血（ischemia）所造成的氧不足是個大問題。假如能安全誘導人類進入類冬眠狀態，就能暫時大幅減少需氧量，將活體組織的損傷降到最低。其他能想到的應用方式是，當太空人在食物有限的外太空活動時，能夠藉由類冬眠狀態將能量需求控制到最低限度。」

從倫理道德的角度，若要像改造小鼠的基因一樣改造人類的基因，當然是不允許的。如此一來，就必須在不改造基因的情況下開發出能夠刺激神經細胞的藥劑，因此若要在人身上實現類冬眠狀態還要等上許久。關於這一點，櫻井教授將會繼續研究，同時驗證「誘導人類進入類冬眠狀態是否能夠抑制疾病惡化」，並顧及「誘導人類進入類冬眠狀態的倫理問題」。

（撰文：西村尚子）

我們為什麼會
看見夢的內容呢？

能讀取夢境的時代來臨？!
一窺近在身邊卻深奧的夢境謎團

據說我們幾乎每天晚上都會做夢。或許大家對此沒有真實感，但這只是因為不記得有做夢，或是忘記夢境內容而已。雖然夢是每個人都經歷過的日常現象，但對於夢還是有很多不了解的地方，例如不知道它在我們的生存上扮演什麼作用。不過，在近幾年的腦科學當中卻也有了有趣進展，能成功解讀夢的部分內容等等。現在就來看看各種研究實例，藉此接近重重謎團包圍的夢世界吧！

協助 ┊ **神谷之康**　　　　　**北濱邦夫**
　　　日本京都大學研究所資訊學研究科教授　　前法國國立科學研究所主任研究員

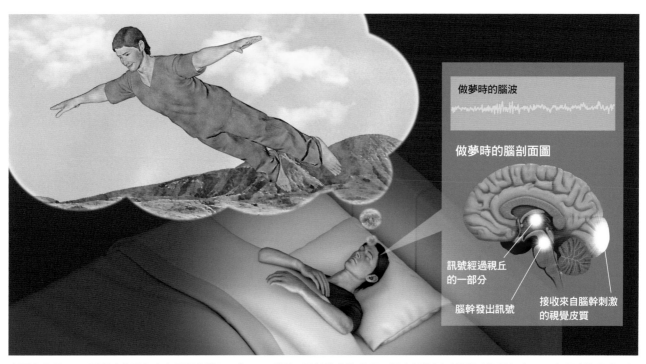

做夢時的腦波

做夢時的腦剖面圖

訊號經過視丘的一部分

腦幹發出訊號

接收來自腦幹刺激的視覺皮質

上圖畫的是REM睡眠時夢見在空中飛翔的樣子。「REM睡眠」是較淺度的睡眠，這時所偵測到的腦波振幅很小，和清醒時的腦波很相似，會做比較鮮明的夢。「大腦皮質」（cerebral cortex）肩負著高階的大腦機能，位於腦部深處的「腦幹」會發出訊號來刺激大腦皮質，形成夢境。在REM睡眠時，掌管理性的大腦部位活動不完全，經常會做不符合現實的怪夢。此外，近年還有一種說法認為人之所以會做夢，與腦幹發出的訊號無關。[腦波資料來源：Rechtschaffen & Kales, 1968]

夢的內容應該只有本人知道，但運用腦科學和人工智慧，竟然可從外部讀取。實現這種驚人技術的是日本京都大學研究所資訊學研究科神谷之康教授的研究團隊。

成功「解讀」夢境的內容

神谷教授等人以 3 名受測者為對象進行實驗。首先，在受測者睡覺時測量腦波，當腦波顯示正在做夢時就喚醒他們，詢問剛才做了什麼樣的夢。研究團隊對每位受測者反覆進行約200次，然後將每位受測者夢中出現的詞彙分成20個項目，例如「少年」和「男人」分類為「男性」，「巴士」和「轎車」分類為「車子」等等。

接著，讓清醒的受測者分別觀看那20個項目的物品照片，並同時用fMRI（功能性磁振造影）來測量這時的腦部活動。fMRI是一種能夠偵測腦部血流，觀察哪個部位正在活躍運作的裝置，在近年的腦研究中經常用到。透過這種方式得到資料之後，讓人工智慧學習當受測者看到某樣物品時，大腦會如何活動。

接著，讓 3 名受測者進入fMRI睡覺，偵測睡眠時的腦部活動，再用人工智慧分析。結果，在總計60個項目中，對於「男性」、「房間」和「文字」在內的15個項目，大約有70％的機率能準確料中是否出現在夢中。此外，當夢中出現「車子」時，雖然受測者本人的報告

> 偵測大腦活動的裝置「fMRI」

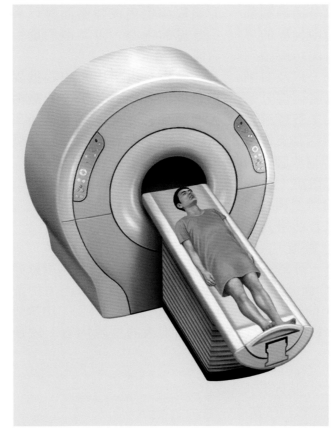

fMRI（功能性磁振造影）運用裝置內部所產生的磁場來讀取血液（將氧送往腦神經元）的流動，能夠偵測腦部的哪個部位正在活躍運作。裝置本身和醫院在MRI檢查中所使用的相同，近幾年經常應用在腦研究中。

並未出現車子，但人工智慧分析出來的結果卻會出現和車子有關的「道路」，這可能顯示出連本人都不記得的夢境內容。

2013年，這些研究成果刊登在科學期刊《Science》上，獲得全世界的高度矚目。神谷教授說：「以前的夢境內容只能從本人口述得知，但如今能從客觀的大腦活動資料中解讀，這可說是夢境研究的一大步。」此外，透過實驗確認受測者做夢時和醒著看到物品時，和視覺相關的相同腦部迴路都在運作，這點是這項研究的創舉。

然而，這項研究並沒有驗證人工智慧是否能解讀夢中出現的物體顏色和形狀等細部特徵，或是「開心」與「悲傷」等情緒，以及身體的動作等等。此外，還有一點必須注意，這項研究的對象是入睡後2～3分鐘做的夢，性質可能和之後會提到的「REM睡眠」時

用人工智慧解讀做夢時腦部活動的細微變化

的夢不同。

神谷教授原本就是透過腦部活動資料來解讀腦中世界的專家。目前為止，他成功解讀別人的心中想到什麼，以及看到某個圖形時在注意哪個部分，而這些都是使用人工智慧解析fMRI偵測到的腦部活動資料所得。神谷教授說：「這些腦部活動模式的差異非常微小，即使由人類來分析fMRI所偵測到的資料也看不懂，但若活用人工智慧的機械學習就能解讀。」

這樣的研究成果，可望應用在我們稱為「腦機介面」（brain machine interface）的技術上，讓「只要用想的就能夠操縱機器人」變得有可能成真，或是能讀取因重病或障礙而難以表示意見的內心，幫助他們進行溝通。

然而也有人指出，內心世界和夢境內容極為私密，若被他人解讀實在令人憂心。這種事情在倫理上究竟能允許到什麼程度，今後尚待社會討論。

我們會在何時做什麼樣的夢？

自古以來，夢一直讓人很感興趣，各種繪畫或文學作品中都有針對夢的描寫。然而，由於無法得知別人的夢境內容，就連做夢的人醒來後也經常忘記，因此在科學上是很難研究的對象。不過，到了現代，隨著腦科學的發展，對夢的機制也有了更多了解。在談論那些話題之前，我們先來聊聊睡眠的基本知識，也就是「睡眠週期」。

我們的睡眠分為「REM睡眠」與「NREM睡眠」2種。REM睡眠的REM是「rapid eye movement」的縮寫，如名所示，在這段睡眠期間能觀察到眼球快速移動的現象。美國的研究者在1953年發現REM睡眠，而在NREM睡眠期間則是觀察不到快速的眼球移動。

當我們入睡後，通常會先進

▷ **解讀夢境的實驗**

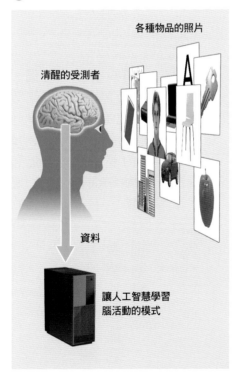
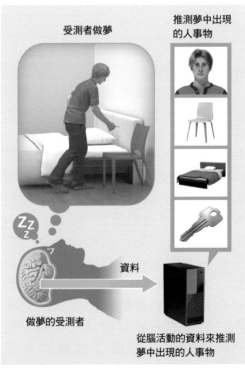
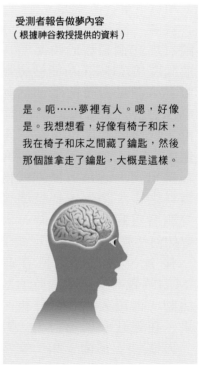

上圖畫出日本京都大學的神谷之康教授研究團隊所做的夢境解讀實驗步驟。首先，用fMRI偵測受測者在清醒的狀態下看到什麼會產生什麼樣的大腦活動，並且讓人工智慧學習那些資料（左圖）。接著，用fMRI偵測正在做夢的受測者腦部活動，再讓人工智慧透過資料來猜測夢中出現了什麼（中央）。另一方面，在使用fMRI偵測之後馬上叫醒受測者，向其詢問夢境內容（右圖）。人工智慧有很高的機率能猜中特定事物是否出現在受測者的夢境中。

▶ 睡眠週期

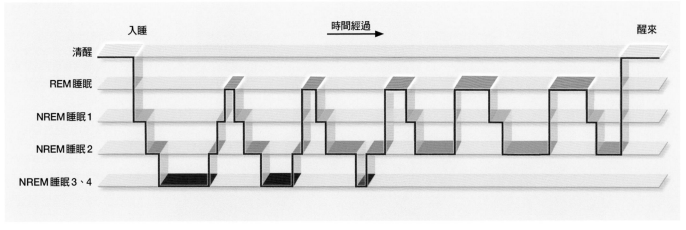

一般來說，在一個晚上的睡眠中，REM睡眠和NREM睡眠的週期大約會重複4～5次。1個週期大約是90分鐘，隨著時間過去，REM睡眠會越來越長。如上圖所示，NREM睡眠可根據睡眠的深淺度分為第1期、第2期、第3期到第4期。

入NREM睡眠，然後逐漸進入深度睡眠。NREM睡眠可根據睡眠深度分為第1期到第4期。入睡經過60～80分鐘後，就會進入比較淺的REM睡眠，接著再回到NREM睡眠。NREM睡眠與接在後面的REM睡眠是1個週期，加起來大約是90分鐘，一個晚上大約會重複4～5次，然後迎來早晨的清醒。這樣的週期除了有個別差異之外，同一個人也可能會因為狀況不同而產生差異。

睡眠的狀態可從腦波來判斷。在剛入睡的NREM睡眠第1期，會出現比清醒時稍微慢一些的腦波，到了第2期會逐漸變慢，到了深度睡眠的第3期～第4期，腦波會變得非常慢且振幅大，因此NREM睡眠又稱為「慢波睡眠」（slow-wave sleep）。當許多神經元（神經細胞）的活動同步時，腦波的振幅就會變得很大，專家認為這代表腦的各個部位一起在休息。不過，這時候大腦的活動當然沒

有完全停止，仍然保有能夠察覺危險的功能。

另一方面，REM睡眠時的腦波，和清醒時、剛入睡時的狀態很像，都是振幅很小、節奏很快的波。「大腦皮質」負責知覺、思考、記憶等高階功能，而它的活動在REM睡眠時也比NREM睡眠時活躍。相較之下，人的肌肉在此時會放鬆，對聲音等刺激的反應比較遲鈍。也就是說，這時候頭腦醒著，但是身體卻睡著了。因此，這段期間又稱之為「矛盾睡眠」

「REM睡眠」和「NREM睡眠」所做的夢內容不同

（paradoxical sleep），意思是似睡非睡的睡眠。如上所述，儘管乍看之下一整個晚上都只是在睡覺，但當中其實參雜著REM睡眠與NREM睡眠這兩種完全不同狀態的睡眠。

如果把正在REM睡眠狀態的人叫醒，幾乎都說剛才做了夢，因此過去認為夢境總是出現在REM睡眠中。然而，後來的研究揭露在NREM睡眠時也會做夢，只是頻率較低，也有人指出，兩者的夢境內容有不同的傾向。REM睡眠時的夢有比較明確的情節，不但伴隨著喜怒哀樂等情緒，還經常出現在空中飛翔等奇妙的內容。相較之下，NREM睡眠時的夢裡大多是模糊的風景或抽象思考等不具體的內容。

夢是來自腦部深處發出的訊號？

那麼，我們是在什麼機制下做夢的呢？長年研究夢的前法

⊙ 和夢有關的大腦部位

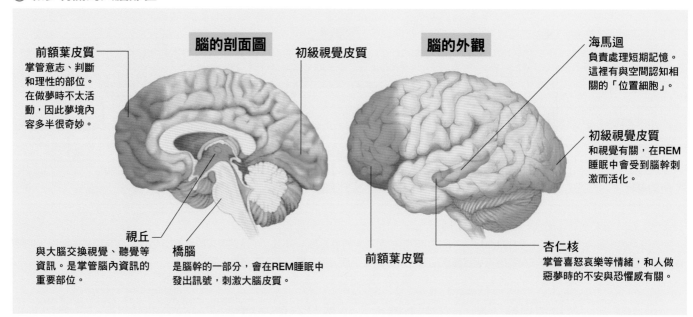

腦的剖面圖

前額葉皮質
掌管意志、判斷和理性的部位。在做夢時不太活動，因此夢境內容多半很奇妙。

初級視覺皮質

腦的外觀

海馬迴
負責處理短期記憶。這裡有與空間認知相關的「位置細胞」。

初級視覺皮質
和視覺有關，在REM睡眠中會受到腦幹刺激而活化。

視丘
與大腦交換視覺、聽覺等資訊。是掌管腦內資訊的重要部位。

橋腦
是腦幹的一部分，會在REM睡眠中發出訊號，刺激大腦皮質。

前額葉皮質

杏仁核
掌管喜怒哀樂等情緒，和人做惡夢時的不安與恐懼感有關。

大腦表面有著幾毫米厚的「大腦皮質」，掌管知覺、思考和記憶等高階功能。腦部深處有維持生命所不可或缺的「腦幹」。在REM睡眠中，腦幹所發出的訊號會刺激大腦皮質，使它更活躍。

國國立科學研究所主任研究員北濱邦夫博士說，隨著睡眠變沉，位於腦部深處的「腦幹」會持續發出刺激大腦皮質的訊號，因此大腦皮質會處於和清醒時很接近的狀態，進入REM睡眠。大腦皮質的活動狀態根據部位而有所不同，但視覺皮質等部位往往比清醒時活躍。不過，包括掌管理性的「前額葉皮質」在內，腦的各個部位並沒有好好合作，因此無法做出合理的判斷。此外，在REM睡眠中，腦幹還會斷斷續續發出稱為「PGO波」的隨機刺激。博士說：「一般認為PGO波會活化保存記憶的部位，讓過去的回憶在視覺皮質變成影像，出現在夢中。」

當聽覺皮質（auditory cortex）活化，就會聽到某種聲音，當掌管情緒的杏仁核（位

於腦部深處）受到刺激，就會產生喜怒哀樂等情緒。北濱博士表示：「受到PGO波這種強烈的刺激，REM睡眠時的夢境內容會變得很鮮明且複雜。」不過，即使腦幹沒有發出訊號，人還是會做夢，在NREM睡眠時，腦內也會產生各式各樣的影像。

此外，由於有研究報告發現腦幹受損的患者也會做夢，因此近幾年也出現「做夢原本就和腦幹訊號無關」的說法。另外，還有研究發現，無論在REM睡眠或NREM睡眠中，做夢時，腦內的特定部位都能觀察到共通的活動。關於做夢的機制，至今仍有各種不同的意見，研究者間也還在討論中。

在空中飛翔的夢是如何產生的？

我們在夢中會經歷許多不可思議的體驗，例如在空中飛翔，或是從高處墜落等等。雖然內容和頻率多少有些差異，但做這樣的夢似乎是許多人都有的經驗。這些奇妙的夢，究竟是怎麼產生的呢？

根據北濱博士的說法，腦在睡覺時並非完全在休息，特別是REM睡眠時，各個部位都有一部分清醒並活動著。北濱博士指出：「在REM睡眠中，掌管理性的前額葉皮質活動不完全，因此容易夢到不符合現實的夢境。」

在這種狀態下，那些與重力感覺或平衡感有關的大腦部位沒有好好運作，有可能會感覺

身體飄浮在空中，或是向下墜落。從對重力的感覺失調這方面來說，飄浮和墜落的夢彼此很相似。

依照大腦活化和休息的部位不同，人會做各種不同的夢。舉例來說，大腦右半球具有分辨人臉的功能，當它的一部分在休息，而聽覺記憶被喚起時，就會做「聽得到人聲，卻不知道長相」的夢。

此外，據說要在夢裡閱讀文章是一件很困難的事。這是因為，和聲音比起來，要閱讀並理解文字必須動用到許多大腦部位，要是它們沒有全部順利運作，就無法讀懂文字。

北濱博士說：「腦原本就有隨意補足的性質。」舉例來說，即使遠方的山脈有一部分被大樓遮住，我們不會認為山脈被切開，而是會想像實際上看不到的那部分。當移動位置看到山脈的實際情況，腦中的畫面會隨時根據正確的資訊做修正。另一方面，做夢時腦會擅自將隨機產生的各種畫面連起來，補成一個故事，又因為沒有來自外界的資訊可以用來修正，所以內容會很奇妙。

鬼壓床
不是靈異現象

「鬼壓床」也是和夢有關的現象。我們通常會在入睡後60分鐘左右進入REM睡眠，但生活不規律等原因會導致入睡後直接進入REM睡眠，這種情況下，就容易遇到鬼壓床。這是因為剛入睡時意識比較清晰，

做夢時知道自己正在做夢的「清醒夢」

會把夢當作現實，而且肌肉在REM睡眠中無法出力，身體無法動作，因此才會覺得是靈異現象。

相反地，當腦幹發生異常，無法在REM睡眠中使肌肉放鬆的話，就會發生身體和夢境一樣活動的「REM睡眠行為異常」。若在發作時把當事人叫醒，本人會記得夢的內容，而夢境也和他所採取的行為一樣。另一方面，NREM睡眠時到處走動的現象稱為「夢遊」（sleepwalking），被視為是一種無法順利從睡眠中醒來的症狀，而本人什麼都不記得就是夢遊的特徵。

此外，「清醒夢」（lucid dream）這種現象也很有名。做這種夢時，本人會察覺自己正在做夢。據說，若經過特殊訓練，會更容易做這種夢。在某種程度上，當事人能夠在夢中自由行動，也能按照意志來改變夢境。有人已經成功做了實驗，請正在睡覺的受測者在清醒夢時用眼球運動打暗號。

佛洛伊德和榮格
所認為的「夢」

說到夢，奧地利精神科醫師

佛洛伊德（Sigmund Freud，1856～1939）首創著名的「夢的解析」。此外，瑞士的精神科醫師榮格（Carl Gustav Jung，1875～1961）受到佛洛伊德很大的影響，後來因為想法不同而和佛洛伊德分道揚鑣，他做了和佛洛伊德不同的夢境解析而廣為人知。

佛洛伊德提倡，人類的「潛意識」（unconscious）中潛藏著本人也沒有察覺的欲望，並會改變形式出現在夢中。他建構了自己的理論，特別著重於性慾，主張「在空中飛翔的夢象徵著性興奮」。這種透過夢境分析來觸及人類潛意識的嶄新方法在當時引發迴響，也影響了後世的研究，但是佛洛伊德的理論並沒有具體的根據，也沒有經過實證，很難和現代的科學研究相提並論。實際上，已經有人透過實驗確定潛在的願望和性慾並不會那麼常出現在夢中。

另一方面，榮格認為潛意識的更深處還有著跨民族與全體人類共通的「集體潛意識」（collective unconscious），而且它除了出現在世界各地的神話或是傳承中之外，和所做的夢也有關係。榮格的學說對社會和文化相關的各領域學問都帶來影響。

佛洛伊德和榮格的說法到了現代，經常會被當成偽科學（pseudoscience），但北濱博士指出：「佛洛伊德和榮格的學說雖然有很大一部分在科學上受到否定，但近年也有人重新加以檢視。」佛洛伊德認為「過去

的體驗會在不知不覺中影響我們平時的行為」，這個看法也有不小部分和現代的認知心理學一致。此外，榮格的「集體潛意識」概念和現代的演化心理學（evolutionary psychology）也有共通之處，亦即「人類是透過進化，擁有共通的腦部運作」。無論如何，夢也是在進化過程中適應環境所獲得的機制，到了現在，專家普遍認為夢在生存上有某種用處。

我們是為了什麼而做夢？

那麼，我們幾乎每天晚上都會做的夢，具體上有什麼用處呢？截至目前有各種說法，但研究者之間還沒有得出一致的結論。可以確定的是，睡眠對生存來說是必須的，但如果人不做夢會出什麼問題，這一點至今還不明瞭。

有一個頗具代表性的看法是，夢有助於整理記憶並使其定著。至少，有許多研究都證實睡眠對記憶的定著很重要，這一點已經成為定論。還有許多實驗都顯示出，人在學習後入睡，其腦部活化的部位和學習時一樣，以及若限制學生在學習後睡覺，記憶的定著就會出現問題。

但是，目前還不知道這些和夢有什麼關係。在近幾年的研究中，很多學者都認為NREM睡眠對於使記憶定著很重要，但會做具體而鮮明夢境的期間卻是REM睡眠，因此REM睡眠和記憶定著的關係仍有爭議。

北濱博士說：「有一個很有說服力的說法是，對胎兒和出生後一年內的新生兒來說，REM睡眠有助於大腦皮質發育。目前已知，會產生PGO波的REM睡眠在胎兒和新生兒身上最常見，而且會隨著成長而減少。」

據說，在人成年後，REM睡眠的功用可能是負責維護那些平常不太會用到的神經迴路。腦部的神經迴路若持續受到刺激，功能就會強化，但沒有用到的神經迴路最終會消失。因此，才要由腦幹發出PGO波來刺激沒用到的神經迴路，並加以維護。

除此之外還有各種意見，例如夢有助於穩定情緒，或是能在夢中先模擬現實生活中預測到的威脅等等，而正確答案當

> ⊙ 進行夢境解析的佛洛伊德與榮格

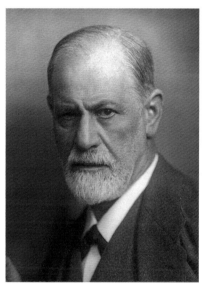
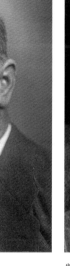

佛洛伊德　　　　　　　　榮格

1856年	佛洛伊德生於摩拉維亞（現屬捷克）
1875年	榮格生於瑞士
1881年	佛洛伊德畢業於奧地利的維也納大學醫學系
1899年	佛洛伊德發表著作《夢的解析》
1900年	榮格畢業於瑞士的巴塞爾大學
1907年	佛洛伊德與榮格相遇
1910年	佛洛伊德成立「國際精神分析學會」，榮格擔任第一屆會長
1913年	佛洛伊德與榮格意見相左，兩人分道揚鑣
1916年	榮格提倡「分析心理學」
1939年	佛洛伊德過世
1948年	榮格在瑞士的蘇黎世成立「榮格研究所」
1961年	榮格過世

然不只一個。另一方面，也有人認為夢是腦幹隨機發出PGO波時所衍生出的無意義事物，什麼用處也沒有。

此外，醒來時大多不記得夢的內容，或是醒來沒多久就忘記，專家認為這是因為腦雖然有將短期記憶變成長期記憶並使其定著的功能，但這個功能並不會發揮在夢境上。

順便一提，有個很有意思的現象和記憶的定著有關，那就是腦內的神經迴路會「重播」。腦中的「海馬迴」有著會對應特定位置而活化的「位置細胞」（place cell），負責和位置（空間）有關的記憶，例如依照什麼順序通過什麼地點等等。目前已經知道，小鼠和大鼠在活動後休息或睡覺時，腦內的位置細胞會依照和活動時相同的順序活化（上圖）。

雖然還不確定，當腦內的神經迴路「重播」時動物是否正在做夢，但有人指出這可能和記憶的定著有關。此外，關於這種「重播」現象，也有人觀察到位置細胞活化的順序和動物正在行動時相反，不明的地方還很多。

要確認別人「正在做夢」其實很困難

在睡眠中「重播」的腦部活動

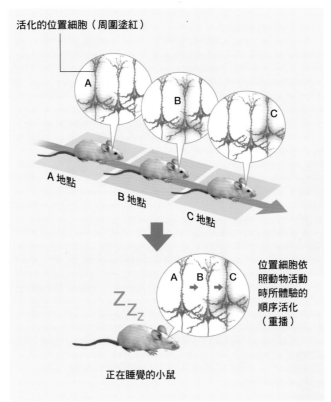

活化的位置細胞（周圍塗紅）

A 地點
B 地點
C 地點

Z Z Z

位置細胞依照動物活動時所體驗的順序活化（重播）

正在睡覺的小鼠

腦內的「海馬迴」有稱為「位置細胞」的神經元（神經細胞），會對應到特定的地點並活化。舉例來說，當小鼠像插圖中那樣從A地點移動到B地點再到C地點，分別對應這三個地點的位置細胞就會依序活化。

從小鼠與大鼠的實驗中得知，在活動後休息或睡覺時，其位置細胞的運作會依照動物時所經歷的順序「重播」，一般認為這和記憶的定著有關。

夢至今仍包圍在重重謎團之中

在夢境研究這方面，有個根本的課題是「要靠什麼來判斷受測者正在做夢」。本文所介紹的各種夢的研究，大多定調為「REM睡眠＝正在做夢」，在此前提下來研究大腦活動。然而，如同先前提過的，已經知道REM睡眠與NREM睡眠時都會做夢，而且無法在動物實驗中確認是否真的在REM睡眠時做夢，這一點可說是研究夢最困難的地方。神谷教授指出，最近有越來越多研究人員認為，應該要把「區分REM睡眠及NREM睡眠」與「夢」這種現象分開來看。

如同這樣一路探討下來的，雖然夢的研究確實在進展中，但是其整體的樣貌仍然尚未解開，無法有系統地說明各種現象。但是也因為夢至今仍留下許多謎團，才會成為讓許多研究者感興趣的對象。各位讀者在下次做夢時，要不要也想像一下自己的腦中究竟發生什麼事呢？

（撰文：前田 武）

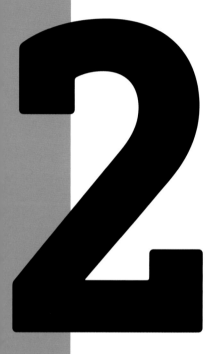

新‧記憶的教科書

「記憶力」和睡眠並列為多數人想要改善的目標。如果想要盡量有效率、精準地把學到的新知識留在記憶裡,該怎麼做才好呢?第 2 章一舉介紹好幾種有科學根據的記憶法,還會帶領各位讀者從腦科學的角度,來探究記憶的機制、假記憶、超憶症與工作記憶等有趣的話題。

協助　柿木隆介／高橋雅延／利根川進／林（高木）朗子／三村 將
　　　／久保健一郎／北神慎司／苧阪滿里子／池谷裕二／島田裕之
　　　／佐藤真一／蟹江絢子／岩瀨博太郎／樫村正美

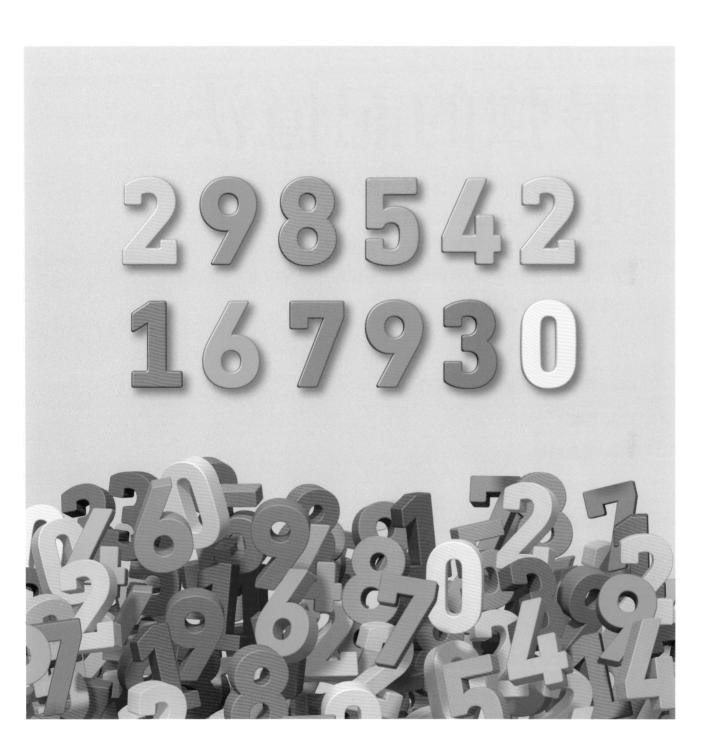

PART 1
最強的記憶法

真 希望世界上有讓人過目不忘的神奇記憶法！不管是誰都有過這樣的願望吧？

記憶法有很多種，例如「諧音法」和「位置法」等等。現在就透過心理學與腦科學，來探究什麼樣的方法才是有效的記憶法吧！

記憶力小測驗：哪些數字比較好記？

右上有彩色的數字，右下則是單色數字，各有12個數字。請你各花10秒的時間記住這兩張圖中的數字，然後闔上這本書。你能回想起圖中的幾個數字呢？

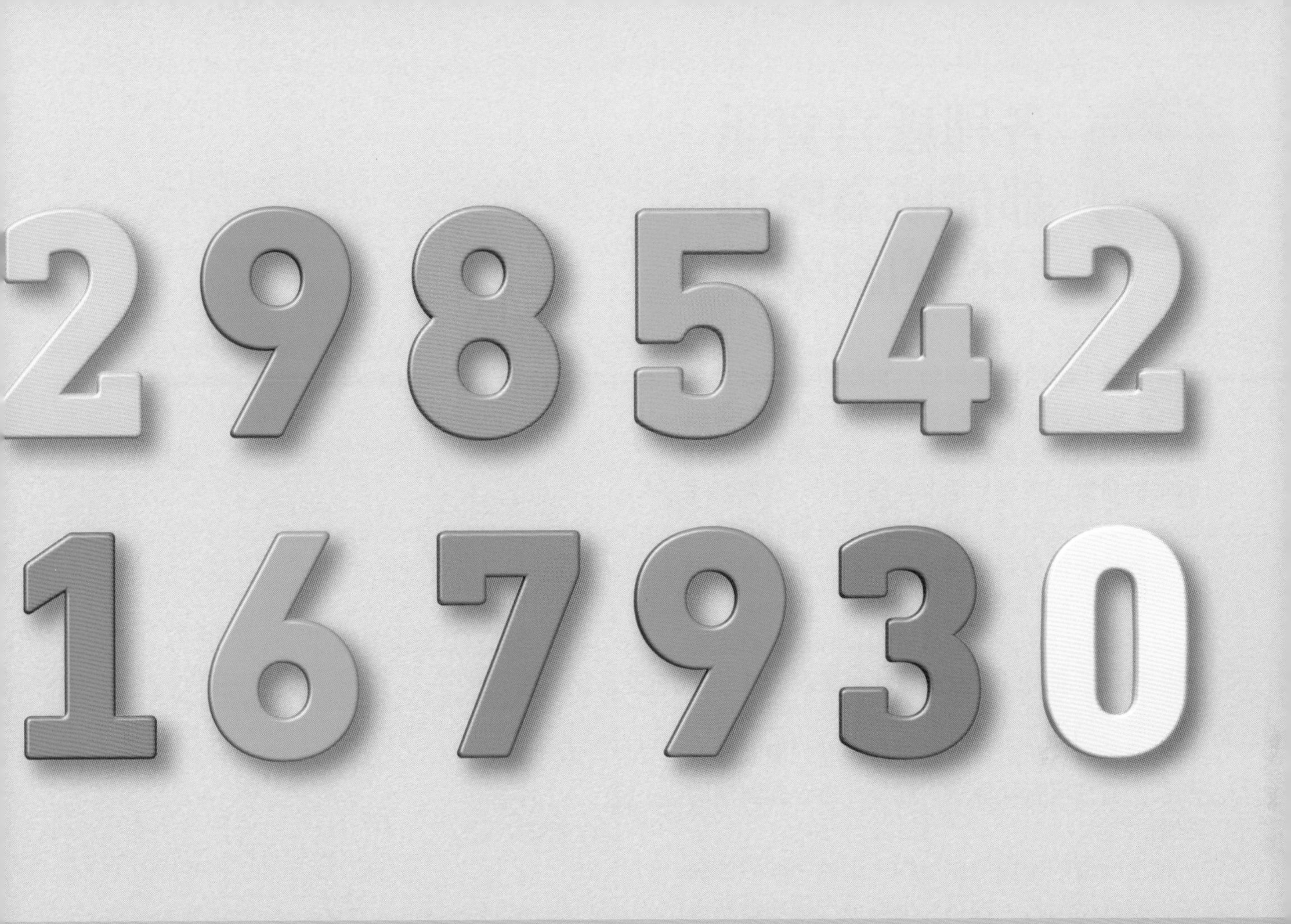

2 9 8 5 4 2
1 6 7 9 3 0

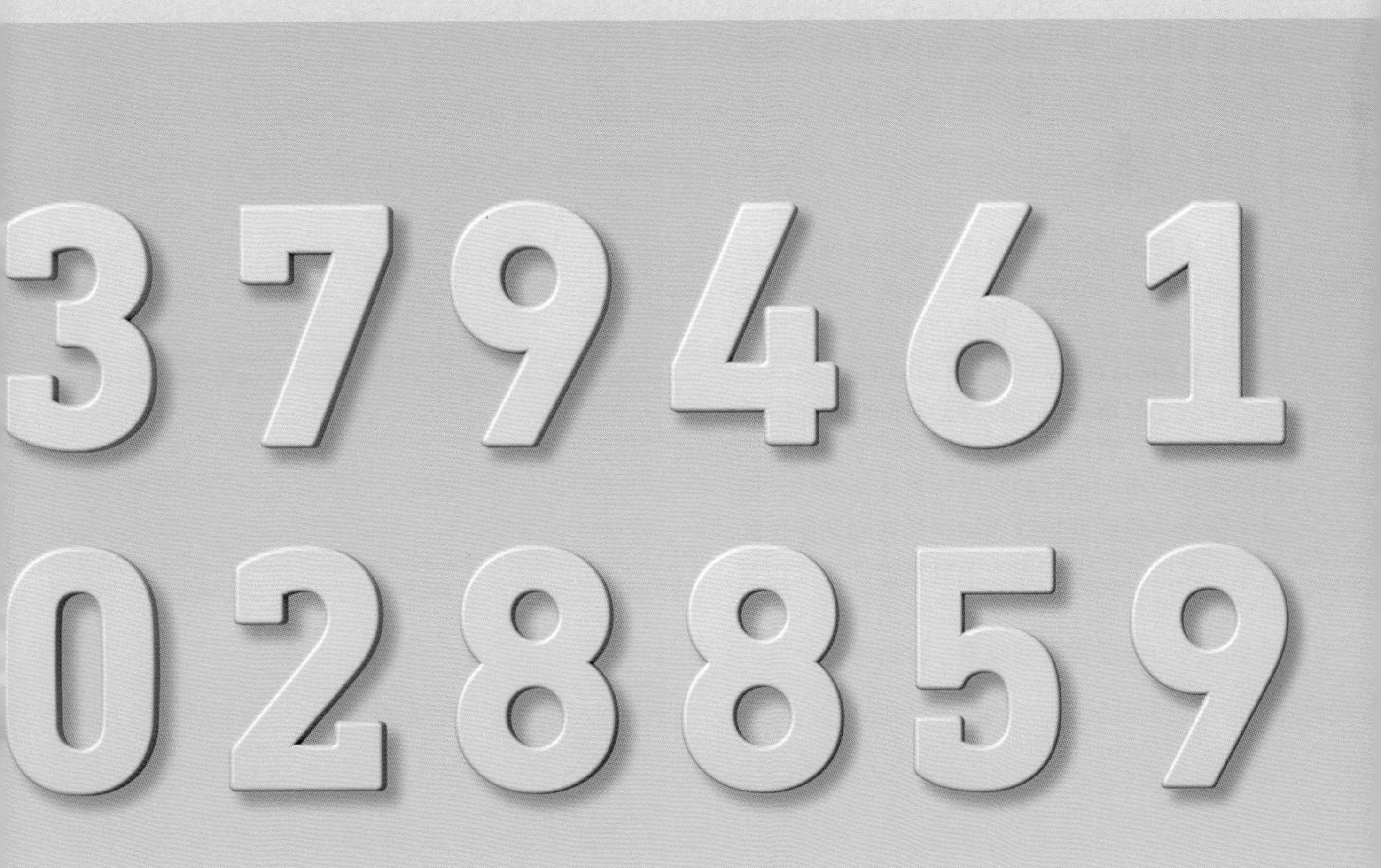

3 7 9 4 6 1
0 2 8 8 5 9

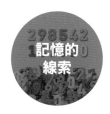

記憶的線索

各種感官資訊都能成為喚起記憶的線索

聽到「咖哩」這個詞，會聯想到什麼呢？也許是把肉和蔬菜煮得入口即化的濃稠咖哩、香料味很重的湯咖哩、在家裡與家人吃咖哩的景象，或是和朋友在露營時一起煮咖哩的回憶。如上所述，與「咖哩」有關的記憶，是和各種回憶複雜纏繞所形成的，而這些記憶都是讓人聯想的線索。

日本聖心女子大學的高橋雅延教授是研究記憶的專家，他說：「若要提升記憶力，就必須製造許多能喚起記憶的線索。」除了包括視覺在內的感官資訊之外，當下所經歷的周圍狀況和個人心情等各種感覺，都能成為喚起記憶的線索。

在上一頁的記憶力測驗中，上圖中的彩色數字比較容易記住，因為「上層最左邊和最右邊的2都是黃色」和「最後一個0是白色」等視覺印象，都是讓人回想起數字的線索。

情感的波動能提高記憶力

有些人聞到榻榻米的味道，會覺得那是「祖母家的味道」，如同這個例子所示，氣味是喚起記憶的重要線索。心理學將氣味喚起記憶稱為「普魯斯特效應」（Proust effect）。

已知起了好奇心或是怦然心動的時候，腦中掌管情緒的「杏仁核」就會活化，使記憶變得特別深刻。由於氣味的刺激也是經由杏仁核傳遞，因此一般認為氣味應該也具有喚起記憶的效果。此外，一邊學習一邊聽喜歡的音樂也有助於活化杏仁核。只要是在不會影響專注力的範圍內，「邊聽音樂邊唸書」絕對不是不好的學習方式。

製造線索的學習法

插圖畫的是製造記憶線索的方法。

學英文時，別只是默默看著單字卡或參考書，最好要把英文唸出來。另外，背單字時可以用例句或自己造的句子和別人對話，藉此製造記憶線索，可說是一種相當有效的學習法。閱讀課本或參考書並理解內容是很重要沒錯，但記住一部分之後，最好要改變學習方法，有意識地增加記憶線索。

靠唸出聲音來背誦

背英文單字時，唸出聲音是很重要的。發聲時動口和呼吸的方式，都有可能成為記憶線索。除了唸出聲音之外，若實際用英文和別人對話，當下的對話內容和狀況就能搭配英文單字一起記憶。

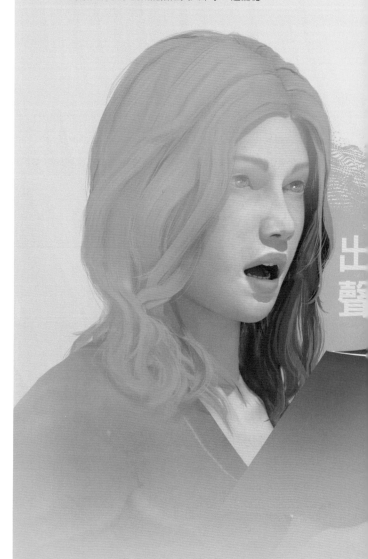

出聲

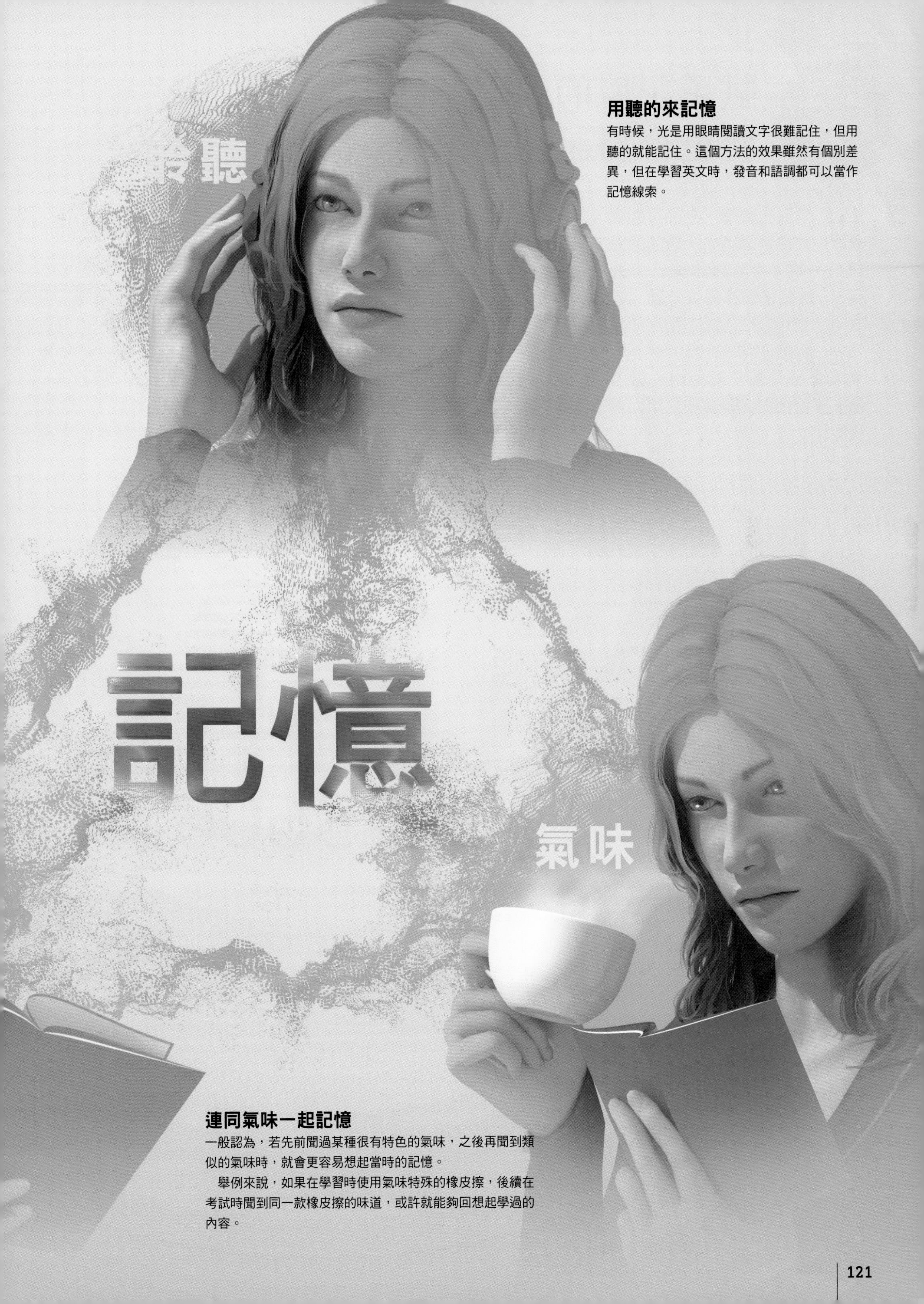

聆聽

用聽的來記憶

有時候，光是用眼睛閱讀文字很難記住，但用聽的就能記住。這個方法的效果雖然有個別差異，但在學習英文時，發音和語調都可以當作記憶線索。

記憶

氣味

連同氣味一起記憶

一般認為，若先前聞過某種很有特色的氣味，之後再聞到類似的氣味時，就會更容易想起當時的記憶。

舉例來說，如果在學習時使用氣味特殊的橡皮擦，後續在考試時聞到同一款橡皮擦的味道，或許就能夠回想起學過的內容。

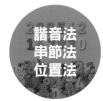

賦予記憶的內容意義，會更容易記住

以前歷史課時，老師可能會教你背誦諸如「餓的話每日熬一鷹」（俄德法美日奧義英），還有化學課需要背誦元素表時，也可記成「請你那家如設法」（氫鋰鈉鉀銣銫鍅）等等，大家是不是都曾經用過**「諧音法」**來記憶歷史事件或化學元素表呢？

對人類而言，和沒有任何意思的資訊比起來，有規則和容易想像的「有意義資訊」比較好記。高橋教授說：「諧音法是刻意為原本沒有意思的數字或元素名稱賦予意義，藉此來增加記憶線索。」據說，那些能記住圓周率這種冗長數字的人，都是靠諧音或搭配各種記憶法來記憶。

將資訊分成有意義的小段，更容易記憶

要記住某支電話號碼時，很難一次就記住所有數字，但只要把它分割成●●●●－×××－○○○，要記住就相對容易。這種記憶法是把小段的「意元」（chunk）當作有意義的字串，

諧音法

除了歷史年份之外，諧音法還有許多例子，例如日本用「富士山麓鸚鵡叫」（日文中音近2.2360679）來記憶根號5的數值。而圓周率3.1415926535也可以記憶成「山巔一寺一壺酒，二柳舞扇舞」。諧音口訣的節奏、口訣所帶來的意象，以及自己編造諧音口訣的經歷，都能成為記憶線索。

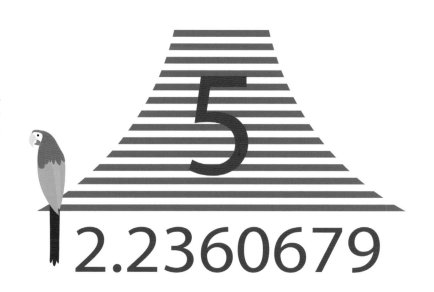

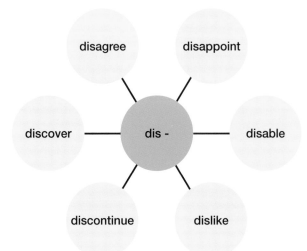

串節法

把想記住的資訊分成幾個小段就能幫助記憶，例如把相同字首的英文單字整合在一起記憶，就是串節法的一個例子。

稱為**「串節法」**。

根據語源或字首將英文單字分類，就是串節法的一種。例如，英文單字「dislike」（討厭）是由表示否定的字首「dis」和表示喜歡的「like」組合而成。只要把字首同樣是dis的英文單字整合在一起，就會更好記。

在腦海中既有的意象加上新資訊

除此之外，還有一個方法叫做**「位置法」**，也就是將新資訊與腦海中既有的意象結合，藉此製造記憶線索。

「這裡是『家康商店街』，離自己最近的是『秀忠派出所』，派出所前立了一塊寫著『武家諸法度』的招牌。派出所隔壁是『家光民宿』，現正推出稱為『參勤交代』※的優惠方案。民宿隔壁是對小朋友很友善的『家綱小兒科』，再過去是無敵熱愛動物的店長所經營的『綱吉寵物店』……」諸如此類，可以將想記住的新資訊（這裡所舉的例子是德川家歷代將軍）和自己很熟悉的街景結合，藉此來記憶。

日本生理學研究所的柿木隆介名譽教授是腦科學專家，他說：「已知有具體形象的資訊，比較容易留在與記憶形成有關的海馬迴當中。」但是，位置法是一種個別差異很大的記憶法，如果各位讀者平時就會仔細觀察周遭環境，很快就能憶起細節的話，應該就能善用位置法來巧妙記憶。

※參勤交代是幕府時代的赴任制度，大名每隔一年需從領地前往江戶值勤生活一年，再與其他大名交換，返回領地。德川藉此統制諸大名。

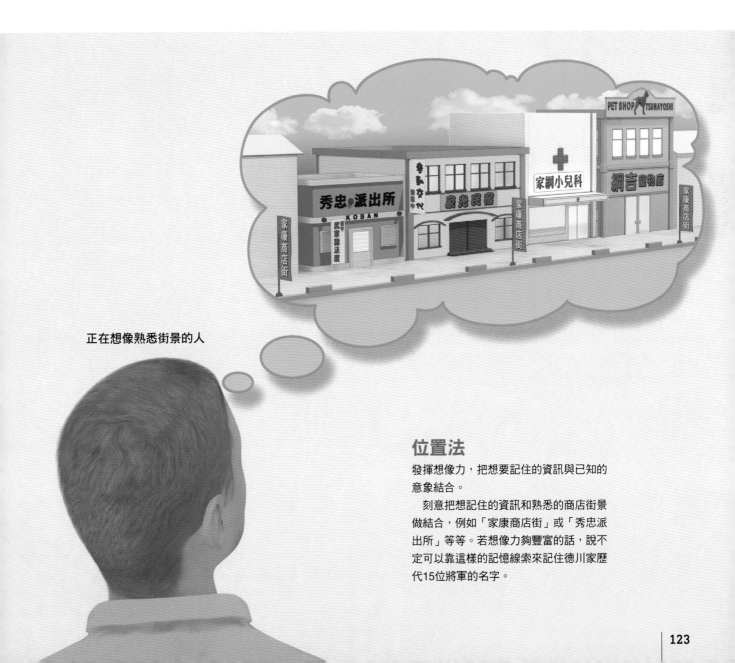

正在想像熟悉街景的人

位置法

發揮想像力，把想要記住的資訊與已知的意象結合。

刻意把想記住的資訊和熟悉的商店街景做結合，例如「家康商店街」或「秀忠派出所」等等。若想像力夠豐富的話，說不定可以靠這樣的記憶線索來記住德川家歷代15位將軍的名字。

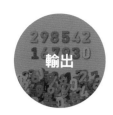

回想是最佳的學習方法

輸出

記憶會隨著時間過去而逐漸淡忘。為了避免忘記，就要運用學到的知識向別人說明、做練習題、接受考試與實際運用記憶，也就是做「輸出」（output）。

在我們的腦中，記憶是靠無數的神經細胞連結在一起，形成網路塑造而成。試圖回想記憶時，專門用來回想的神經細胞網路就會活化。若向人說明或做練習題，藉此一再重複「回想行為」，用來想起特定記憶的神經細胞網路就會活化好幾次，有助於強化神經細胞的連結。

所謂的「記得」，就是不忘記學到的知識，隨時都能回想起來。根據高橋教授所說，若要進行回想的訓練，與其在剛學習完畢之後（也就是還記得很清楚時）馬上進行，不如隔一段時間再進行會比較有效。在快要忘記的狀態下想起來，可說是非常有效的訓練。

「主動學習」是有效的學習方法

近幾年，「主動學習」（active learning）這種學習法備受關注，讓學生去查資料並上台報告，或是讓學生互相討論，重視讓學生主動去學習事物。上台報告和討論都能讓學生回想學到的知識，是非常好的訓練。而且，這樣的經驗本身就能增加記憶線索。

即使很努力學習，但到了關鍵時刻要是想不起來就派不上用場。為了能夠隨時回想起來，輸出的訓練是不可或缺的。

做題目比讀課本重要，還要在單字卡上花心思

與其熟讀課本，不如多做練習題、多考試、在大家面前做簡報，或是和同學彼此互教。如此反覆進行回想知識的訓練，就會更容易回想並強化記憶。

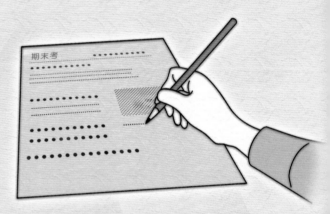

與其光讀課本，不如多累積實戰經驗

做練習題和參加考試，都是能讓人回想的良好訓練法。與其出選擇題並讓學生畫卡，簡答題則是讓人必須在沒有提示的情況下寫出答案，可說更適合用來進行回想的訓練。

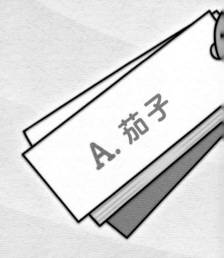

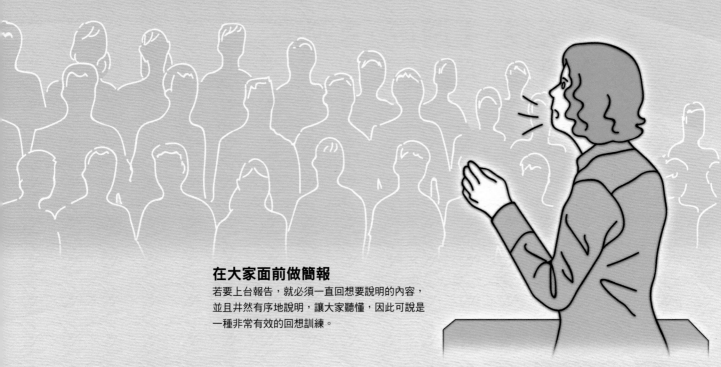

在大家面前做簡報
若要上台報告，就必須一直回想要說明的內容，並且井然有序地說明，讓大家聽懂，因此可說是一種非常有效的回想訓練。

記憶

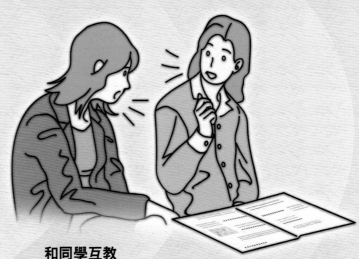

和同學互教
和同學彼此互教可說是種輕易就能做到的回想訓練。如果要讓對方理解，就必須回想內容，並且說明得簡單易懂。此外，教別人時所使用的圖或解釋方式可以增加記憶線索，記憶可能會因此更加牢固。

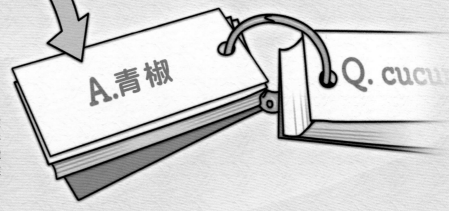

單字卡的英文和中文別放在一起
使用英文單字卡時，最好不要把英文單字和中文意思寫在同一面。正面寫英文單字（問題），背面寫中文意思（答案），藉此進行每次看到都必須回想的訓練，這樣子記憶應該會更容易定著。也有一些手機APP能夠當作單字卡來使用。

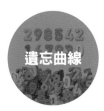

1天後、1週後、2週後
有計劃地複習

人 的記憶可以維持多久呢？實驗心理學家艾賓豪斯是研究記憶的第一人，以自己為實驗對象，研究遺忘記憶的速度。

在實驗中將字母組合成像「KAG」這樣無意義的字串，加以記憶並研究事後還記得多少內容。結果是最初記住的東西馬上就會忘記，而不是隨著時間過去成比例忘記，插圖畫出實驗所得的記憶遺忘率，稱為「艾賓豪斯的遺忘曲線」（圖中的藍色曲線）。

此外，從艾賓豪斯的實驗中可以看出，只要在完全忘記字串之前複習，就比較難忘記（遺忘曲線會變得平緩）。「在學校學到知識之後，要在當天之內複習」，這句話可說是正中紅心。

根據艾賓豪斯的遺忘曲線，來思考要如何安排複習進度才有效率。例如在學到知識的隔天做第1次複習，1週後複習第2次，接著則是在2週後和1個月後複習第3次和第4次。不過，如果可以的話，每天複習當然是最好的，但在現實層面上，每隔一段時間在完全忘記之前複習似乎更有效率。

艾賓豪斯的遺忘曲線

右邊的插圖以艾賓豪斯的遺忘曲線為例，畫出記憶被遺忘，以及靠複習來讓記憶定著的情況。在艾賓豪斯的實驗中，當他看過3個字母所拼成的無意義字串後過了20分鐘，記憶的保持率（retention rate）驟降到58%，1小時後降至44%，9小時後降至36%，1天後降至33%。

從遺忘曲線來看，記憶會在幾個小時後幾乎全部忘光，所以考試前一天才臨時抱佛腳並不是有效的學習方式。當然了，和完全沒唸書比起來，臨時抱佛腳的話考試成績應該會好一些，但考完後大概就會馬上忘記了吧！

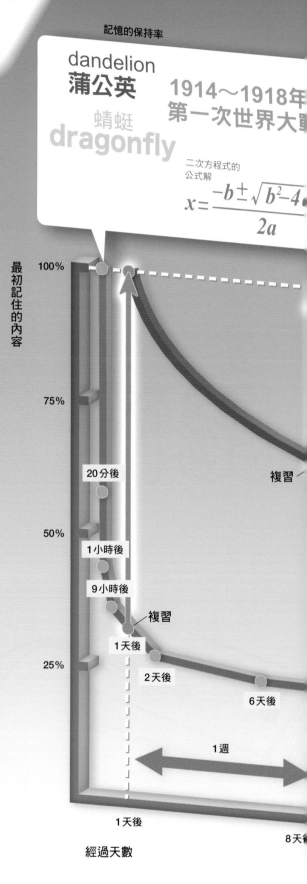

記憶的保持率

dandelion
蒲公英
蜻蜓
dragonfly

1914～1918年
第一次世界大戰

二次方程式的公式解

$$x = \frac{-b \pm \sqrt{b^2 - 4}}{2a}$$

最初記住的內容

100%

75%

20分後

50%

1小時後

9小時後

複習

1天後

25%

2天後

6天後

1週

複習

1天後

8天後

經過天數

註：這裡的艾賓豪斯遺忘曲線是參考池谷裕二著
《培養考試腦的方法》（新潮社出版）繪製而成。

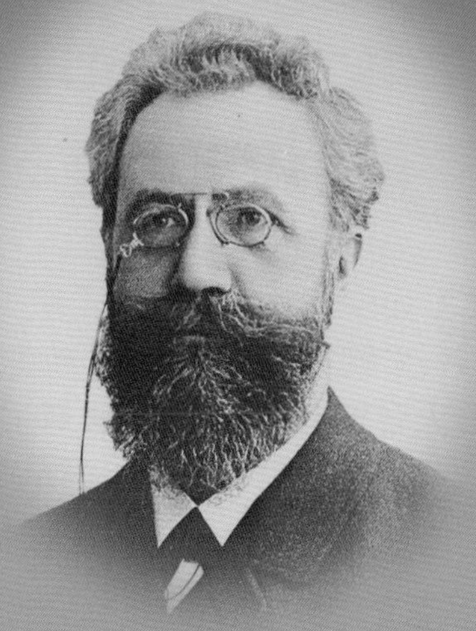

複習能讓記憶更深刻

dandelion
蒲公英

蜻蜓
dragonfly

**1914～1918年
第一次世界大戰**

二次方程式的
公式解

$$x = \frac{-b \pm \sqrt{b^2 - 4ac}}{2a}$$

艾賓豪斯（1850～1909）

生於普魯士（現為德國）的實驗心理學家。把自己
當作實驗對象，做了各種有關記憶的實驗，其實驗
成果收錄在他的著作《關於記憶》（Memory：A
Contribution to Experimental Psychology）中。

肖像：Wellcome Collection. CC BY

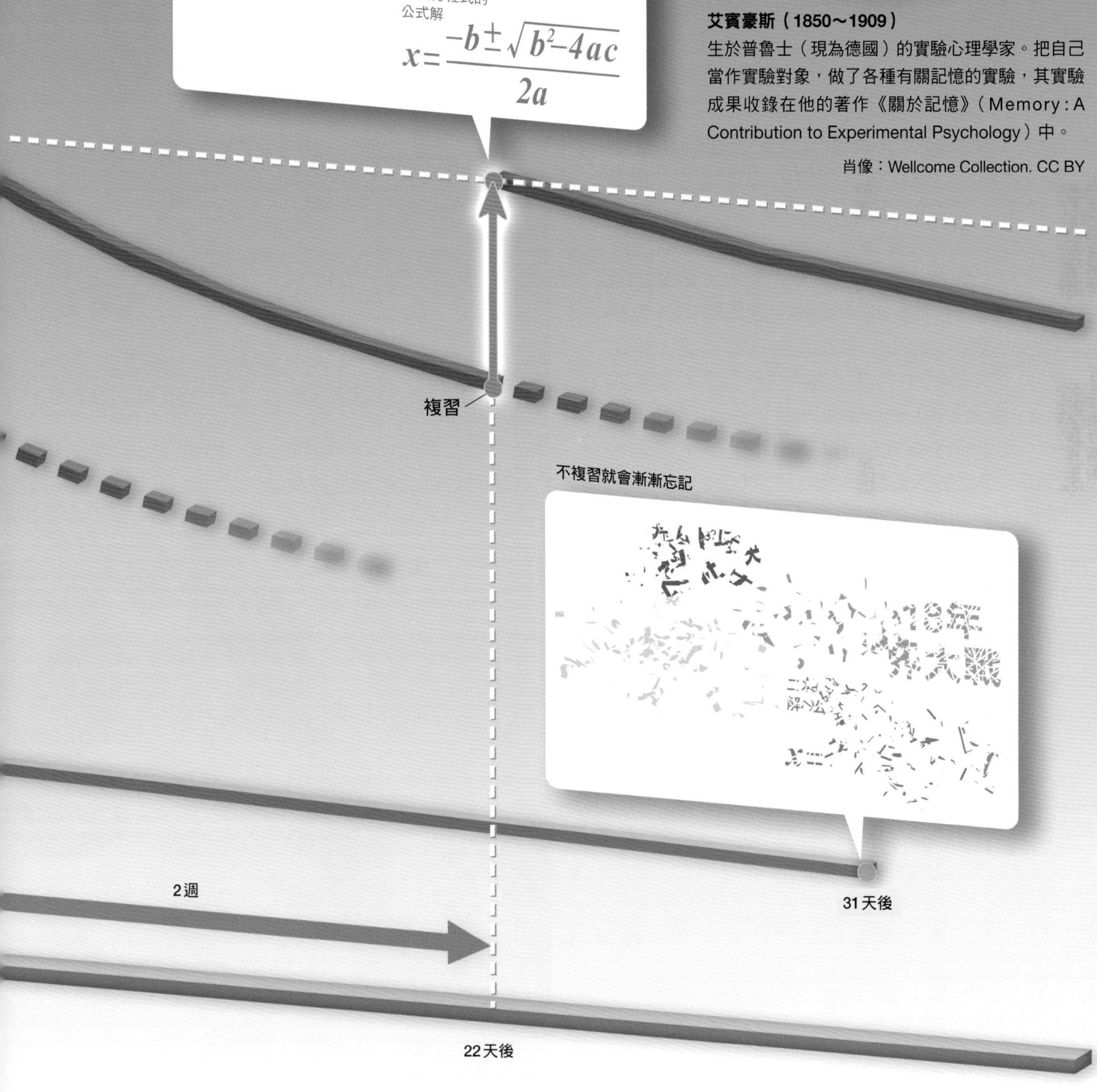

複習

不複習就會漸漸忘記

2週

31天後

22天後

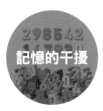

試圖記憶大量內容，反而容易忘記

假如學校老師突然說「明天要考100個英文單字」，大家在考前會怎麼準備呢？有些人會努力把100個英文單字全部背起來，但也有人很快就放棄，只背50或40個單字，只求分數不要太低。

適度的緊張
能提高記憶力

英文單字並不是一個一個分別記憶，有很多都是互相連結來記憶的。因此，如果我們想要記住大量新的英文單字，記憶的連結就會亂掉，沒辦法好好記住。這樣的現象稱為「記憶的干擾」。

此外，若明天要臨時小考，對平常沒有好好唸書的人來說，會造成很大的壓力。適度的壓力除了能夠提高記憶力之外，還具有提升各種能力的效果。然而，專家認為在壓力過大的環境下，人的記憶力會大幅降低（請見右下圖表）。在考試前一天最多只能記住50個單字的人，就算要硬背100個單字，也是記不住的。因此，這樣的人乾脆只專心去背60個單字，比較有可能考出好成績。

高橋教授說：「很遺憾，讓任何人都能在一天之內確實記住100個英文單字的神奇記憶法並不存在。所以，正確掌握自己的記憶力，採取適合自己的學習方法才是最重要的。」可是，要精準掌握自己的記憶力並沒有那麼容易。以背誦英文單字為例，假如過去有背誦英文單字的經驗（記憶），應該就能預測自己背得起來的單字數量。幾次經驗下來，就能正確估算能記住的單字量。

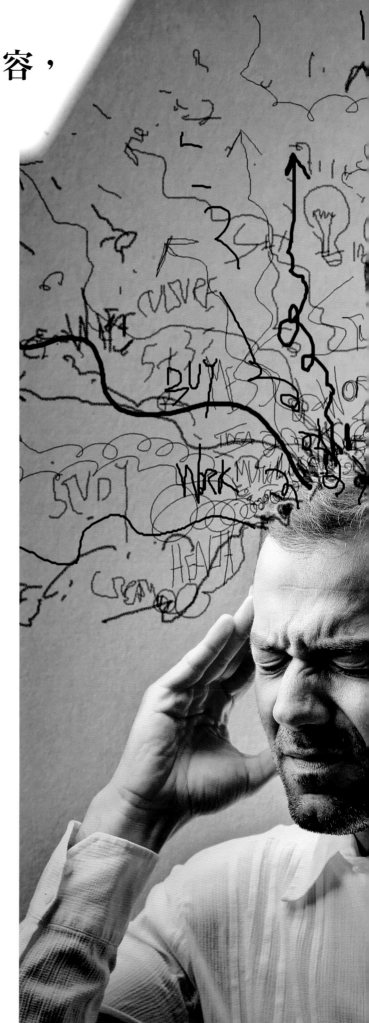

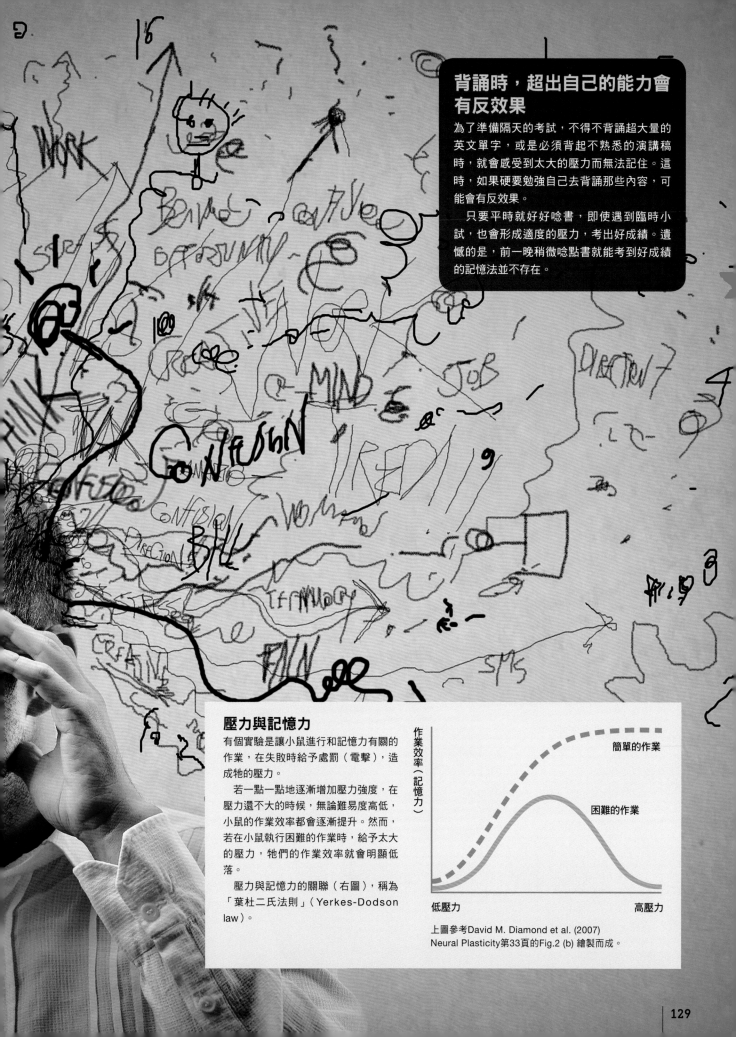

背誦時，超出自己的能力會有反效果

為了準備隔天的考試，不得不背誦超大量的英文單字，或是必須背起不熟悉的演講稿時，就會感受到太大的壓力而無法記住。這時，如果硬要勉強自己去背誦那些內容，可能會有反效果。

只要平時就好好唸書，即使遇到臨時小試，也會形成適度的壓力，考出好成績。遺憾的是，前一晚稍微唸點書就能考到好成績的記憶法並不存在。

壓力與記憶力

有個實驗是讓小鼠進行和記憶力有關的作業，在失敗時給予處罰（電擊），造成牠的壓力。

若一點一點地逐漸增加壓力強度，在壓力還不大的時候，無論難易度高低，小鼠的作業效率都會逐漸提升。然而，若在小鼠執行困難的作業時，給予太大的壓力，牠們的作業效率就會明顯低落。

壓力與記憶力的關聯（右圖），稱為「葉杜二氏法則」（Yerkes-Dodson law）。

簡單的作業

困難的作業

作業效率（記憶力）

低壓力　　　　　　高壓力

上圖參考David M. Diamond et al. (2007)
Neural Plasticity第33頁的Fig.2 (b) 繪製而成。

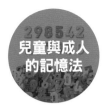
「長大後記憶力變差」的說法並不是真的

你會不會覺得變成大人之後，記憶力和小時候比起來變差了呢？對此，柿木名譽教授指出：「當腦細胞因老化而死亡時，記憶力當然會變差，但我們不能一概而論地說長大後記憶力就一定會變差。」

長大成人之後，擁有的知識量比小時候多，相對地回想特定記憶的機會就會變少。若是頻繁想起一項記憶，與其相關的神經細胞網路連結就會變強；相較之下，若某項記憶偶爾才會回想起來，相關的神經細胞網路連結就會越來越弱。偶爾才會回想起來的記憶，就是因此變得逐漸想不起來。此外，由於成人的知識量較多，即使和兒童有相同的經

兒童的記憶與成人的記憶

用玻璃球來代表一項項的記憶，藉此呈現出兒童與成人的記憶相異之處。

兒童和成人所擁有的記憶量相差很大，兒童擁有的知識量很少，許多記憶都是個別獨立，每項記憶之間大多沒有互相連結。

相較之下，成人所擁有的無數記憶，彼此之間多半有連結，所以成人能夠把這樣的連結當作線索，從龐大的記憶中喚起所需的記憶。若要培養不輸兒童的記憶力，就要利用本書所介紹的各種記憶法，從平時就有意識地製造記憶線索。

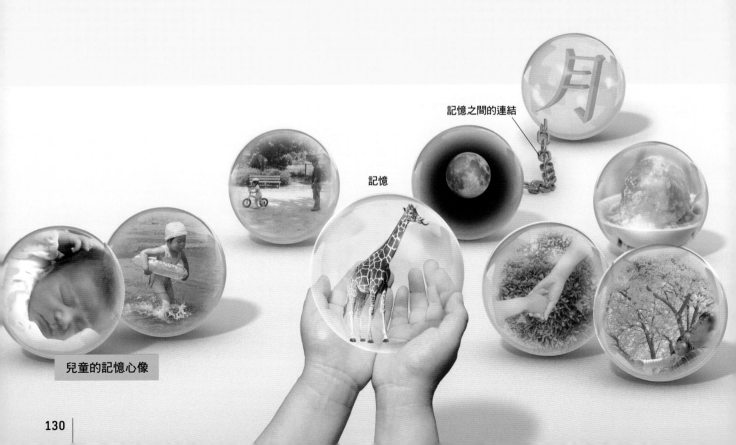

記憶之間的連結

記憶

兒童的記憶心像

歷，印象也會比較薄弱而難以留下記憶。

找出最適合自己的記憶法

看了以上內容，讀者或許會覺得成年後知識量變多，記憶力也確實會變差。然而，只要用對方法，成人過去所累積起來的記憶，並不會干擾新的記憶。

舉例來說，偏旁「忄」和情緒及內心變化有關，和有「失去」意涵的「亡」組合在一起，就變成了「忙」。我們可以從組成國字的部首或偏旁的意思，來聯想國字的意思或讀音。如同這個例子所示，只要把過去累積的經驗和記憶當作記憶線索，即使是成人應該也能再記住更多新知識。反倒應該說，知識豐富的成人比兒童更容易找到記憶線索。

高橋教授說：「長大之後，我們可以透過從前的經驗來理解自己的記憶力，例如掌握自己所知、能一次記起的知識量極限，以及容易記憶的方法等等。『了解適合自己大腦的記憶法』，是在成年之後依然能夠高效學習的關鍵。」　　　　　　🪐

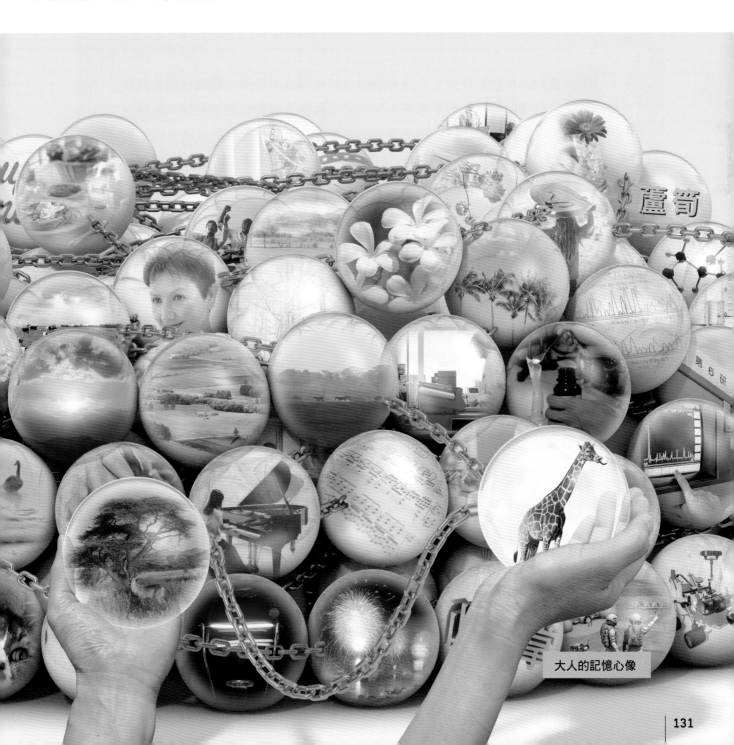

大人的記憶心像

解開睡眠
整理記憶的機制

透過人工方式或許能
消除人腦的睡眠不足

生物為什麼要睡覺呢？這個疑問還沒有明確的答案，睡眠仍然是個充滿謎團的行為。日本東京大學研究所藥學系研究科的池谷裕二教授等人，已經揭露「睡眠時偵測到的特定腦波不僅和記憶的定著有關，也和消除記憶有關」。據說，生物就是透過這樣的機制整理記憶，確保有足夠的腦容量可以記憶新內容。

協助 | **池谷裕二**
日本東京大學研究所藥學系研究科教授

我們所經歷的事物，是由腦內的「海馬迴」來記憶。海馬迴有許多神經細胞（神經元）互相連結，形成複雜的網路。神經元的連接處稱為「突觸」，而記憶和突觸的運作關係匪淺。

「神經傳導物質」在突觸會沿著一定的方向傳送（插圖）。接收端的神經元表面有著像天線般的「受體」，能夠接收神經傳導物質。要記憶什麼內容時，受體的數量會變多，能夠接收更多的神經傳導物質。

突觸的連結因此變得強韌，至少會持續好幾個小時，這種現象稱為「長效增益」（long-term potentiation，LTP）。

記憶的定著與消除在睡眠中同時發生

而當LTP的現象反覆發生，記憶就會牢牢地定著。已知在睡眠時，這個LTP的現象會反覆的發生，並且發出「漣波」（ripple）這一種高頻的「腦波」（偵測神經元的電流活動所得的結果）。睡覺能夠讓突觸的連結變得強韌，促使記憶定著。

池谷裕二教授表示：「其實，消除記憶也是睡眠的功能。我們可以透過睡覺來削弱突觸的連結，就能夠再記憶其他新的事物。當我們的睡眠不足時，突觸會處於接近飽和的狀態。」

然而，睡眠削弱突觸連結的機制在過去是個謎，但池谷教授等人發現，解開這個謎團的關鍵，就在於記憶定著時所發出的漣波。

池谷教授的團隊在小鼠睡覺

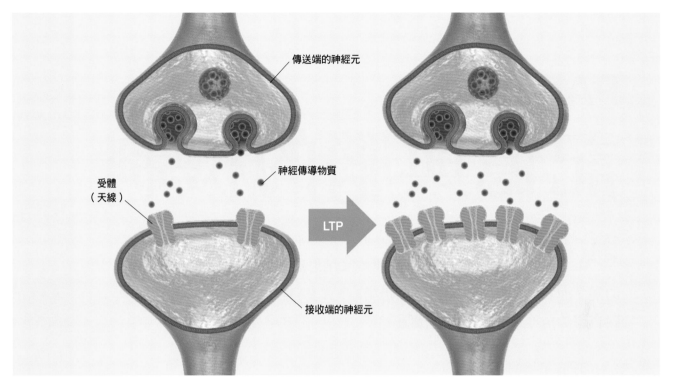

傳送端的神經元

神經傳導物質

受體
（天線）

LTP

接收端的神經元

「長效增益」（LTP）現象發生前後的突觸。和LTP發生前（圖左）比起來，LTP後（圖右）會多出許多接收神經傳導物質的受體。當LTP的現象反覆發生，記憶就會定著。

時，持續妨礙小鼠的大腦發出漣波。結果，小鼠明明在睡覺，卻因無法削弱突觸的連結而處於睡眠不足的狀態。然而，小鼠若能取得可發出漣波的正常睡眠，突觸的連結就會變弱，由此可知漣波和記憶的消除也有關係。

近期的記憶不會消除

接著，池谷教授等人將小鼠的腦切成薄片，製作成會自動發出漣波的海馬迴標本並且加以觀察，結果發現和「近期記憶」有關的突觸會保持原樣，而和近期記憶無關的突觸連結會變弱。也就是說，會發出漣波的神經元活動會整理腦內的記憶，除了幫助記憶定著之外，還肩負著選擇性消除記憶的職責，可以說是「1人分飾2角」。

自閉症或思覺失調症（schizophrenia）等疾病的患者有罹患睡眠疾患的傾向。此外，老年人常出現「個性頑固」和「健忘」等症狀，睡眠不足也是原因之一。池谷教授說：「為了改善睡眠不足所引

起的各種症狀，我們今後仍然會繼續研究，看看是否能藉由人工製造漣波來消除睡眠不足的情況。」

這項研究成果於2018年2月9日刊登於科學期刊《Science》之上。

（撰文：尾崎太一）

PART 2
記憶與腦的機制

我們的腦能夠記住並想起過去的事。然而，記憶究竟是「儲存」在腦中的哪裡，又是怎麼「儲存」的呢？而我們又為什麼能夠回想起記憶呢？PART 2 將從腦科學的角度來一窺記憶的機制。

坐鎮於腦內的記憶中樞「海馬迴」

右圖畫的是分別位於大腦左右半球的「海馬迴」，從臉部前方稍微斜斜地觀看。大腦表面有「大腦皮質」，海馬迴就位於大腦皮質向內凹陷的地方。換句話說，它和大腦皮質兩者並不是個別獨立的構造。與海馬迴相連的構造在此圖中並未畫出，但形狀長得很像希臘神話中海神所騎的馬之前腳，故以此命名。

　包括視覺、聽覺、嗅覺、味覺、觸覺在內，和這些感覺有關的電訊號都會輸入到海馬迴中。而這些資訊會大量留下，也就是可以留下記憶。

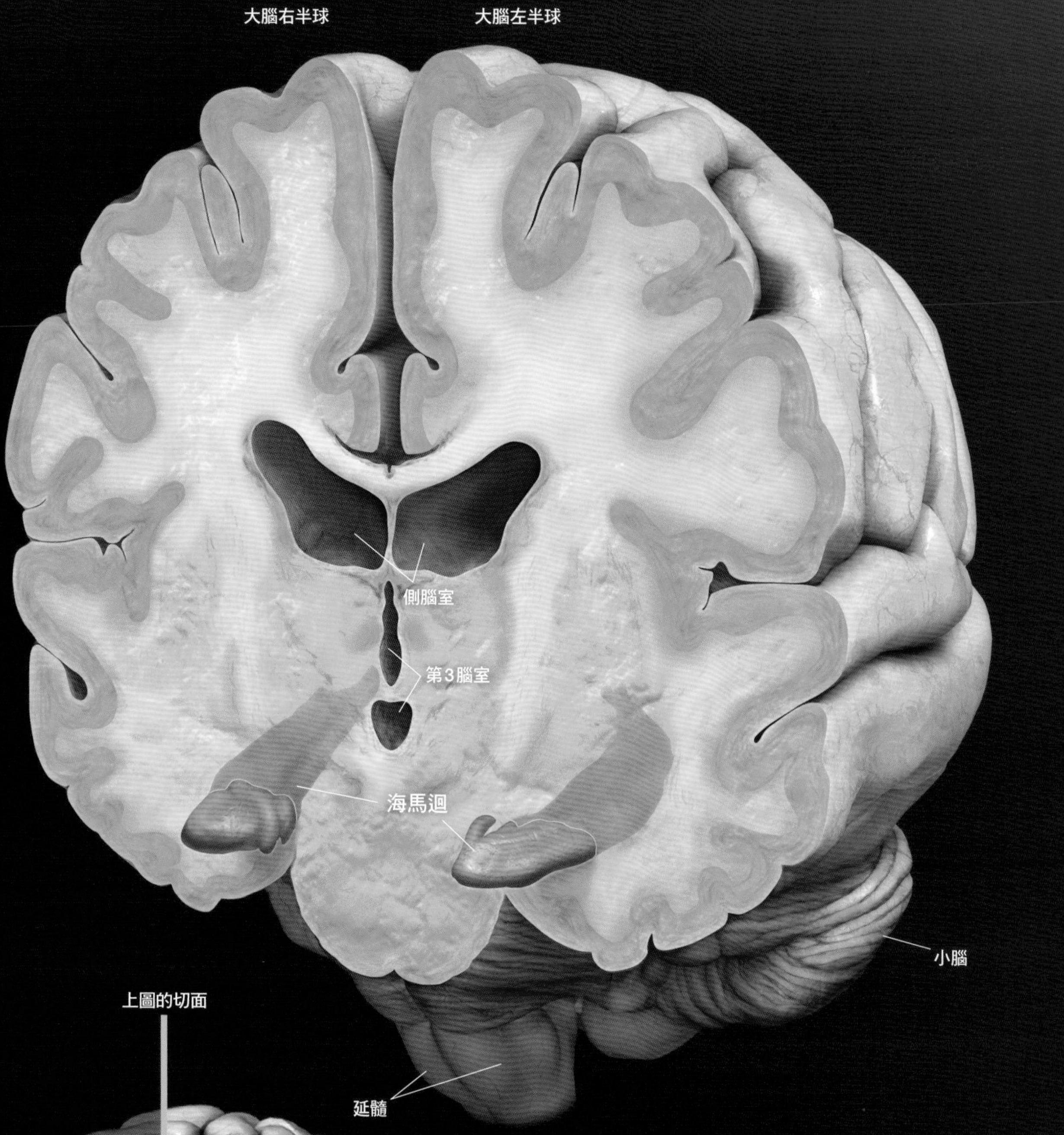

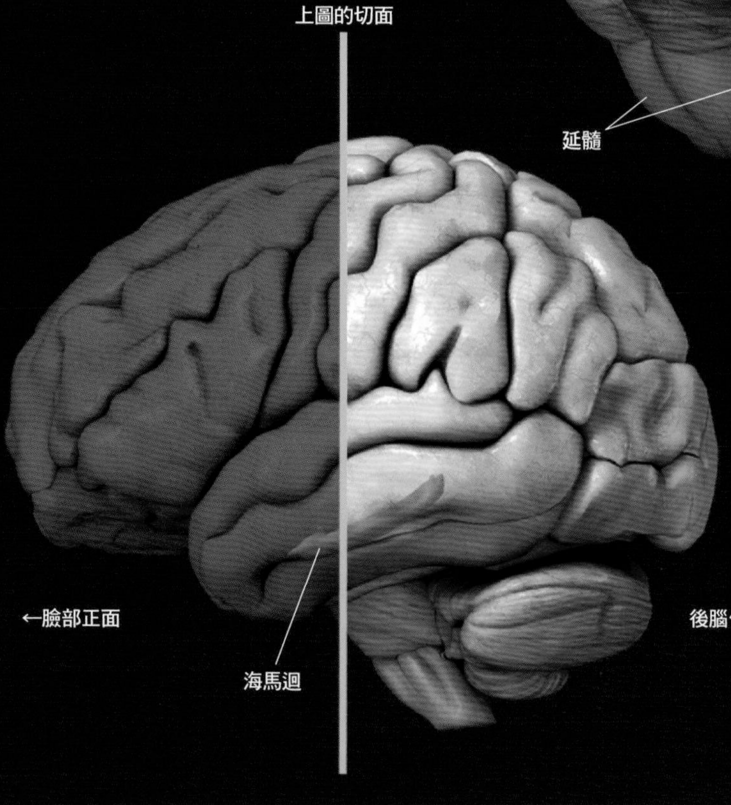

大腦右半球　　　大腦左半球

側腦室

第3腦室

海馬迴

小腦

上圖的切面

延髓

←臉部正面

後腦勺→

海馬迴

BodyParts3D, Copyright © 2008生活科學統
合資料庫中心licensed by CC-BY-SA 2.1日本
（http://lifesciencedb.jp/bp3d/info/license/
index.html），改編而成

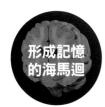

殘留在腦中的記憶究竟是什麼？

1987年獲得諾貝爾生理醫學獎的利根川進博士說：「我所研究的是最貼近一般人的記憶，也就是和發生的事情有關的記憶（事件記憶）。」雖然他是以免疫相關的研究主題獲得諾貝爾獎，但是利根川博士從1990年代起就開始研究記憶了。

利根川博士說：「腦中稱為『海馬迴』的部位對事件記憶來說非常重要，各種資訊都會進入你的海馬迴中。」有位名字縮寫為H.M.的難治性癲癇患者（於2008年過世）在1953年為

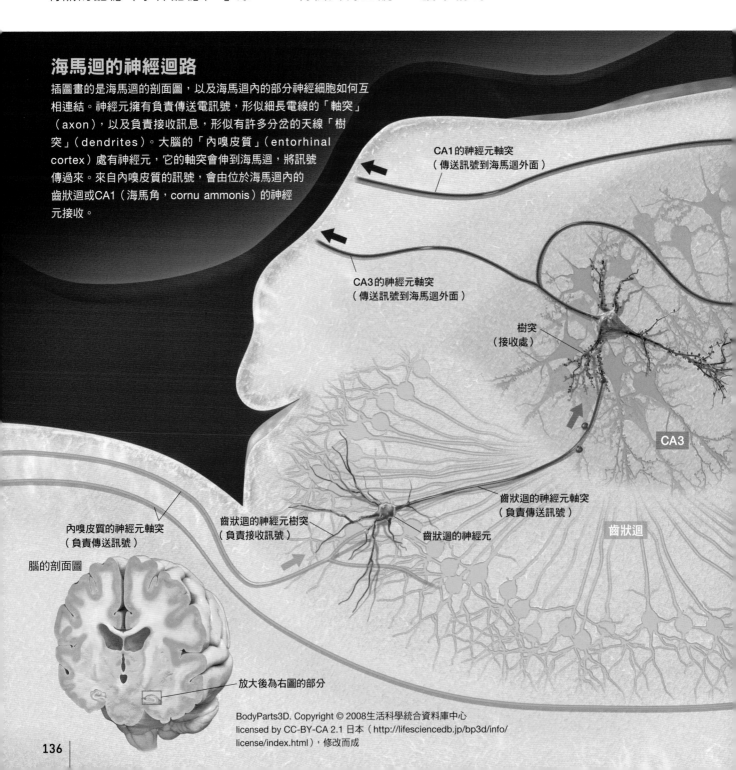

海馬迴的神經迴路

插圖畫的是海馬迴的剖面圖，以及海馬迴內的部分神經細胞如何互相連結。神經元擁有負責傳送電訊號，形似細長電線的「軸突」（axon），以及負責接收訊息，形似有許多分岔的天線「樹突」（dendrites）。大腦的「內嗅皮質」（entorhinal cortex）處有神經元，它的軸突會伸到海馬迴，將訊號傳過來。來自內嗅皮質的訊號，會由位於海馬迴內的齒狀迴或CA1（海馬角，cornu ammonis）的神經元接收。

CA1的神經元軸突
（傳送訊號到海馬迴外面）

CA3的神經元軸突
（傳送訊號到海馬迴外面）

樹突
（接收處）

CA3

內嗅皮質的神經元軸突
（負責傳送訊號）

齒狀迴的神經元樹突
（負責接收訊號）

齒狀迴的神經元

齒狀迴的神經元軸突
（負責傳送訊號）

齒狀迴

腦的剖面圖

放大後為右圖的部分

BodyParts3D. Copyright © 2008生活科學統合資料庫中心
licensed by CC-BY-CA 2.1 日本（http://lifesciencedb.jp/bp3d/info/license/index.html），修改而成

了治療而切除海馬迴，結果變得連最近吃過什麼食物都不記得。也就是說海馬迴是留下事件記憶的中樞。下方所畫的插圖，就是海馬迴的剖面圖。

目前已經知道神經元（神經細胞）在海馬迴裡是如何相連的，例如「齒狀迴」（dentate gyrus）這個部位的神經元會發出訊號，傳到位於「下游」稱為「CA3」的部位，由那裡的神經元接收。接著，CA3和CA1這兩個部位的神經元集團會形成傳遞路徑，分別把訊號送往海馬迴外面。至於神經元更詳細的連結方式，則會隨時因第140頁所介紹的「記憶元件的變化」而改變。

利根川博士說：「在我們記憶事物的過程中，這些細胞集團之間會形成新的連結。**我認為，這些連結保持在特定的模式時，記憶就會維持。**」（右圖）然而，目前仍然很難確定「哪一項具體的記憶是由哪個集團的連結在維持」。

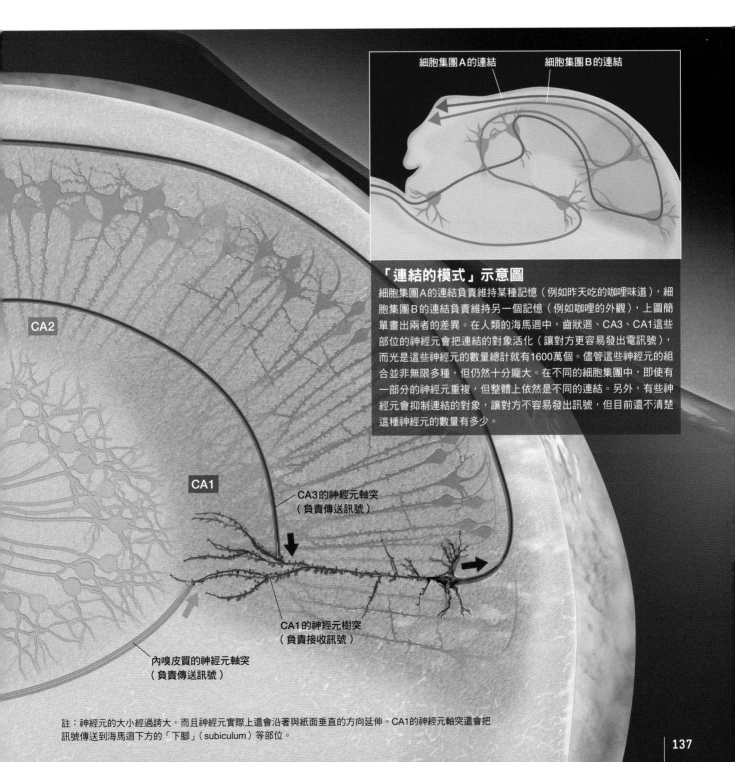

細胞集團A的連結　　　　細胞集團B的連結

「連結的模式」示意圖

細胞集團A的連結負責維持某種記憶（例如昨天吃的咖哩味道），細胞集團B的連結負責維持另一個記憶（例如咖哩的外觀），上圖簡單畫出兩者的差異。在人類的海馬迴中，齒狀迴、CA3、CA1這些部位的神經元會把連結的對象活化（讓對方更容易發出電訊號），而光是這些神經元的數量總計就有1600萬個。儘管這些神經元的組合並非無限多種，但仍然十分龐大。在不同的細胞集團中，即使有一部分的神經元重複，但整體上依然是不同的連結。另外，有些神經元會抑制連結的對象，讓對方不容易發出訊號，但目前還不清楚這種神經元的數量有多少。

CA2

CA1

CA3的神經元軸突
（負責傳送訊號）

CA1的神經元樹突
（負責接收訊號）

內嗅皮質的神經元軸突
（負責傳送訊號）

註：神經元的大小經過誇大，而且神經元實際上還會沿著與紙面垂直的方向延伸。CA1的神經元軸突還會把訊號傳送到海馬迴下方的「下腳」（subiculum）等部位。

人類留下記憶的機制
與軟體動物相同

神經元形成連結的原理是什麼呢？
當訊號從某個神經元傳送到肌肉或另一個神經元時，其連接處稱為「突觸」（插圖）。 於1965年，利用海兔這種軟體動物證明了**「突觸」發生變化是留下記憶的必備條件。** 戳海兔時，鰓會反射性地縮回去。而且，若連戳好幾次，即使造成的刺激很小，海兔仍然會出現這種反應。此現象可算是一種極為單純的記憶，但假如妨礙「突觸」傳送訊號，降低傳導效率，這種現象就不會再發生。

1973年，利用兔子的海馬迴做研究，進而發現如果在極短的時間內反覆將訊號傳送給「突觸」，訊號的傳導效率就會提高，而這樣的狀態將會維持多日，後來更發現傳導效率變差的狀態也會維持一段時間。

突觸的傳導效率會如此彈性地產生變化，並且保持在變化後的狀態，稱為「可塑性」。 一般認為，這就是生物留下記憶的運作方式。

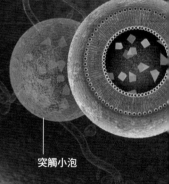

鈣離子 ——

鈣離子通道 ——

1. 傳送端釋放出傳導物質

神經元的「軸突」會傳送電訊號。當電訊號抵達軸突尾端時，軸突外側的鈣離子會通過位於細胞膜上的「鈣離子通道」，流進神經元中（上）。

軸突尾端有個像袋子般的「突觸小泡」，裡面裝了神經傳導物質。當鈣離子流進軸突時，會導致突觸小泡和軸突尾端的細胞膜融合，使小泡裡的神經傳導物質釋放出來（右）。

突觸小泡

「突觸」讓記憶留下

插圖左邊是神經元的軸突，像是細長的電線，負責傳送訊號；右邊是另一個神經元的樹突，像是很多分叉的天線，負責接收訊號。將部分放大畫成這張圖。傳送端和接收端的相連處稱為「突觸」，而傳送端和接收端的組合有很多種，例如從感官到大腦、從海馬迴到大腦皮質，或是從脊髓到肌肉等等，這些情況都會形成突觸。右圖是將突觸傳導速度快時的過程簡化繪成（1～4）。

註：插圖將突觸的數量畫得較少，並放大了「離子通道」（ion channel）
和離子的大小。

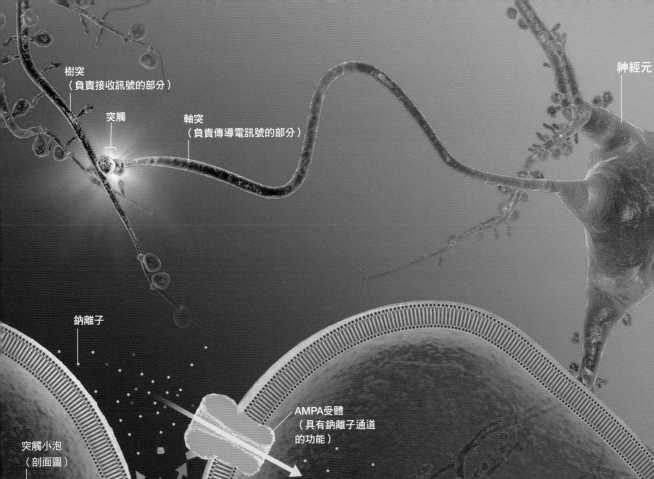

樹突
（負責接收訊號的部分）

突觸

軸突
（負責傳導電訊號的部分）

神經元

鈉離子

突觸小泡
（剖面圖）

AMPA受體
（具有鈉離子通道
的功能）

神經傳導物質

傳遞訊號

2. 離子流進接收端

當負責傳訊的神經元釋放出神經傳導物質，
負責收訊的神經元便會打開「離子通道」，
讓離子流進神經元裡。首先是鈉離子穿過
「AMPA受體」（圖中的紅色部分）進入神經
元，接著是鈣離子穿過「NMDA受體」（圖
中的橘色部分）流進神經元。就是這一連串
的過程產生了電訊號。

3. 接收傳導物質的接受
器變多

接收端的神經元表面有AMPA
受體在運作，神經元內部也有
AMPA受體的庫存。當鈣離子
穿過NMDA受體流進來時，庫
存的AMPA受體就會增至神經
元表面發揮作用。

傳送端
（軸突的尾端）

接收端
（例如樹突棘）

庫存的 AMPA 受體

NMDA受體
（具備鈣離子通道
的功能）

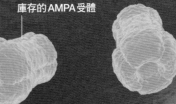

聚集到表面的
AMPA 受體

4. 在這之後，訊號更容
易傳遞

當收訊端表面聚集更多AMPA
受體，就會有更多鈉離子流進
來。因此，一旦接收到神經傳導
物質，訊號會更容易傳遞，而且
效果至少會持續好幾個小時。

鈣離子

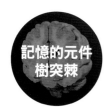

操縱神經元
成功遺忘記憶

神經元的樹突上有無數個小小的突起,稱為「樹突棘」(dendritic spine),負責擔任突觸中接收訊號的角色。有些電子迴路的「元件」能夠調整通過的電流,**專家認為「樹突棘」就是在大腦記憶迴路中負責調整訊號流通方式的元件**。日本理化學研究所的林(高木)朗子博士是研究樹突棘的學者,她說:「近幾年,有專家表示,即使只是輸入訊號到少數幾個大型樹突棘中,負責接收的神經元也有可能產生足夠的電訊號」。

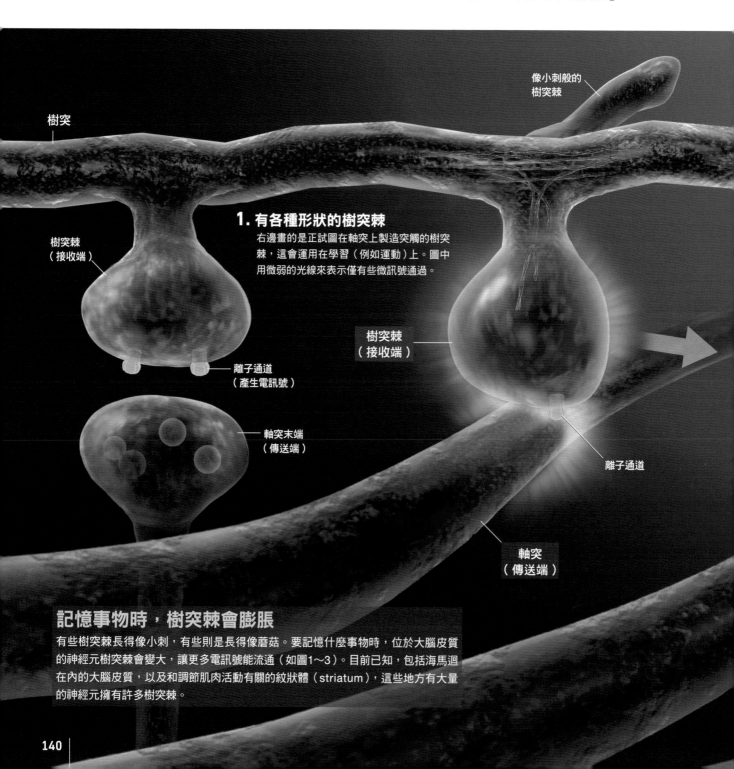

像小刺般的樹突棘

樹突

1. 有各種形狀的樹突棘
右邊畫的是正試圖在軸突上製造突觸的樹突棘,這會運用在學習(例如運動)上。圖中用微弱的光線來表示僅有些微訊號通過。

樹突棘
(接收端)

樹突棘
(接收端)

離子通道
(產生電訊號)

離子通道

軸突末端
(傳送端)

軸突
(傳送端)

記憶事物時,樹突棘會膨脹
有些樹突棘長得像小刺,有些則是長得像蘑菇。要記憶什麼事物時,位於大腦皮質的神經元樹突棘會變大,讓更多電訊號能流通(如圖1~3)。目前已知,包括海馬迴在內的大腦皮質,以及和調節肌肉活動有關的紋狀體(striatum),這些地方有大量的神經元擁有許多樹突棘。

樹突棘會增加、減少、變大或變小，隨時隨地都在變化。有研究報告指出，以正處於發育期的小鼠來說，活動身體的指令是由大腦皮質的「運動區」（motor area）發出，當牠什麼都不做時，運動區內的樹突棘會減少5％左右，而在運動時則是會增加10％。林博士表示：「當樹突棘變大，就會有許多電流流過（插圖），就好像大馬路上車水馬龍一樣。」

樹突棘會隨著記憶和學習變多且變大。 林博士讓小鼠學習某種運動※，在那些隨著學習而變大的樹突棘上做記號，開發出用光線就能讓樹突棘縮小的技術，並且證明只要消除運動區裡那些用來學習而變大的樹突棘，小鼠的運動成績就會降回學習前的程度。也就是說，小鼠的記憶消失了。一般認為，是樹突棘改變訊號的傳遞方式，讓人能夠進行複雜的記憶或學習。

※：讓小鼠踩在滾輪式跑步機的旋轉棒子上，加快滾輪旋轉速度，測量小鼠能在上面跑多久。

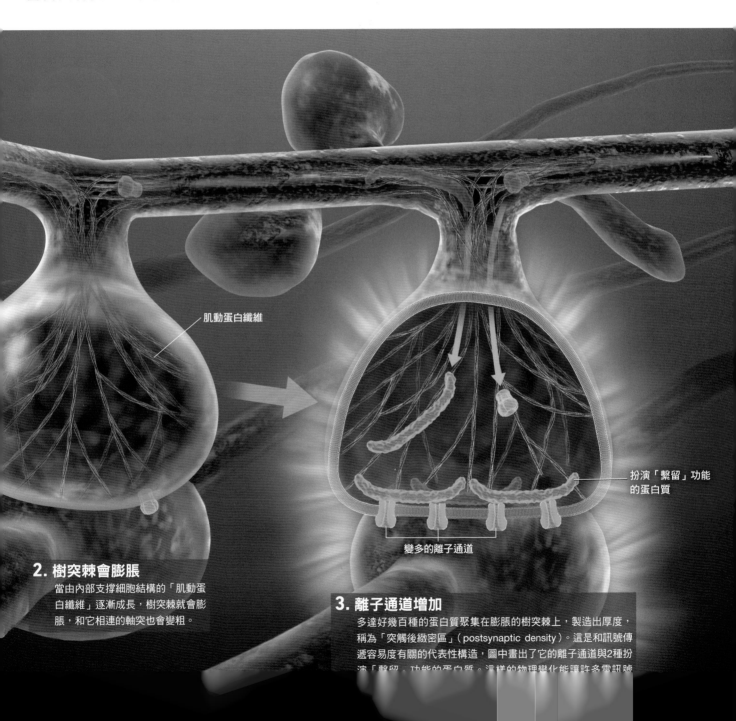

肌動蛋白纖維

扮演「繫留」功能的蛋白質

變多的離子通道

2. 樹突棘會膨脹
當由內部支撐細胞結構的「肌動蛋白纖維」逐漸成長，樹突棘就會膨脹，和它相連的軸突也會變粗。

3. 離子通道增加
多達好幾百種的蛋白質聚集在膨脹的樹突棘上，製造出厚度，稱為「突觸後緻密區」（postsynaptic density）。這是和訊號傳遞容易度有關的代表性構造，圖中畫出了它的離子通道與2種扮演「繫留」功能的蛋白質。這樣的物理變化能讓許多電訊號

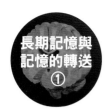

「香蕉是黃色的」這件事
來自事件記憶

第136頁介紹的癲癇患者 H.M.在切除海馬迴之後,並沒有失去所有的記憶,他記得自己是誰,也記得家人和物品的名字。此外,他能當場複誦聽到的數字（7個左右）,大腦的短期記憶並沒有問題。

另外,從另一位名字縮寫是 N.A.的患者身上得知,除了海馬迴之外,還有其他大腦部位對記憶來說不可或缺。1960年,位在這名患者腦內深處,鄰接於腦室的「視丘」有一部分嚴重受損,從此便無法記住日常生活中發生的事情。

由這個例子可以看出,**記憶有很多種類,而且並不是所有記憶都由海馬迴負責。**

我們是什麼時候記住「香蕉是黃色的」?

利根川博士說:「海馬迴對於『事件記憶』肩負著非常重要的職責,但**稱為『語意記憶』**

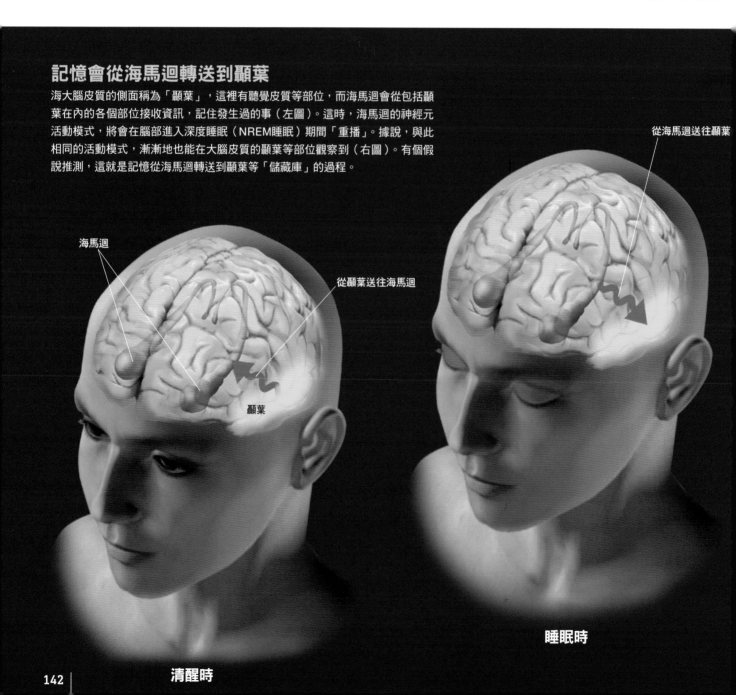

記憶會從海馬迴轉送到顳葉

海大腦皮質的側面稱為「顳葉」,這裡有聽覺皮質等部位,而海馬迴會從包括顳葉在內的各個部位接收資訊,記住發生過的事（左圖）。這時,海馬迴的神經元活動模式,將會在腦部進入深度睡眠（NREM睡眠）期間「重播」。據說,與此相同的活動模式,漸漸地也能在大腦皮質的顳葉等部位觀察到（右圖）。有個假說推測,這就是記憶從海馬迴轉送到顳葉等「儲藏庫」的過程。

海馬迴

從顳葉送往海馬迴

顳葉

從海馬迴送往顳葉

清醒時

睡眠時

的記憶就與海馬迴沒什麼關係，例如『香蕉是黃色的』這件事情。」H.M.先生腦中所喪失的記憶就是語意記憶。據說，語意記憶儲存在位於腦部表面的大腦皮質，特別是從頭部側面到頭頂那塊區域（顳葉）。

利根川博士如此解說：「其實，語意記憶原本是來自事件記憶。舉例來說，假設父母在很久以前第一次給孩子吃香蕉，孩子雖然不知道那是什麼，但覺得很好吃，而且皮還是黃色的。當這樣的事情反覆發生好幾次，『香蕉是黃色的』這個共通點就會被提取出來。所有的語意記憶都是這樣來的。」順便一提，據說人的記憶最早大約可以追溯到3歲左右。

那麼，事件記憶是怎麼變成語意記憶的呢？根據利根川博士所說，由於海馬迴應付不來，所以會將記憶轉送到位於大腦表面的皮質（右圖），但目前還不知道轉送記憶的詳細方法是什麼。

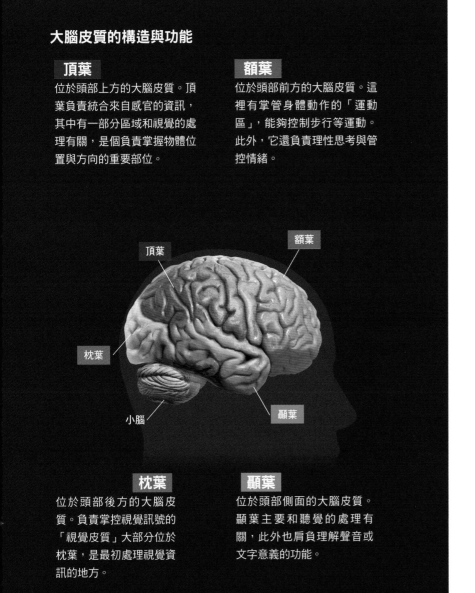

大腦皮質的構造與功能

頂葉
位於頭部上方的大腦皮質。頂葉負責統合來自感官的資訊，其中有一部分區域和視覺的處理有關，是個負責掌握物體位置與方向的重要部位。

額葉
位於頭部前方的大腦皮質。這裡有掌管身體動作的「運動區」，能夠控制步行等運動。此外，它還負責理性思考與管控情緒。

頂葉
額葉
枕葉
小腦
顳葉

枕葉
位於頭部後方的大腦皮質。負責掌控視覺訊號的「視覺皮質」大部分位於枕葉，是最初處理視覺資訊的地方。

顳葉
位於頭部側面的大腦皮質。顳葉主要和聽覺的處理有關，此外也肩負理解聲音或文字意義的功能。

世上有個
單單忘記動物的病例

日本慶應義塾大學的三村將博士是失智症與失憶症的專家，他說：「H.M.先生的症狀是典型的『失憶症』（amnesia）。」失憶的症狀可大致分為兩種，一種是無法記住病發後的新事物，這稱為「順向失憶症」（amnesia anterograde），另一種是想不起來發病前的事情，稱為「逆向失憶症」（retrograde amnesia），一般來說會兩種同時出現。此外，三村博士還說：「電視劇中常出現的失憶，是種只忘記自身相關記憶的選擇性逆向失憶，屬於心因性失憶症（psychogenic amnesia）。」

三村博士表示：「**有種情況是，在語意記憶中，患者會失去動物、交通工具或人物等特定類別的記憶**，例如不僅說不出『大象』一詞，連『大象』是什麼都忘記了。」這種不可思議的現象會發生在「單純皰疹腦炎」（herpes simplex encephalitis）的患者身上，這是種單純皰疹病毒侵襲中樞神經所引起的疾病。語意記憶以網路的形式儲存在腦內，特別儲存在顳葉，但每個區域的網路不太一樣，某個區域儲存和「生物」有關的記憶，其他區域則是「無生物」。一般認為，當腦炎侵襲的區域不同，遺忘的記憶類別也不同。

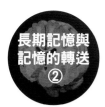

新生的神經元與
長期記憶的形成有關？

記憶可以根據維持的時間來分類。在神經科學的領域，記憶可以分為三種，除了維持幾十秒以內的「即時記憶」（immediate memory）之外，還有「近時記憶」（recent memory），以及幾乎永遠不會遺忘的「久遠記憶」（remote memory）。有時候只分成短期記憶和長期記憶兩種。其中，「近時記憶」沒有明確的時間定義，而海馬迴所負責的差不多就是近時記憶。利根川博士指出：「就連小鼠的事件記憶，都能在海馬迴保存約1～2週。要是換成人類會更久，可以透過海馬迴將事件記憶保存1～2個月。」

記憶的種類

記憶可以用很多方法分類。插圖所畫的3種記憶，是根據記憶的內容來分類。除此之外，記憶還可以用維持的時間長短來分類，或根據「我們是否意識到自己記得」分成外顯記憶（explicit memory）和內隱記憶（implicit memory）。

語意記憶

詞彙的意思、算式、年號等稱為知識的記憶。

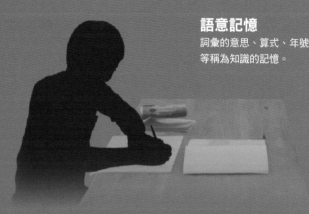

事件記憶

以個人經驗或發生的事情為基礎的記憶。若缺少海馬迴，就無法記住最近才發生的新事件。

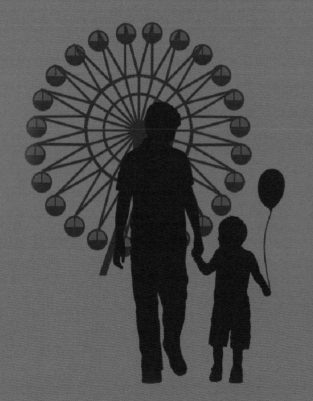

程式性記憶

和身體動作有關的記憶，例如某項特定運動的技巧或騎腳踏車的方法等等。這種記憶不需用到海馬迴也能記住。

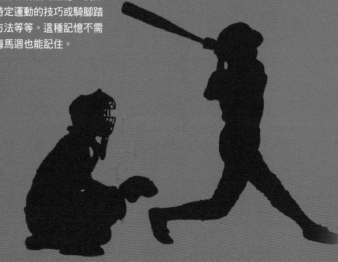

「久遠記憶」有各種類型，例如騎腳踏車的方法或運動的動作就是「用身體記住」，一旦學會就很難忘記，這稱為程式性記憶，位於大腦背面的小腦和紋狀體就與此有關。

長期記憶（或稱久遠記憶）儲存在大腦皮質。利根川博士說：「我認為小鼠腦中1～2個月的長期記憶，是**運用大腦皮質中與海馬迴同等的細胞連結來維持**。這是非常基礎的機制，若要在進化過程中多次發展出來應該很費事。因此，我認為腦中所有記憶都用了細胞來連結。」

順便一提，過去認為成人的腦中不會有新的神經元生成，但其實在海馬迴等部位一輩子都會生成新的神經元（插圖）。在海馬迴新生成的神經元會加入海馬迴的神經迴路，這表示它和長期記憶的形成有關。根據日本富山大學的研究團隊於2009年發表在學術期刊《Cell》的論文，**當小鼠的新神經元越是活躍生成（或受到抑制），事件記憶轉送到大腦皮質且與海馬迴活動斷絕關係的速度就越快（或越慢）**。至於轉送時間變長或變短的機制還有待解開。

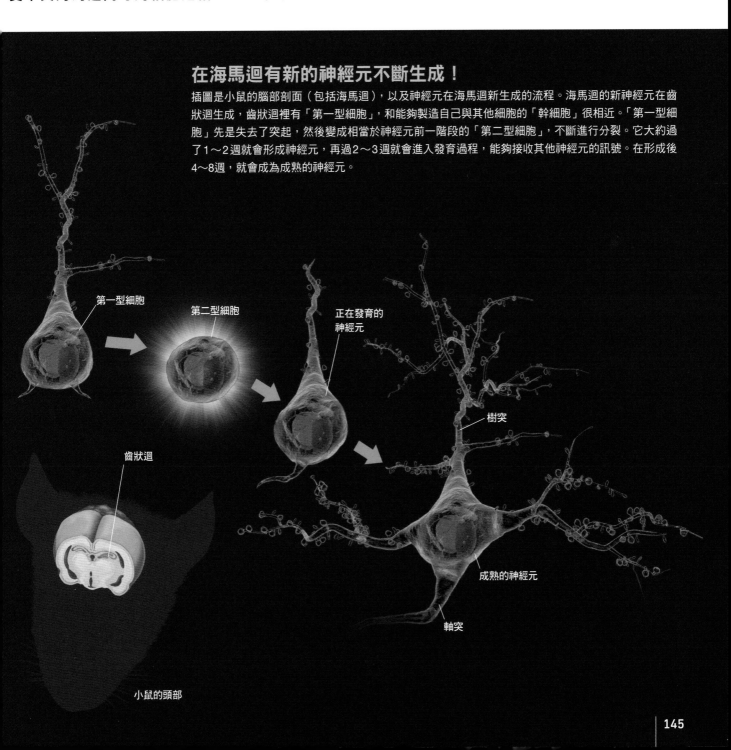

在海馬迴有新的神經元不斷生成！

插圖是小鼠的腦部剖面（包括海馬迴），以及神經元在海馬迴新生成的流程。海馬迴的新神經元在齒狀迴生成，齒狀迴裡有「第一型細胞」，和能夠製造自己與其他細胞的「幹細胞」很相近。「第一型細胞」先是失去了突起，然後變成相當於神經元前一階段的「第二型細胞」，不斷進行分裂。它大約過了1～2週就會形成神經元，再過2～3週就會進入發育過程，能夠接收其他神經元的訊號。在形成後4～8週，就會成為成熟的神經元。

第一型細胞

第二型細胞

正在發育的神經元

樹突

齒狀迴

成熟的神經元

軸突

小鼠的頭部

成功以人工方式
創造虛假的記憶

記憶是如何形成，又是如何回想起來的呢？這個謎團尚未解開，但隨著實驗技術大幅進步，開始能夠進行過去想像不到的研究方法。在此請利根川進博士談談使用「光遺傳學」（optogenetics）這種劃時代的實驗技術，讓特定的神經元進入興奮狀態，藉此探究記憶的運作方式。

＊本文為 2016 年 2 月時進行的專訪。

沒有其他心理現象比「記憶」更有趣

Galileo：在腦的各種功能中，您為什麼選擇「記憶」當作研究對象？

利根川：記憶真的是個很有趣的現象。難道不有趣嗎？（笑）記憶不是肉體上的現象，而是心理上的現象。

其他心理現象如「意識」（consciousness）在人類身上進化到很高等的程度，但是並沒有實驗方法可以測量小鼠這種動物「對某樣事物意識到什麼程度」。不過，如果是記憶的話，倒是有方法可以測量。

Galileo：重點在於能夠研究，對吧？

利根川：沒錯。此外，記憶這種東西，至少在脊椎動物（擁有脊椎的動物）之間是一個明顯共通的現象。我並不是醫生，沒有受過直接研究人類的訓練，所以才會用動物來代替人類。在動物模式中，可以使用各種不能用在人類身上的方法。即使用動物來做研究，也有助於解開人類的心理現象。

包括人類在內，記憶是許多動物都具備的精神現象，而我選了這個有趣的主題當作研究對象。這是個非常正確的決定，我至今仍然認為沒有其他心理現象和記憶一樣有趣。

Galileo：您以「免疫」的研究獲得諾貝爾獎，在這之後投入「腦」的研究。您認為這兩者是完全不同的東西嗎？

利根川：免疫和腦都是一種「系統」。與其說我在解開分子與分子相互作用的個別現象，不如說我正在揭曉這些現象的全貌。在這方面，免疫現象和腦的現象是共通的。

能夠研究這種系統的方法，在我開始研究腦的1980年代中期左右誕生了，例如基因改造小鼠，以及基因剔除等遺傳學上的方法[1]，或是讓腦系統中極小一部分發生基因突變的方法。

用這些方法，我就能在動物和腦還活著的情況下，解開和免疫或腦有關的現象。

發現記憶痕跡的細胞，還能加以操縱

Galileo：記憶的機制解開到什麼程度了呢？

利根川：說到底，在「有記憶」的時候，腦中究竟發生了什麼事呢？這幾十年來有各種預測，而真正獲得突破進展的，就是我們的研究。

「記憶痕跡」（engram）的假說從100年前就有了，該主張認

※1：在受精卵階段植入其他生物的基因（DNA），稱為基因改造。至於讓特定的基因無法作用，則稱為「基因剔除」。

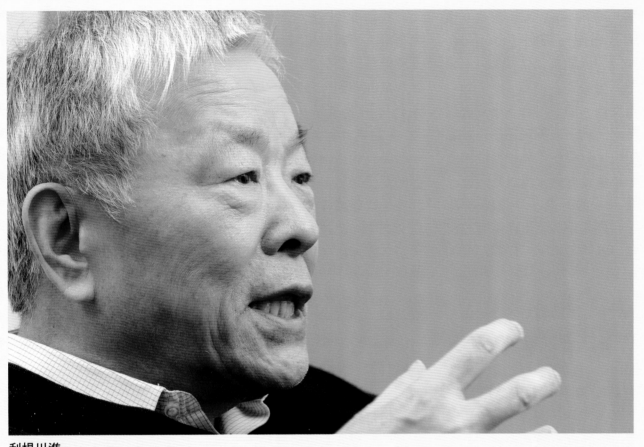

利根川進
麻省理工學院Picower學習記憶研究所教授。分子生物學家、博士。1939年出生於日本愛知縣，畢業於日本京都大學理學部。1987年，以「解開生成多樣抗體的遺傳原理」獲得諾貝爾生理醫學獎。此後運用分子生物學的方法進行腦研究，正著手解開學習與記憶的分子、細胞與神經迴路基礎。

為，當生物記住某件事物時，會發生以下的情況：「除了海馬迴之外，腦內還有其他腦細胞群會先活化。在那些細胞群當中，會發生先前沒有的物理或化學變化。而這樣的變化不會馬上消失，必須維持一段時間。」這便是對應到記憶的儲存。

Galileo：也就是說，那些物理或化學變化會在細胞群上留下「痕跡」對吧？

利根川：對，由於發生了變化，讓那些細胞群變得和其他細胞群不一樣了。而且，還可用螢光劑把那些細胞群染色，在顯微鏡底下就能觀察到，看出：「啊，就是這個細胞塑造出剛才小鼠受到驚嚇的記憶」。

Galileo：沒想到以現在的實驗技術，已經能夠得知哪些細胞和特定記憶有關了，真驚人啊。

利根川：還有就是經過一段時間後，當動物回想起記憶時，發生了什麼事？

起初塑造記憶時，細胞群會活化（發出電訊號並傳送），但那些細胞群在塑造記憶之後並不會繼續活化。不過，只要從外部對大腦給予和記憶內容有關的某種刺激，就能藉此讓曾在塑造記憶時活化的細胞群再次活化。「記憶痕跡」的假說主張這就是「記憶的想起」，而我們在2012年的論文[2]中，透過「光遺傳學」的方法首度證明這是對的。

Galileo：「光遺傳學」是個能夠讓特定神經元在短時間內活化的實驗技術，對吧（參見下一頁的插圖）？

[2]：刊登於英國學術期刊《Nature》（2012年4月19日，484 (7394)：第381～385頁），標題為「Optogenetic stimulation of a hippocampal engram activates fear memory recall」（意為「以光遺傳學刺激海馬迴的記憶痕跡後，喚起了恐懼的記憶」）。

利根川：使用這個方法，不僅能夠找出記憶細胞（memory cells），還能加以「操縱」，讓細胞活化或不活化。

相反地，即使沒有讓小鼠實際體驗過，仍然能夠製造出體驗過的記憶。只要使用光線操縱細胞群，小鼠就會做出誤以為「自己體驗過」的行為。在這3～4年內，我們成功在小鼠腦中製造出沒體驗過的記憶[3]，這非常令人振奮。

記憶並不是實際事件的「複製」

Galileo：那些用「光遺傳學」製造的記憶是「真正的記憶」嗎？

利根川：正確來說，是用人工方式讓小鼠「無法區分這些記憶與真正的記憶」。實際上是並未發生的「錯誤記憶」，卻變成貨真價實的記憶輸入了腦中。

Galileo：換句話說，就是用人工方式讓小鼠想起記憶吧？

利根川：想起記憶時，若稍微受到和記憶有關的刺激，這個刺激就會成為肇因，讓記憶細胞整體活化。只要給予一點觸發（刺激），記憶就會重現。

若要再說得仔細一點，動物體內的記憶細胞自然地再活化時，究竟是以什麼樣的程序和模式活化？未來，我想要更加細緻地以人工方式加以模仿。這一點目前還做不到。

Galileo：老實說，光是想像自己無法區分真正的記憶和虛假的記憶，就覺得有點可怕呢。

利根川：說到底，我們回想起記憶時，並不一定是像錄影機一樣，把真正發生過的事如實地放映出來。雖然常覺得自己連事情的細節都記得很清楚，但那其實是在想起的過程中，和腦中相似的其他體驗結合而生的產物。

Galileo：原來是這樣嗎？沒想到在腦中回想起的情景竟然是捏造的，真難以置信！

利根川：事件記憶很容易記住，但經常忘記細節。

舉例來說，假設你10年前曾和家人一起去某處度假。10年後，當你和家人在回憶這件事時，應該會遇到細節不一致的情況吧？當你說「那時候我們遇到的人是A」，但其他人卻說「不是啦，是B才對」。你們的記憶之所以不一致，是因為其中一方，或是雙方的記憶混進了其他的事件。

Galileo：為什麼記憶會混淆呢？

利根川：在心理學領域，已經清楚知道人在想起回憶時會和各種事情混淆。你我也是，發生的事件每天都在腦中形成記憶，而且會動態地改變，雖然自己並沒有察覺。

但是，在腦中的分子、細胞或神經迴路的層級，相似的事件記憶是怎麼混淆的？或者是，記憶的內容是如何變得不安定的？若說到讓人想起記憶的大腦分子基礎，還有很多地方必須研究，也很有趣。

維持記憶必要的是記憶細胞的連結

利根川：其實我們在2015年的論文[4]中主張，關於記憶細胞或記憶細胞群如何儲存記憶的資訊，多數人的想法都不正確。簡

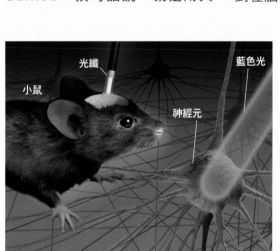

小鼠　光纖　藍色光　神經元

光遺傳學的示意圖

有種綠藻擁有照到光線就能讓鈉離子流入細胞內的離子通道。使用基因改造技術，讓小鼠的神經元能夠製造這種離子通道，接著再透過光纖讓神經元照到藍色光線，於是便有電訊號流經神經元（活化）。光線能在想要的時間打開或關閉。此外，從照到光線到電訊號流經所花的時間短到只有1000分之1秒。

※3：當小鼠回想起伴隨恐懼感的記憶時，會表現出全身僵硬的樣子。在實驗中，研究人員在記憶「箱子A很安全」的細胞群上做了記號，然後將小鼠移到箱子B。接著，用光線讓做了記號的細胞群活化（也就是讓小鼠回想起箱子A），在此同時對小鼠的腳給予會形成恐懼感的電擊刺激。結果，光是把這隻小鼠放進箱子A裡，身體就會僵硬，也就是腦中有不曾經歷過的「箱子A很危險」的虛假記憶。這篇論文刊登於美國科學期刊《Science》（2013年7月26日，Vol.341, Issue 6144, 第387～391頁）。

單來說，截至目前大多人主張記憶的資訊是靠突觸改變強度（容易傳送資訊的程度）來維持的。

起初製造記憶時，突觸的強度確實會改變。然而，根據我們的實驗資料，若要維持記憶，並不需要讓突觸維持原有的強度。

Galileo：咦？意思是說，光用突觸並無法解釋記憶的一切嗎？

利根川：這樣一來，問題就變成記憶究竟是如何維持的了。

到最後，特定的記憶並不是由1個細胞中一連串的突觸來維持，也不是由細胞集團的突觸來保持。我們主張是某項記憶由彼此相連的記憶細胞群的連結來保持（參見136頁）。

我們主張，即使曾一度變強的突觸本身變弱了，記憶細胞群的連結還是維持著，記憶也同樣會保留。

Galileo：昨天吃的咖哩味道，其記憶是由A迴路的神經元連結來維持，而同一盤咖哩的視覺記憶，則是由B迴路來維持，對吧？目前已經知道這些連結是以什麼機制維持了嗎？

利根川：目前還不清楚，但能夠預測。

如同我一開始說的，腦是個系統，即使把分子的現象累積起來，也無法充分解釋精神現象。以記憶來說，整體的訊號傳送路徑，會從「狀態1」變成「狀態2」，然後在「狀態2」安定下

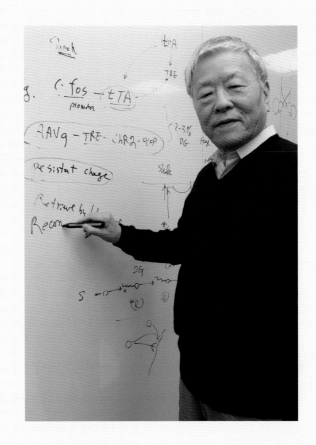

來。我們主張，記憶就是藉此形成並維持的。

Galileo：也就是說，您認為記憶的形成是從某種安定狀態轉移到另一個安定狀態，對嗎？

利根川：從以前開始，腦科學的世界裡面就有「計算神經科學」（computational neuroscience）領域的人。在他們看來，我們的主張是理所當然的。當然突觸也有關係，但沒必要一直維持原樣。想成是連結的變化在維持記憶還妥當得多。但是，在這之前一直沒有證據。

加拿大心理學家海伯（Donald Olding Hebb，1904～1985）因為提出突觸可塑性（第138頁）

而廣為人知，他在書上寫下剛才說的「是細胞之間的連結在維持記憶」。

我想，要讓大眾普遍接受這個論點還要再一段時間。但我們的實驗資料是如此顯示的，所以也只能接受了。

Galileo：由此可知，記憶的研究現在正面臨轉換期。謝謝您接受我們的訪問。　　🪐

※4：刊登於《Science》（2015年5月29日，Vol.348, Issue 6238, 第1007～1013頁）。在這場實驗中，是將小鼠放進箱子裡，給予電擊刺激，並且在留下恐懼記憶的細胞上做記號，隨後立刻投與讓突觸無法維持強度的藥劑。結果，後續即使再把這隻小鼠放進當初受到電擊時所待的箱子，身體也不會僵硬。然而，即使突觸並未維持在一定的強度，只要把小鼠放進其他箱子，並且讓做了記號的細胞活化，小鼠的身體還是僵硬了。

PART 3

想要了解更多！
關於記憶

記 憶絕對不是「把所見所聞忠實地保留下來，事後正確重新
播放的功能」。記憶有時會遭到改寫，也會「說謊」。這
在心理學上稱為「假記憶」（false memory），任何人身上都會
發生這種現象。PART 3將介紹這種不可思議的機制。還有各種
和記憶有關的關鍵詞，如支撐閱讀與計算等人類高階認知功能的
「工作記憶」，以及將好幾千本書籍內容毫無誤差地記住的「超
憶症」。

假記憶的心像

當你和親朋好友聊起過去的回憶時，應該經常發生彼此對地點或當時在場的人物記憶不一致
的情況吧？右上的照片是在水邊實際發生過的事，右下的人正在回憶它。然而，記憶中的地
點卻和實際發生過的事件不一樣，也有幾個原本在的人消失了。「假記憶」就是這樣發生在
日常生活中。

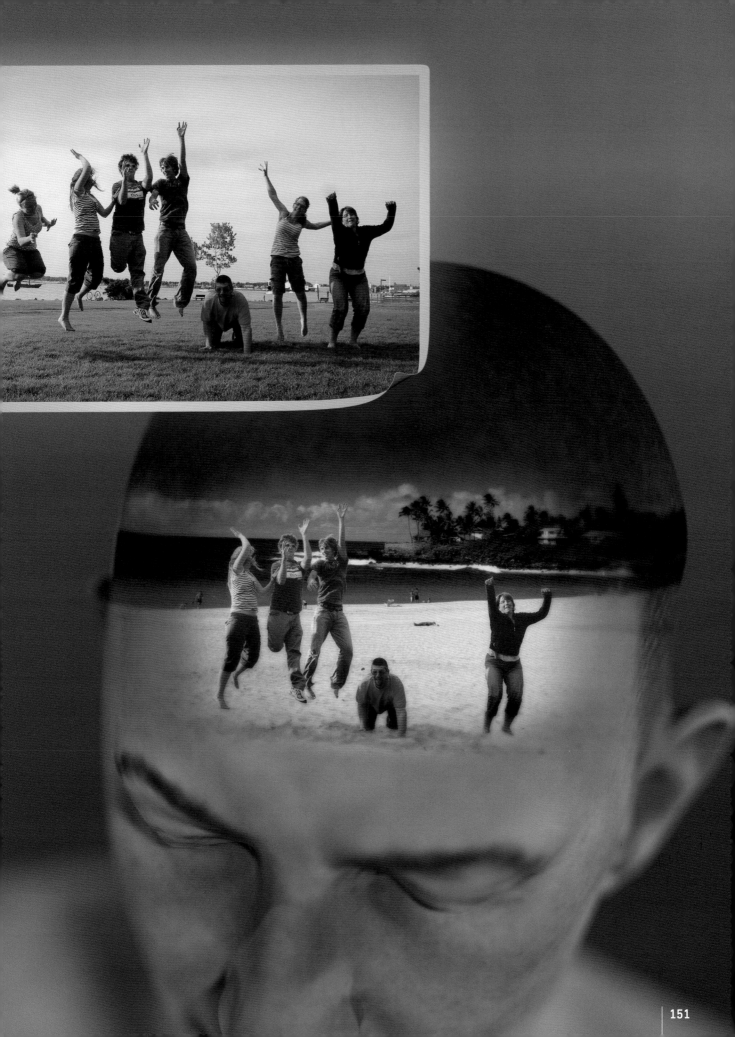

記憶的
嵌入

鮮明的記憶
也有可能是錯誤的

　　像是2001年發生在美國的911恐怖攻擊事件，這種世界級的重大事件無論如何都會留在記憶裡。已知在這種情況下所發生的事，即使經過很長一段時間，還是能夠清楚回想起當時是何時、地點在哪裡、當下和誰在一起或正在做什麼。

　　這種記憶現象被比喻成使用閃光燈，稱為「閃光燈記憶」（flashbulb memory）。一般認為，這是因為新聞會反覆報導重大事件讓觀眾多次閱聽，所以會長年留下記憶。

「時間」和「地點」弄錯的原因

　　然而，這些記憶雖然很鮮明，卻不一定正確。有研究報告指出，在重大事件剛發生時詢問並記錄受測者在哪裡做什麼事，過了一年再詢問一次，受測者的記憶雖然很鮮明，但內容卻和一年前的紀錄不同。

　　高橋雅延博士如此解釋：「閃光燈記憶之所以會扭曲，是因為事發後會靠大腦的前額葉皮質多次回想起來並重建。記住發生的事情時，幾乎不會去注意「時間」和「地點」。儘管如此，若還是硬要去回想，在腦中搜尋、識別資訊來源的『來源監控』（source monitoring）能力就會出錯。」

　　而且，有時即使記憶並不正確，但本人卻深信不疑。

　　有份1992年的研究報告是這樣的：向106名學生詢問他們關於1986年太空梭「挑戰者號」爆炸事件後的記憶，以及對自己腦中記憶的確信程度。過了2年半後再次詢問同一群人，他們記得的內容缺乏一貫性，但是對自身記憶的肯定度平均值卻在5分中占了4.17分之高。

　　不僅如此，還有報告指出，有些人的腦中「嵌入」違背事實的記憶。1992年，荷蘭首都阿姆斯特丹發生貨機撞擊公寓大樓的事故，在事發10個月後，研究人員向一群大學生詢問：「是否看過貨機撞擊公寓大樓那瞬間的影片？」有超過一半以上的人回答看過，但其實那段影片並不存在。

胎兒時的記憶能夠事後「嵌入」

　　即使是6歲小孩，也擁有某種程度的「來源監控」能力，但一般來說，3歲以前的記憶通常想不起來。有人提出一個說法是，來源監控能力由腦的前額葉皮質負責，但幼兒的前額葉皮質、海馬迴與語言能力還不夠發達，記憶的方法和成人不同，因此長大之後便想不起來。

　　此外，甚至有人說記得胎兒時的記憶，但已知這樣的記憶其實可以靠巧妙的對話「嵌入」。此外，即使某人起初對一項記憶沒有自信，但在反覆接受催眠療法的過程中就會逐漸

相信那段記憶。「被外星人綁架」的記憶，似乎也是由類似的機制生成的。

　　判斷自己是否真的經歷過一項記憶的能力稱為「現實監控」（reality monitoring），這對6歲小孩來說也很困難。即使在6歲之前的記憶是虛假的，但光是靠頭腦也無法判斷，會當成是事實。

想起時間地點與事實不符的錯誤記憶

記憶的想起由腦的前額葉皮質負責，這可比擬成「把好幾片日期不明的拼圖組合在一起」。右頁的例子是上班族在911恐怖攻擊事件發生時，實際上是打著白色領帶在開會。但他事後回想時，卻記成自己當時打著咖啡色領帶在製作文件，而且該記憶很鮮明，一般來說不會發現自己記錯。當「來源監控」的能力出錯，就會製造出很鮮明但違背事實的記憶。

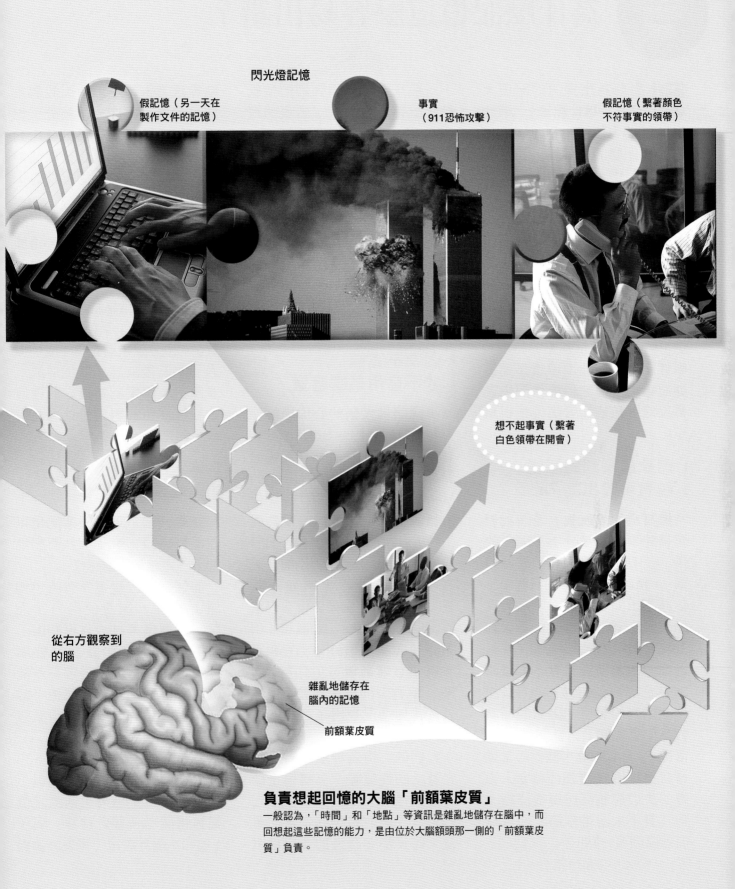

閃光燈記憶

假記憶（另一天在製作文件的記憶）

事實（911恐怖攻擊）

假記憶（繫著顏色不符事實的領帶）

想不起事實（繫著白色領帶在開會）

從右方觀察到的腦

雜亂地儲存在腦內的記憶

前額葉皮質

負責想起回憶的大腦「前額葉皮質」

一般認為，「時間」和「地點」等資訊是雜亂地儲存在腦中，而回想起這些記憶的能力，是由位於大腦額頭那一側的「前額葉皮質」負責。

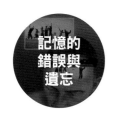

為什麼記憶這麼容易出錯？

到目前為止探討的記憶大多是「事件記憶」。事件記憶包括「何時」、「何地」、「做了什麼」等資訊，是屬於個人的記憶。此外還具有能夠用言語表達的特徵，是一種「陳述性記憶」（declarative memory）[※]。

相較之下，很難用語言來描述的記憶稱之為「非陳述性記憶」（nondeclarative memory）或者是「程式性記憶」，技能和習慣都屬於此類。事件記憶、技能及習慣都是長期記憶的一種，但事件記憶容易出錯，技能和習慣則是很難忘記。

印象越深刻的回憶，越有可能出錯？

據高橋博士所說，若將我們記得的事件記憶分為「開心的事」、「普通的事」和「討厭的事」，無論在什麼樣的研究中，都顯示出開心的事占了最大比例，大約50%；普通的事大約30%，討厭的記憶約占20%。

我們的記憶究竟有多少是錯誤的呢？高橋博士說：「可以說伴隨情緒的記憶，出錯的機率較高，這點和一般人的認知有落差。」確實如此，我們經常覺得自己把愉快的旅行和令人悔恨的失敗經驗都記得很詳細，但其實不太記得細節，而且沒有意識到這一點。

一般來說，伴隨強烈的情感時，記憶力會降低（右頁的框內）。而且回想那個記憶時，上一頁提到的「來源監控」能力很容易出錯。高橋博士說：「不過，是否出錯也要視判斷標準而定。若從違背事實的角度來看，我們可以說每個人都在『說謊』，但是若從沒有發現是主觀偏誤的角度來看，那些記憶對每個人來說都是『正確』的。」

因為不完整才不會用盡腦容量

美國哈佛大學的心理學家沙克特（Daniel L. Schacter，1952～）博士在著作《記憶七罪》（The Seven Sins of Memory）中列舉出了7種記憶出錯的情況：①健忘（遺忘或生病）、②失神（不小心忘記安排好的事）、③空白（例如忘記名字）、④錯認（例如既視感）、⑤暗示（例如覺得自己還有出生時的記憶）、⑥偏頗（例如認知偏誤，bias）、⑦糾纏（例如心理創傷等）。這樣看來，除了⑤和⑥含有假記憶之外，其他情況也出了各式各樣的「差錯」。

我們的記憶為什麼會有「不完整」的性質呢？高橋博士認為優點在於去掉細微末節讓我們可以只記住事物的本質。畢竟，每天都有龐大的資訊從眼

睛等感官送往腦部，而我們意識到的只有其中一小部分，也只有其中更少的一部分會由腦的海馬迴記住。要是全部都能記住的話，腦容量馬上就會不夠用了。

除此之外，記憶的遺忘也隨時在發生。1880年左右，德國心理學家艾賓豪斯做了定量的實驗，研究記憶的「有效期限」。其研究結果就是很有名的「遺忘曲線」（參見第126頁），20分鐘後還記得4成，但過了1天後就忘了將近7成。實際上，專家認為遺忘的速度會根據記憶的對象是什麼而有很大的差別。

痛苦的記憶也能變成快樂的記憶

結果，留下來的長期記憶可說能夠持續一輩子，然而記憶卻不一定永遠不變。

記憶容易改變這點有時也能派上用場，端看使用方法而定。在準備考試或從事艱困工作的當下，多半會感到很痛苦，但也因為記憶很容易就能改變，即使是痛苦的記憶，經年累月之後仍有可能改用樂觀的態度看待。

舉例來說，日本有一份2009年的研究讓46名大學生參與，請他們盡量把應考生活的記憶描述得開心一些。接著，隔了1週和1個月之後，再來談論對

※：陳述性記憶大致對應到有意識想起的「外顯記憶」，非陳述性記憶（或程式性記憶）則是對應到潛意識中回想起的「內隱記憶」。

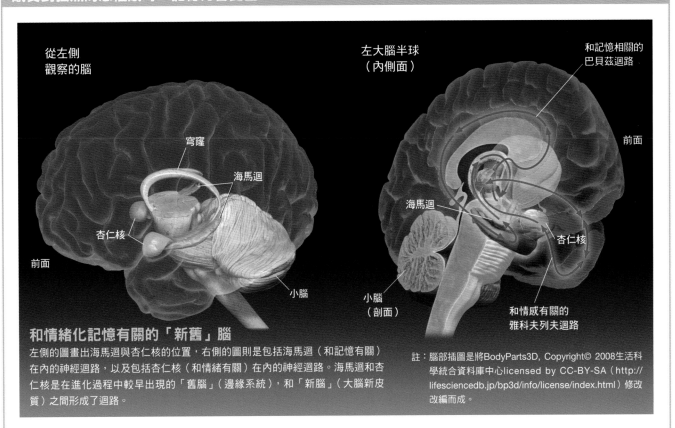

從左側
觀察的腦

穹隆

海馬迴

杏仁核

前面

小腦

左大腦半球
（內側面）

海馬迴

小腦
（剖面）

杏仁核

和記憶相關的
巴貝茲迴路

前面

和情感有關的
雅科夫列夫迴路

和情緒化記憶有關的「新舊」腦

左側的圖畫出海馬迴與杏仁核的位置，右側的圖則是包括海馬迴（和記憶有關）在內的神經迴路，以及包括杏仁核（和情緒有關）在內的神經迴路。海馬迴和杏仁核是在進化過程中較早出現的「舊腦」（邊緣系統），和「新腦」（大腦新皮質）之間形成了迴路。

註：腦部插圖是將BodyParts3D, Copyright© 2008生活科學統合資料庫中心licensed by CC-BY-SA（http://lifesciencedb.jp/bp3d/info/license/index.html）修改改編而成。

突然遇到搶劫等事情時，會喚起心中的驚嚇或恐懼感，在這種情況下會發生「武器聚焦效應」（weapon focus effect）或「管狀視覺」（tunnel vision），也就是注意力聚焦在搶匪的武器上，不易察覺搶匪的長相或服裝等背景資訊，進而記憶模糊。

關於只注意武器的機制，有兩個假說很有說服力。第一個假說主張驚嚇與恐懼感會讓視覺範圍變得狹窄，另一個假說則是認為，由於眼前遇到的是平時不可能發生的情況，因此視覺上的注意力會被武器吸引（菜刀出現在廚房並不奇怪，但若出現在臥室可就不尋常了）。

此外，目前已知，若緊張感（壓力或清醒的程度）太強或太弱，記憶力（記憶的效率）都會下降，也就是說，緊張感有個最適合的限度，而「武器聚焦效應」則相當於太緊繃的狀態。

「杏仁核」負責記住回憶

感官接收到的資訊會輸入到腦內的「海馬迴」，形成記憶。已知有患者因切除海馬迴而無法記住新事物，亦即第136頁H.M.先生的例子。在過去，認為切除海馬迴的手術能夠有效治療癲癇。

另一方面，對於個人的回憶，或是遇到搶劫等會伴隨強烈情緒的記憶，掌管情緒的腦部位會發揮特別大的作用，而最具代表性的部位就是「杏仁核」。有報告指出，左右腦中杏仁核受損的病患，在聽了訴諸情感的故事後過了1週，在回答和故事相關的提問時，答對率比一般人低。

應考生活的原始記憶，結果他們用了更多正面詞彙來描述。雖然「考試生活有多麼負面」這點有待商榷，但以其他種類的負面記憶來說，重新描述它可能有助於改變記憶。

只要活著，記憶就會出錯

「記憶永遠不會出錯」是錯誤的觀念。在日常生活中，我們其實只記得自己注意的事情。比方說，你能憑記憶正確畫出5元硬幣嗎？

記憶是人活著的主幹，會出錯是常有的事。希望各位讀者能了解記憶容易出錯這個特點，並且好好面對它。

註：若讀者想要更詳細地了解假記憶，可閱讀下列書籍：《心理学ビジュアル百科》、《脳はなぜ都合よく記憶するのか》、《変えてみよう！ 記憶とのつきあいかた》、《基礎から学ぶ認知心理学》、《基礎から学ぶ心理学・臨床心理学》。

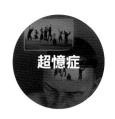
超憶症

有些人擁有能瞬間回答過去或未來某一天是星期幾的驚人記憶力

準備入學考試或資格考試時，很多人都想要擁有能夠瞬間記住超大量內容的記憶力吧？那些能夠記住圓周率到第幾萬位的人，是把沒有特殊意義的數字串編成有意義的故事來加以記憶。

但是也有些人與此不同，天生就具備這種能力，不必把周遭的資訊加工也能夠直接全部牢牢記住，稱之為「超憶症」（hyperthymesia）。

周遭的所有資訊時時刻刻都會進入我們的眼睛或耳朵，但大部分資訊都沒有什麼意義，也不會意識到，因為我們的腦會從輸入進來的資訊中進行挑選，只注意必須的資訊，有意識地「看」或「聽」。

因為「無法遺忘」會令人痛苦

患有超憶症的人無法刻意過濾資訊，而且記憶時也不會為資訊賦予特定的意象或情感，只是將大量資訊當作無機的資訊，機械性地記下來而已。

只要沒有反覆想起並運用，我們的記憶通常會慢慢淡去。當悲傷或痛苦的事變成心理創傷時，會造成「創傷後壓力疾患」（posttraumatic stress disorder），但是超憶症屬於例外。一般來說，即使是強烈悲傷或憤怒的情緒，大多會隨著時間經過而一點一滴淡去。然而，患有超憶症的人連這些負面記憶都忘不了，經常受到折磨。

腦功能疾患伴隨著驚人記憶力的「學者症候群」

在超憶症的人當中，還有一群更特別的例子，那就是知名的「學者症候群」（savant syndrome）。學者症候群是天生的，但是偶爾會有人在意外中大腦受損而後天罹患學者症候群。

絕大部分的學者症候群患者都擁有驚人的記憶力，例如有人能夠像拍照一樣記住眼前的事物，連細節都能詳盡地畫出；有些人則是對聲音有著敏銳的記憶力，能夠把只聽過一次的音樂記得非常詳盡並重現。此外，還有人能記憶好幾年份的年、月、日與星期幾，擁有「日期推算」（calendar calculation）的能力，能夠正確回答別人隨機提問過去或未來的某一天是星期幾。

學者症候群的患者，為什麼能夠發揮出這麼特殊的記憶力呢？

目前最大的可能性是，他們負責掌控語言能力的左腦天生有某種障礙，因此改由右腦來肩負那些功能。

我們的左腦負責掌管語言和數學能力，右腦負責掌管繪畫、音樂和空間認知能力，左右腦是由稱為胼胝體（corpus callosum）的組織相連。日本生理學研究所的柿木隆介名譽教授是腦科學專家，他說：「為了肩負某個半腦的機能，另一半腦的功能很有可能會因此活化。」

實際上，在大部分情況下，學者症候群患者所發揮的，多半是繪畫或音樂等由右腦掌管的傑出才能。相較之下，他們的語言能力和溝通能力大多有所不足，甚至還有學習障礙。據說，在自閉症患者（基於天生的腦功能疾患而不擅溝通）當中，約有10％～25％是學者症候群。

左圖是知名的學者症候群患者金皮克（Kim Peek，1951～2009）。在1988年的電影《雨人》中，霍夫曼（Dustin Lee Hoffman，1937～）所飾演的主角雷蒙就是以金皮克為藍本。金皮克能記住約一萬冊書籍的內容，也擁有能馬上說出某天是星期幾的日期推算能力，發揮驚人的記憶力。據說，他的小腦和胼胝體也有受損。

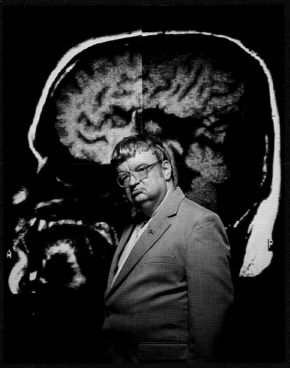

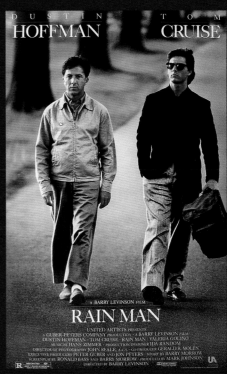

學者症候群是將大量的記憶儲存在「潛意識的迴路」？

我們將每天發生的事（事件記憶）或一般知識（語意記憶）等資訊，長期保存在大腦皮質。另一方面，運動技巧或習慣等潛意識的記憶（程式性記憶）則是儲存在腦內稱為「基底核」的地方（下圖）。程式性記憶有著比事件記憶更難忘記的特性。學者症候群患者之所以擁有驚人的記憶力，或許就是將記憶儲存在基底核。此外，基底核位於比大腦皮質更內部的地方。在生物從囓齒類進化到靈長類的過程中，基底核並不像大腦皮質那麼巨大化且發達，可說是進化上比較古老的部分。

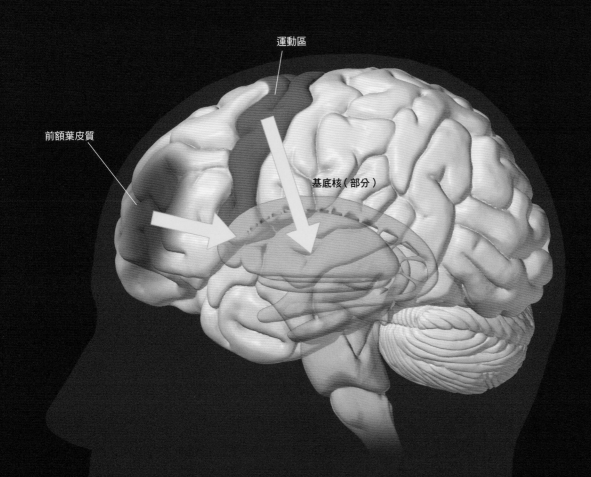

運動區

前額葉皮質

基底核（部分）

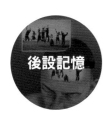

後設記憶

客觀判斷自身記憶的「後設記憶」

「**後**設記憶」（meta-memory）是指對自己的記憶做出判斷，例如眼前看到不知道意思的英文單字時，知道「自己以前背過這個單字，只是忘記了」抑或是「第一次看到這個單字」。像這樣更高層次地判斷自己的記憶狀態，就是「後設記憶」。

此外，根據自己的經驗發明更有效果的記憶法，或是發明不遺忘記憶內容的方法（例如做筆記、取諧音等等），這樣的能力也稱為後設記憶。

日本聖心女子大學的高橋雅延教授正在研究記憶，他說如果一個人的後設記憶能力很好，就能進行更有效率的記憶法，藉此了解自己的行為模式，能夠有效率地運用時間。

舉例來說，每天早上出門上班

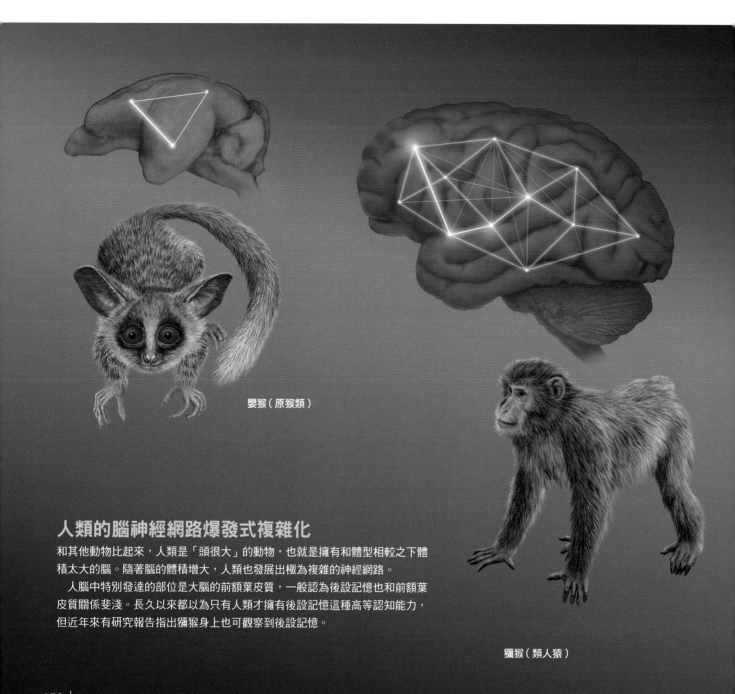

嬰猴（原猴類）

人類的腦神經網路爆發式複雜化

和其他動物比起來，人類是「頭很大」的動物，也就是擁有和體型相較之下體積太大的腦。隨著腦的體積增大，人類也發展出極為複雜的神經網路。

人腦中特別發達的部位是大腦的前額葉皮質，一般認為後設記憶也和前額葉皮質關係斐淺。長久以來都以為只有人類才擁有後設記憶這種高等認知能力，但近年來有研究報告指出獼猴身上也可觀察到後設記憶。

獼猴（類人猿）

之前，為了不忘記帶需要的東西，與其把鑰匙、月票和員工識別證等物品名稱逐一記住，不如把這些東西組成一套放在家門口附近，這樣比較能夠節省腦容量。如上所述，若將行為化為習慣，判斷要如何記憶哪些資訊，就能更正確地展望未來。

此外，後設記憶能力很好的人，還會強烈感受到記憶正在消失，有時會因此感到強烈的焦慮或焦躁，形成壓力。高橋教授說：「若要消除記憶變得薄弱的壓力，只要在自己感覺到記憶變淡時再次重新記憶，藉此維持記憶即可。」

如何強化後設記憶的能力？

後設記憶的能力會隨著成長而越來越發達。科學家目前還在研究人類的幼兒是從幾歲開始擁有後設記憶，但一般認為，從小學低年級開始，許多兒童就會開始擁有後設記憶。

後設記憶能力的高低有個別的差異，某種程度上取決於先天。不過，我們仍然可以透過寫日記或者是手帳來監控自己的行為和想法，稱為「自我監控」（self-monitoring），確認出方便自己記憶的方法，來加強後設記憶的能力。

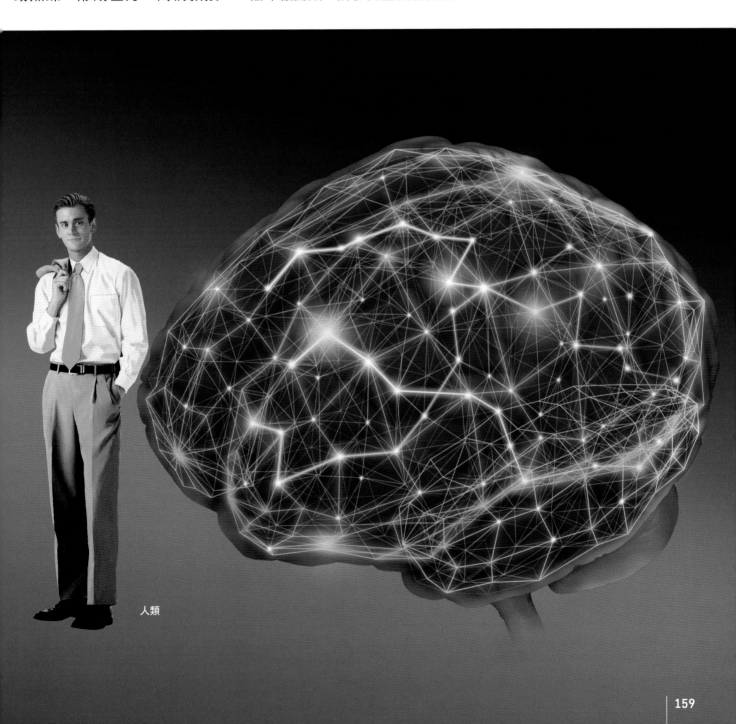

人類

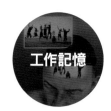
支援思考與行動，高度知性不可或缺的「腦的工作台」

為了某個目的採取行動時，要做出決策就必須從許多資訊當中選出所需並記在腦海中。舉例來說，要出門購物時，會先訂下一連串的目標，包括出門的時間、要走的路線、要順便去的店家和要買的東西，然後再展開行動。這時會暫時記住時間和路線，當目標行動結束就馬上忘記。

這種將資訊短暫保留在腦內的機制稱為「工作記憶」。工作記憶的特徵是只注意自己選擇的資訊，作業結束就重新整理，因此比擬成工作台。

使用工作記憶時，必須頻繁地進行處理與記憶這兩個「雙重任務」（dual task），也就是一邊行動一邊記憶。以唸書為例，必須一邊記住所需的內容（記憶），一邊理解內容的意思（處理）。對話、心算和烹飪也一樣，必須同時記憶和處理。此外，生活中有時也會發生腦中記得爐火還開著，同時應付打來的電話的情況。當同時進行記憶和處理的總量快要接近個人的工作記憶容量時，作業速度就會變慢、出錯或忘記事情。若要過著平順的日常生活，就不能沒有工

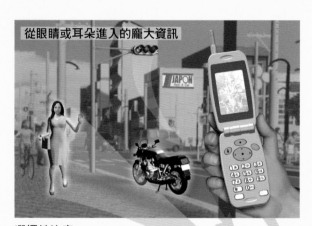

從眼睛或耳朵進入的龐大資訊

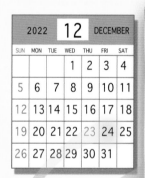

預期性記憶

過去的記憶

選擇性注意
從眾多資訊中，只專注當下對自己有意義資訊的功能。

工作記憶
前額葉皮質思考時的「工作台」。因為空間有限，所以無法承載太多資訊。

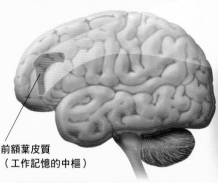

高級運動區

前額葉皮質
（工作記憶的中樞）

邊緣系統
（包括杏仁核與海馬迴）

工作記憶的功能

藉由「選擇性注意」，從「來自外界的資訊」、「預期性記憶」（prospective memory）與「過去的記憶」中選出需要的資訊，暫時記住並組合起來，進而採取適當的行動。

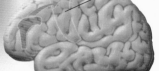

決定如何行動
前額葉皮質根據工作記憶中的資訊決定如何行動，對高級運動區下指令。

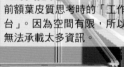

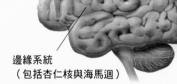

控制情緒
杏仁核負責掌管情緒，海馬迴則是掌管記憶，而前額葉皮質會根據工作記憶的資訊，適當地控制杏仁核與海馬迴的作用。

作記憶。

日本大阪大學的苧阪滿里子名譽教授是研究工作記憶的專家，她說工作記憶容量大的人，其「閱讀能力」、「注意力控制」（attentional control）（例如只專注在所需的資訊，抑制當下不需要的資訊）和「自我監控」的能力也很優秀。自我監控是種自我掌控的心理運作，了解自己正在做什麼，並判斷是否正為了達成目標而採取適當的行動。

一般認為，有發展障礙的人通常不擅長控制工作記憶。這類人很擅長在短期內記憶多項資訊，但大多不擅長將需要的資訊和不需要的資訊分類，並抑制不需要的資訊。另一方面，他們有時候會發揮強大的記憶能力，例如詳細記住火車時刻表等自己喜歡的特定資訊。

如何防止工作記憶能力低落？

工作記憶的能力會隨著年齡增長而變差。根據苧阪名譽教授所說，若要防止工作記憶能力低落，就必須積極在日常生活中運用工作記憶，例如閱讀或下廚。

此外，若太仰賴智慧型手機等外部記憶裝置，也會導致工作記憶變差。近幾年，在年輕人身上也能觀察到工作記憶容量偏低的現象。工作記憶容量變低會影響兒童的閱讀能力和思考能力發育，令人憂心。維持健全的工作記憶對兒童和老年人等所有人來說都很重要。

（第156頁～第161頁撰文：藥袋摩耶）

測量工作記憶的容量

有人開發出一種測驗，可以測出工作記憶的容量，也就是維持記憶與處理的能力。在記憶的同時，要處理的題目有：1.閱讀句子，2.計算算式，3.回答空間問題。上述每一類題目，都是透過增加要記憶的資訊量，測驗答對率能維持到什麼程度來測量工作記憶的容量。（參考資料：苧阪滿里子著《遺忘的腦科學》，講談社出版，2014年。作者同上，《測量高齡者的健忘度》，新曜社出版，2020年）。

2. 操作廣度測驗（Operation Span Test）
判斷算式的答案是否正確，並記住式子右邊的詞彙。

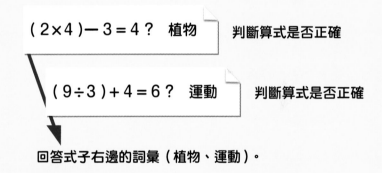

（2×4）－3＝4？ 植物　　**判斷算式是否正確**

（9÷3）＋4＝6？ 運動　　**判斷算式是否正確**

回答式子右邊的詞彙（植物、運動）。

3. 空間廣度測驗
回答文字是正像或鏡像，並記住文字的方向。

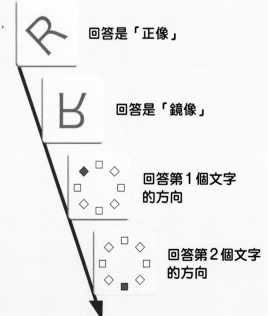

回答是「正像」

回答是「鏡像」

回答第1個文字的方向

回答第2個文字的方向

1. 閱讀廣度測驗（Reading Span Test）
唸出句子，並記住句子裡畫紅色底線的詞彙。

或許是因為有在游泳，媽媽最近很有精神。　　唸出來

這種花是熱帶植物，耐不住北方的嚴寒。　　唸出來

暴風雨把火車車票販賣機吹壞了。　　唸出來

要受測者回答畫底線的詞彙（精神、北方、火車）。

年紀大了之後傾向
記住樂觀事物的「正向效應」

你會不會覺得身邊的長輩「只記得對自己有利的事情」,或是「莫名的樂觀」呢?一般認為,這是稱為「正向效應」(positivity effect)的心理表現,意指「年長者容易注意正向的事物」。

下面的插圖是美國心理學家卡騰森(Laura Carstensen)博士所做的實驗,內容是分別讓年輕人、中年人和老年人看許多照片,照片有 3 種,分為正向感覺的照片、負向感覺的照片與和兩者皆非的照片。

大約過了 15 分鐘後,研究人員請受測者盡量寫出還記得的照片內容,越多越好。結果,相較於年輕人記住一樣多的正向、負向照片,老年人記住了比較多正向的照片。

保持樂觀,
讓剩餘的人生更充實

老年人不僅身體衰弱,經歷

1. 準備正向、中立與負向等 3 種內容的照片。

正向

中立

負向

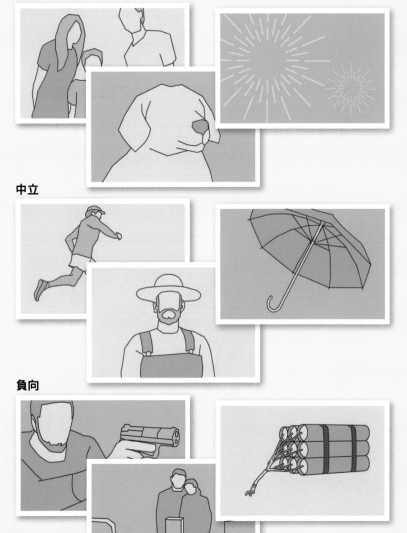

2. 用電腦螢幕讓年輕人(18～29歲)、中年人(41～53歲)和老年人(65～80歲)隨機觀看 1. 的照片。

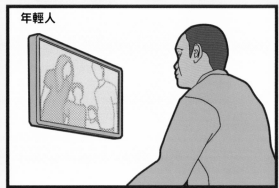
年輕人

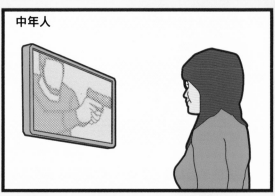
中年人

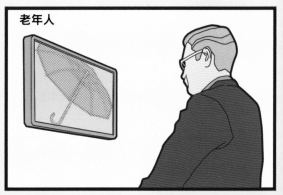
老年人

過與親友的生離死別，就連自己也來日無多，為什麼還能保持樂觀呢？這稱為「老化悖論」（aging paradox）。

對此，卡騰森博士提出的解釋之一是所謂的「社會情緒性選擇理論」（socioemotional selectivity theory）。根據這個理論，老年人剩下的人生比較短，導致他們注意負向資訊以迴避未來危險的動機較弱，會產生以充實精神層面為優先的心理，所以傾向把注意力放在

樂觀的事物上。基於同樣的原因，會變得不那麼關注金錢與新的刺激，而是更加重視身邊的人際關係。卡騰森博士不將此視為老化造成的消極態度，而是將它定位成「讓生活更充實的正向選擇」。不過，有人指出這種現象會因為民族或文化而有差異，尚待日後研究。

日本大阪大學研究所人類科學研究科的佐藤真一教授正在研究老年心理學，他如此解說：「這種心理可說是老年人面對

老化的因應對策。在失去許多事物的老年期，這是一種為了保持心理健康的自我防衛機制。」經常有人說老年人的自尊心和自我效能（self-efficacy，認為自己辦得到的自信）很高，這也可說是同樣的現象。

---

3. 大約過了15分鐘後，請受測者寫下還記得的照片特徵。

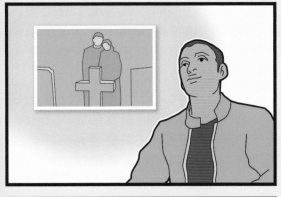

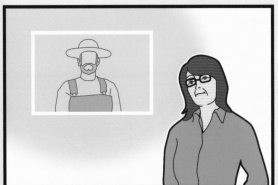

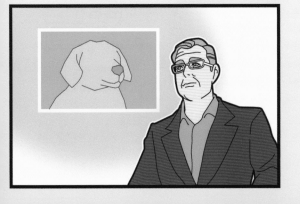

4. 當年齡越大，更容易記住正向的影像多過負向的影像。

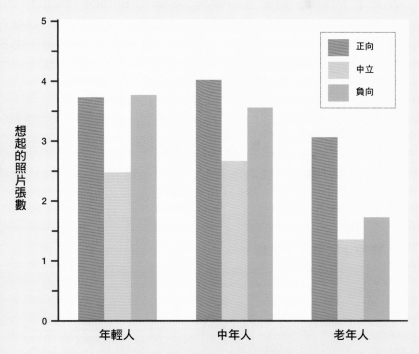

（圖例）
- 正向
- 中立
- 負向

縱軸：想起的照片張數
橫軸：年輕人　中年人　老年人

年紀大了，就會傾向關注樂觀事物的「正向效應」

將正向效應的實驗繪成插圖。高齡受測者所記住的正向照片數量比負向照片多。正向效應不僅顯現在記憶上，也能在做決策的過程中觀察到。

參考資料：Charles, S. T., Mather, M., & Carstensen, L. L., (2003) *Journal of Experimental Psychology General*, 132(2), 313 doi:10.1037/0096-3445.132.2.310

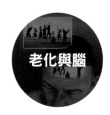

年紀變大後，記憶力、注意力和處理速度都容易衰退

在我們的認知功能中，容易隨著年紀變大而衰退的有「記憶力」、「注意力」和「處理速度」（1）。

說到「記憶」的類別，除了和自身經歷有關的「事件記憶」之外，還有記住事物意義的「語意記憶」（例如「相對論是什麼」），以及記住騎腳踏車的方法等運動技能的「程式性記憶」。已知當人老化時，對於最近才發生的事情（例如昨天晚餐吃了什麼）的記憶力容易衰退。另外，「對同一個人反覆訴說同一件事」的現象，也是記憶力變差的典型例子。

另一方面，「注意力」是指持續專注在某一件事情上，並將注意力巧妙分配在各種事物上的一心多用能力。其中，一心多用的能力會比較快隨著老化而衰退。

當各種認知功能衰退，結果就是「處理速度」，也就是頭腦運轉的速度會變慢，例如購物時無法瞬間心算金額。

近幾年，媒體經常報導老年人開車肇事的新聞。開車時，我們必須注意瞬息萬變的路況，要立刻在多個選項中選出最適合的並執行。在選項有好幾個的狀況下，從認知到執行所花的時間稱為「選擇反應時間」（choice reaction time），當認知功能衰退，就要花更多時間在認知和判斷，導致「選擇反應時間」變長，來不及操作車輛。

為什麼老化會導致認知功能下降呢？

一般來說，認知功能變差的原因可以分成兩種，一種是老化所導致的大腦功能衰退，並非疾病；另一種則是失智症等疾病所引起（2）。

由於認知功能牽涉到大腦的許多部位，有相當複雜的關聯，所以關於認知能力變差的原因還有許多不明瞭的地方，但老化會引起的大腦變化如下所述。

當年紀變大，大腦神經細胞就會衰退或死亡，導致大腦的功能變差。舉例來說，細胞內所產生的「活性氧」會傷害細胞構造或DNA。當這樣的損傷隨著老化日積月累下來，大腦的功能就會變得低落。

除此之外，「樹突棘」萎縮也是大腦功能變差的原因之一。神經細胞之間會透過交換「神經傳導物質」來傳送資訊，而

1. 認知功能變差的影響

影響

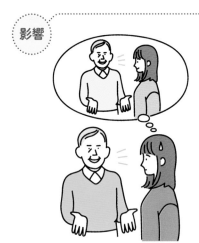

a. 同樣的話不斷重複

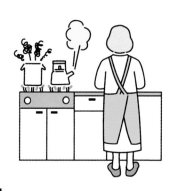

b. 飯菜煮到燒焦

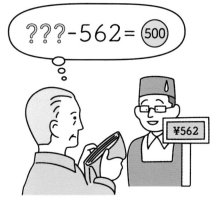

$???-562=500$

¥562

c. 無法心算出金額

樹突棘上擁有受體，負責接收其他神經細胞釋放的神經傳導物質。當樹突棘萎縮，神經細胞之間的連結就會變弱。

另外，當神經細胞內稱為「軸突」的部分發生「變性」（denaturation）等異常狀況，或是送往大腦的血流量減少，都是老化造成認知功能變差的原因之一。腦內的「海馬迴」負責掌管記憶，當它的神經細胞形成新的神經迴路，或是改變原有的神經迴路的強度，就能夠再記住新的記憶。然而這容易受到老化和活性氧所造成的損傷所影響。

為了防止認知功能下降，在日常生活中可以做些預防措施（3）。動脈硬化會導致大腦血流量變少，因此平常就要提防高血壓和糖尿病，戒菸的效果更是特別好。此外，除了運動和做認知訓練之外，飲食均衡也很有效。不過，如果認知功能已經差到讓人覺得不只是老化所引起的，就必須懷疑是失智症。

2. 認知功能變差的原因

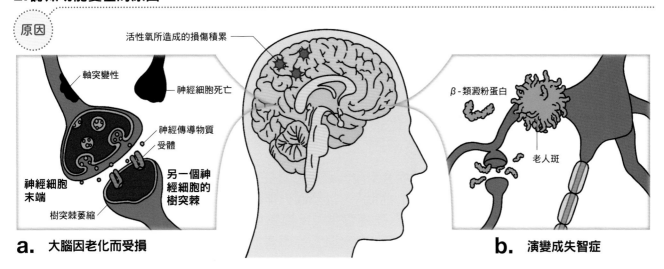

原因

活性氧所造成的損傷積累

軸突變性
神經細胞死亡
神經傳導物質
受體
另一個神經細胞的樹突棘
神經細胞末端
樹突棘萎縮

β-類澱粉蛋白
老人斑

a. 大腦因老化而受損

b. 演變成失智症

3. 維持認知功能的對策

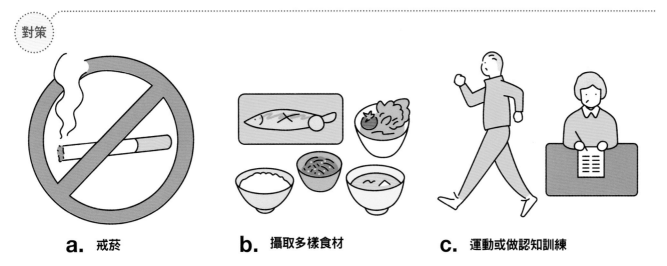

對策

a. 戒菸

b. 攝取多樣食材

c. 運動或做認知訓練

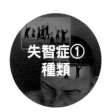

阿茲海默症之類的失智症，讓人連自己健忘這回事都忘了

說到老化和記憶的關係時，大家會不會懷疑是失智症呢？接下來，就來認識失智症。

當大腦神經細胞變性，導致思考、理解、記憶和計算等「認知功能」衰退，就是「失智症」。依衛生福利部2021的調查結果顯示，台灣65歲以上約每13人即有1位失智者，領有身心障礙證明之失智症者也在逐年增加，2020年為6.6萬人，較2019年6.2萬人相比，增加了4000人，近10年人數甚至成長了1倍。

其實，失智症的種類多達70幾種。其中，「阿茲海默症型失智症」（Alzheimer's-type dementia）、「血管型失智症」（vascular dementia）和「路易氏體失智症」（demantia with Lewy bodies，DLB）這3種就占了90%（下圖）。罹患率最高的是占67.6%的阿茲海默症型失智症。

以阿茲海默症型失智症來說，是因為蛋白質的「垃圾」堆積在腦內會導致神經細胞死亡，以掌管記憶的「海馬迴」為中心的腦萎縮（詳見第66頁）。在所有失智症當中，顯現出最嚴重的記憶障礙，特徵是記不住新事物。

血管型失智症則是生活習慣病導致血管堵塞或破裂，造成腦細胞壞死與認知功能衰退。手腳麻痺或無法掌控情緒，是這種失智症的典型症狀。

另外，以路易氏體失智症來說，蛋白質會聚集在腦內，形成稱之為「路易氏體」的小塊，使神經網路出現異常。主要的症狀是拿不住筷子等「運動障礙」（movement disorder），或是看到有動物正在動等幻覺。另一方面，特徵是大腦萎縮的情況大多較為輕微，以及有輕度的記憶障礙。

與老化造成的健忘截然不同

失智症會出現大腦疾患所引起的「核心症狀」，以及額外伴隨而來的「周邊症狀」（插圖中央）。妄想或口出惡言等周邊症狀容易導致病患和照護者的關係惡化，特別需要能夠抑制這些症狀的治療。

此外，若本人對於健忘有所自覺，一般會認為是老化所致。不過，失智症所引起的記憶障礙是連自己健忘這回事都忘記了，也沒有自覺。

各種失智症所占的比例

右圖是2013年日本厚生勞動省所做的各類失智症所占比例圓餅圖。在這份調查中，血管型失智症所占的比例是第2名，但近幾年也有研究報告指出因生活習慣病的患者減少，血管型失智症所占的比例也減少，改由路易氏體失智症占第2名。

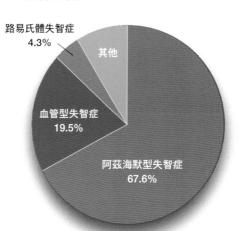

路易氏體失智症 4.3%

其他

血管型失智症 19.5%

阿茲海默型失智症 67.6%

路易氏體失智症

稱為「路易氏體」的小塊出現在枕葉等部位的大腦皮質或腦幹，並伴隨幻視或運動障礙等症狀。「帕金森氏症」同樣也會出現運動障礙，和路易氏體失智症同是連續性的疾病，可以用認知障礙的有無來區分。陷入憂鬱狀態也是這種失智症的特徵，有時會誤診為憂鬱症。

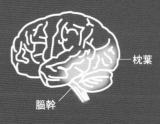

枕葉

腦幹

血管型失智症

這是一種腦血管疾患所引起的失智症，原因大多是腦血管堵塞（腦梗塞），起初會在微血管發生許多堵塞情況，但不會出現自覺症狀。隨著時間經過，症狀就會逐漸出現，但是當梗塞的部位不同，症狀也會不同。最容易發生梗塞的部位是「基底核」。一般來說，會出現「腔隙性失智症」（lacunar dementia）的症狀，例如手腳麻痺和情感控制障礙，還保有記憶力，但判斷力卻變差。

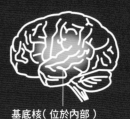

基底核（位於內部）

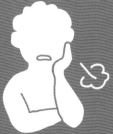

運動障礙

視幻覺

陷入憂鬱狀態

阿茲海默型失智症

蛋白質的「雜質」累積在腦中，使掌管記憶的海馬迴或顳葉開始萎縮，萎縮範圍甚至擴大到頂葉。雖然不一定會出現，但記憶障礙是主要症狀。此外，健忘、妄想被偷東西和徘徊等，都是這種失智症的特徵。

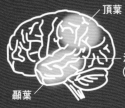

頂葉

海馬迴（位於內部）

顳葉

核心症狀

· 記憶障礙
· 對於分辨時間和地點有障礙
· 要執行計畫有障礙
· 有認知、行動和語言障礙
· 判斷力有障礙
· 性格大變

周邊症狀

· 憂鬱
· 焦慮或焦躁
· 妄想
· 徘徊或過動
· 惡言或暴力
· 飲食或性行為出現異常等

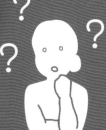

健忘

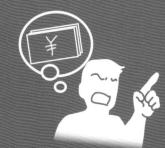

妄想被偷東西

徘徊

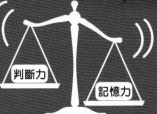

判斷力

記憶力

腔隙性失智症

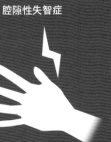

手腳麻痺

無法控制情緒

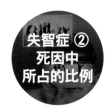

**失智症②
死因中
所占的比例**

全世界 1 年內的死亡數約5690萬人，越來越多人死於阿茲海默症

根據世界衛生組織（WHO）所發表的2016年統計結果，全世界 1 年的死亡人數大約為5690萬人，換算起來一天約有超過15萬人基於某種原因迎接死亡。那麼，主要的死亡原因是什麼呢？

2018年，世界衛生組織發表了2016年全世界的10大死因。根據那份調查，世界最大比例的死因是缺血性心臟病（ischemia heart disease）。這是指心肌梗塞等心臟血管堵塞所引發的心臟病。第二大死因是腦血管堵塞或破裂所引起的「中風」。死於這

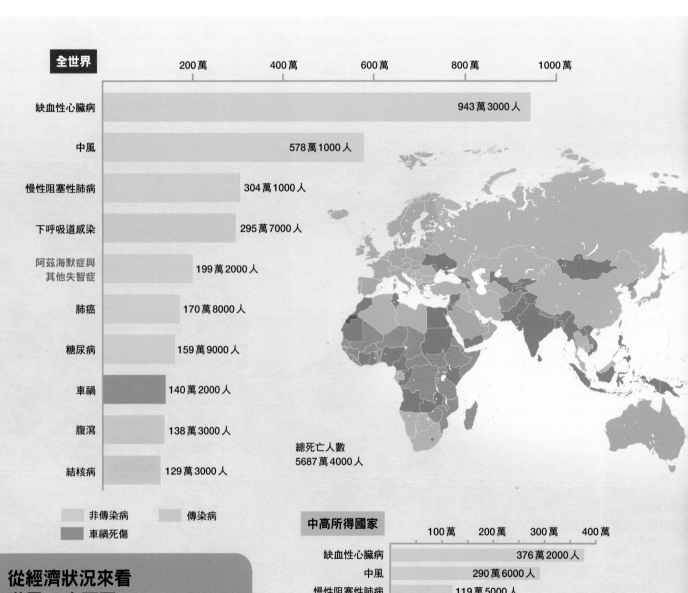

全世界

缺血性心臟病	943萬3000人
中風	578萬1000人
慢性阻塞性肺病	304萬1000人
下呼吸道感染	295萬7000人
阿茲海默症與其他失智症	199萬2000人
肺癌	170萬8000人
糖尿病	159萬9000人
車禍	140萬2000人
腹瀉	138萬3000人
結核病	129萬3000人

總死亡人數
5687萬4000人

非傳染病　傳染病
車禍死傷

從經濟狀況來看世界10大死因

圖表是世界衛生組織所發表的2016年世界10大死因。在全世界，占最大比例的死因是「缺血性心臟病」。由這些資料可看出，高所得國家的死因多半是非傳染性疾病，但在低所得國家，傳染病占了死因的多數。

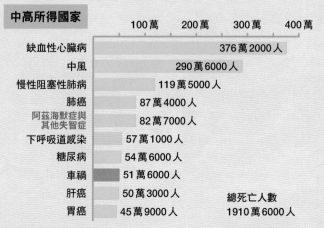

中高所得國家

缺血性心臟病	376萬2000人
中風	290萬6000人
慢性阻塞性肺病	119萬5000人
肺癌	87萬4000人
阿茲海默症與其他失智症	82萬7000人
下呼吸道感染	57萬1000人
糖尿病	54萬6000人
車禍	51萬6000人
肝癌	50萬3000人
胃癌	45萬9000人

總死亡人數
1910萬6000人

兩種疾病的死者，合計多達約1520萬人。

阿茲海默型在高所得國家的死因中遽增

世界衛生組織發表的報告還顯示出一件事：根據國家的經濟狀況不同，10大死因也有很大的差異。

在國民平均所得偏低的國家（低所得國家），有超過一半的人死於傳染病、懷孕與生產時的醫療資源不足或營養不足。相較之下，在高所得國家，死於這些原因的人數不到7%。

近年，在高所得國家，阿茲海默型失智症在死因中所占的比例快速增加。阿茲海默症也是一種失智症，但並不只會降低記憶力和判斷力，當大腦功能衰退，也會導致吞嚥功能、肺功能和心臟功能變差，最終招來死亡。因此，失智症其實是和死亡直接連結的疾病。

如上所述，掌握死因可以釐清國家或社會有什麼問題，藉由克服那些問題，就能遠離死亡。

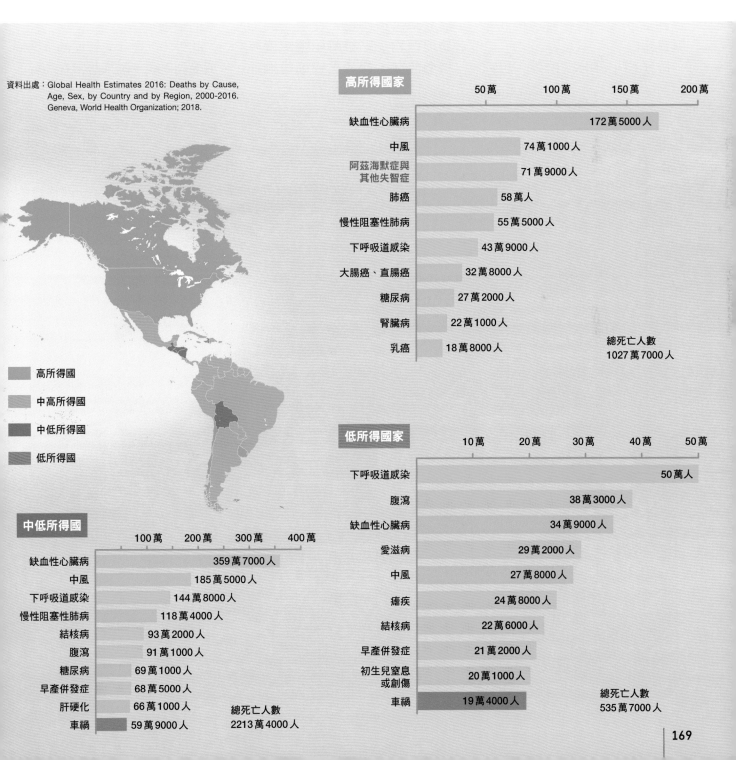

資料出處：Global Health Estimates 2016: Deaths by Cause, Age, Sex, by Country and by Region, 2000-2016. Geneva, World Health Organization; 2018.

高所得國

中高所得國

中低所得國

低所得國

高所得國家

缺血性心臟病	172萬5000人
中風	74萬1000人
阿茲海默症與其他失智症	71萬9000人
肺癌	58萬人
慢性阻塞性肺病	55萬5000人
下呼吸道感染	43萬9000人
大腸癌、直腸癌	32萬8000人
糖尿病	27萬2000人
腎臟病	22萬1000人
乳癌	18萬8000人

總死亡人數 1027萬7000人

低所得國家

下呼吸道感染	50萬人
腹瀉	38萬3000人
缺血性心臟病	34萬9000人
愛滋病	29萬2000人
中風	27萬8000人
瘧疾	24萬8000人
結核病	22萬6000人
早產併發症	21萬2000人
初生兒窒息或創傷	20萬1000人
車禍	19萬4000人

總死亡人數 535萬7000人

中低所得國

缺血性心臟病	359萬7000人
中風	185萬5000人
下呼吸道感染	144萬8000人
慢性阻塞性肺病	118萬4000人
結核病	93萬2000人
腹瀉	91萬1000人
糖尿病	69萬1000人
早產併發症	68萬5000人
肝硬化	66萬1000人
車禍	59萬9000人

總死亡人數 2213萬4000人

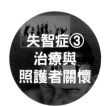
即使用心過著健康生活，也不一定能預防失智症

失智症的症狀會逐漸惡化。以阿茲海默型失智症為例，起初只是有些健忘，但隨著記憶障礙逐漸重症化，患者就會出現認知障礙、徘徊、不衛生行為（例如觸摸糞便）等各種症狀，平均在發病後8年就會死亡。

除了極小部分的例外，目前為止醫學界還沒有找到能夠從根本治療失智症，或徹底阻止惡化的治療方法。只能用藥物療法在某種程度上抑制症狀，讓失智症的進展速度變慢。

一般來說，在治療時會配合症狀來選擇藥物，使用「認知功能藥物」來緩解記憶障礙等核心症狀，對於憂鬱或徘徊等合併精神行為症狀，則使用抗精神病藥來治療。然而，由於使用這些藥物經常會出現副作用，因此最好將症狀與患者的生活型態告訴醫師，討論是否該服用藥物，或是要使用什麼樣的藥物。

此外，近幾年失智症的早期治療受到重視，越來越常在失智症

為照顧者紓壓的方案「START」

照顧者的策略方案稱為「START」（strategies for relatives），由諮商師和照顧者一對一面談，藉此減輕照顧病患的壓力。效果已在英國獲得證實，目前正引進日本。START方案分8次為照顧者進行心理教育，這裡將介紹其中最重要的三大項目。除此之外，還會進行讓照顧者放鬆的呼吸訓練法。

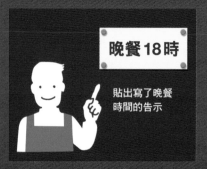

貼出寫了晚餐時間的告示

在病患做出困擾行為時分析狀況
舉例來說，在病患多次詢問晚餐時間時，可能代表他正感到未知的焦慮。周遭環境或照顧者的舉止，有時會導致患者做出問題行為。透過思考對策（例如張貼寫了晚餐時間的告示），就能避免患者做出問題行為，減少壓力來源。

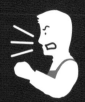 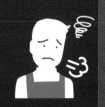

說話是否太過分？　　是否太委屈自己？
（攻擊性）　　　　　（逆來順受）

改變溝通的方法
照顧者和失智症病患溝通時，很難要求患者做出改變，因此要多花點心思，思考自己平常都是如何和患者溝通（例如對患者提出要求），並進行檢討。尤其「說話是否太過分」與「是否太委屈自己」是最容易落入的溝通陷阱。

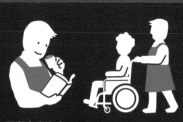

照顧者享有自　　　病患與照顧者
己的閱讀時光　　　一起散步

思考能獨樂樂與兩人同樂的事
要是全天候都需要照顧病患，照顧者就無法好好消除壓力。因此，照顧者要擁有獨處的時間（例如閱讀），或是和患者兩人一起同樂（例如散步）。這雖然只是一些小事，很多時候也能因此減輕照護壓力。

發病之前，也就是只出現輕微記憶障礙的「輕度認知障礙」（mild cognitive impairment）階段，就開立認知功能藥物。

也要消除照護者的壓力

若要預防失智症，主要的方法有適度運動、飲食均衡、取得優質的睡眠，以及進行計算等「認知訓練」。這些方法具有預防失智症的效果，但不一定能夠完全杜絕。有很多人平時雖然很認真預防，但還是被診斷出失智症而大受打擊。因此平常最好多加留意，過健康的生活，但也要做好不一定能預防失智症的心理準備。

照顧失智症病患時，家屬可能會因為患者反覆問相同問題而感到不耐煩，或是無法忍受父母親完全變了人，伴隨很大的壓力，也有不少照顧者會因此罹患憂鬱症。

替照顧者紓壓最常見的方法是讓照顧者彼此分享煩惱與辛勞的「團體工作」（group work），有興趣的讀者可以上網搜尋「失智症社會支持中心」等關鍵字。此外，照顧者還能接受認知行為療法，學習如何與失智症患者相處，並減輕壓力（詳見左下欄位）。

負責照護父母的一方，有一天或許也會需要別人的照護。如同第1章提過的，β-類澱粉蛋白與阿茲海默型失智症有關，而睡覺能夠沖掉它。雖然有了充分睡眠仍然有可能罹患失智症，但為了預防，希望各位讀者能藉由本書取得優質的睡眠。

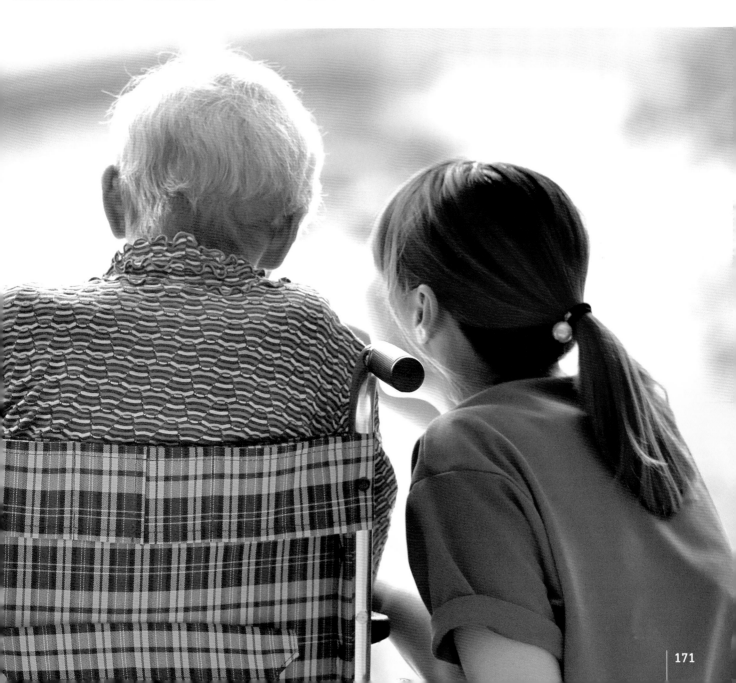

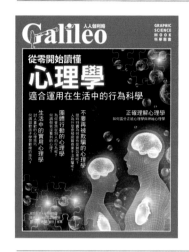

人人伽利略 科學叢書 13

從零開始讀懂心理學

適合運用在生活中
的行為科學

售價：350元

　　心理學即是研究肉眼無法看到之心理作用及活動，而了解自己與他人的心理，對我們的日常生活會有極大幫助。

　　本書先從心理學的主要發展簡單入門，再有系統且完整地帶領讀者認識不同領域的理論與應用方式。舉凡我們最關心的個人性格、人際關係與團體、記憶、年紀發展等，都在書中做了提綱挈領的闡述說明，可藉此更瞭解自己、瞭解社會、及個人與社會間的關係。

★國立臺灣大學特聘教授／臺大醫院神經部主治醫師　郭鐘金審訂、推薦

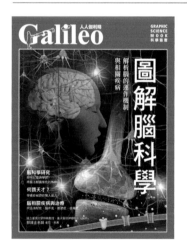

人人伽利略 科學叢書 23

圖解腦科學

解析腦的運作機制與相關疾病

售價：500元

　　「腦」至今仍藏有許多未解謎題，科學家們持續探究其到底是如何讓我們思考、記憶、表達喜怒哀樂，支配我們的日常活動？本書一探學習與記憶的形成機制，並彙整腦科學研究的最新進展，讓我們了解阿茲海默症、憂鬱症、腦中風的成因與預防方法等，也以科學角度解說許多網路謠言，讓我們得以用更正確的態度面對。

★國立臺灣大學特聘教授、臺大醫院神經部主治醫師　郭鐘金老師 審訂、推薦

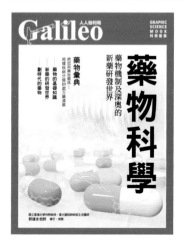

人人伽利略 科學叢書 22

藥物科學

藥物機制及深奧的新藥研發世界

售價：500元

　　藥物對我們是不可或缺的存在，然而「藥效」是指什麼？為什麼藥往往會有「副作用」？本書以淺顯易懂的方式，從基礎解說藥物的機轉。

　　新藥研發約須耗時15～20年，經費動輒百億新台幣，相當艱辛。研究者究竟是如何在多如繁星的化合物中開發出治療效果卓越的新藥呢？在此一探深奧的新藥研發世界，另外請隨著專訪了解劃時代藥物的詳細研究內容，並與開發者一起回顧新藥開發的過程。最後根據疾病別分類列出186種藥物，敬請讀者充分活用我們為您準備的醫藥彙典。

★國立臺灣大學特聘教授、臺大醫院神經部主治醫師　郭鐘金老師 審訂、推薦

少年伽利略系列好評熱賣中！　日本 Newton Press 授權出版

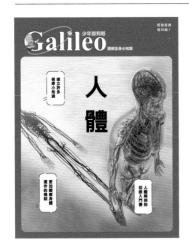

少年伽利略 科學叢書 13

人體　圖解全身小知識

售價：250元

　　人體內大大小小的器官，都有各自重要的功能，彼此分工合作，才得以維繫我們的生命跟健康。本書透過簡要的單元跟圖解，讓大家對日常的咀嚼、呼吸、感覺、免疫等有更多的認識，也可以了解更多諸如「健康檢查的時候為什麼要抽血呢？」「胃酸為什麼不會把胃溶解掉呢？」等與我們自身息息相關的小知識，適合剛開始學習生物的讀者。

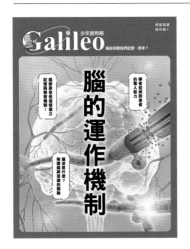

少年伽利略 科學叢書 14

售價：250元

腦的運作機制　腦如何使我們記憶、思考？

　　為什麼我們可以學習知識，並把它記憶下來呢？不僅是記憶，平常的思考、判斷事情也有賴大腦複雜結構跟機制。

　　本書以淺顯易懂的方式，帶領讀者了解記憶與學習的關係，以及腦內是如何處理這些大量的情報。天才的腦有什麼祕密嗎？學者症候群為什麼有過目不忘的驚人記憶力？許多關於腦的迷思你聽過哪些呢？一探腦內的神奇世界！

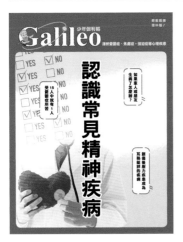

少年伽利略 科學叢書 22

認識常見精神疾病　淺析憂鬱症、焦慮症、強迫症等心理疾患

售價：250元

　　現代社會壓力繁重，許多精神疾病便因應而生。你會不會時常覺得自己精神不振，或是想法消極低落呢？許多人即使心理狀況不佳，也可能礙於世俗眼光而不敢去尋求就醫。本書簡單介紹憂鬱症、躁鬱症、強迫症、思覺失調症、恐慌症等症狀與治療方法，或許可以幫助到自己或親朋好友，以正確知識瞭解，就能及早尋求協助。

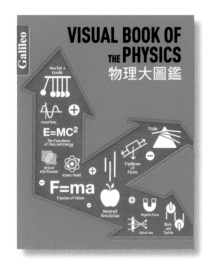

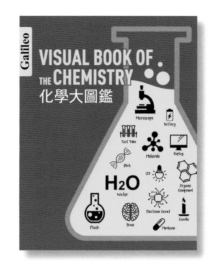

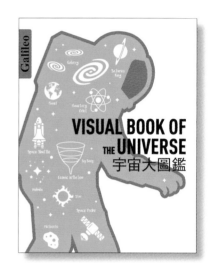

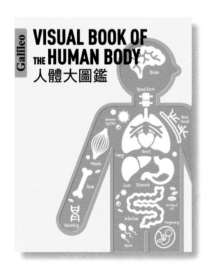

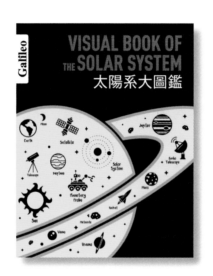

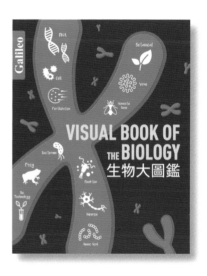

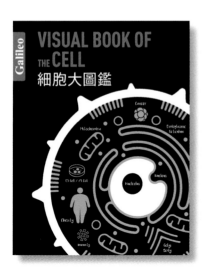

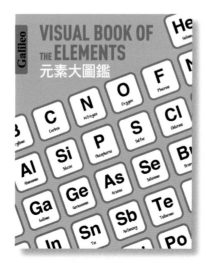

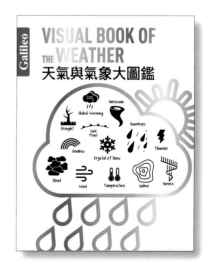

定價：630元

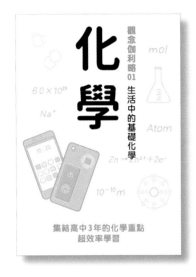

觀念伽利略01　生活中的基礎化學

化學

集結高中3年的化學重點
超效率學習

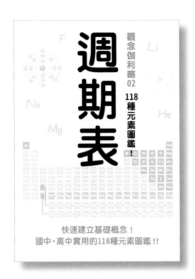

觀念伽利略02　118種元素圖鑑！

週期表

快速建立基礎概念！
國中・高中實用的118種元素圖鑑！！

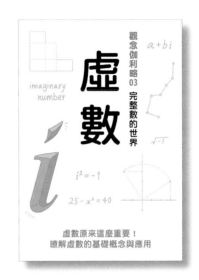

觀念伽利略03　完整數的世界

虛數

虛數原來這麼重要！
瞭解虛數的基礎概念與應用

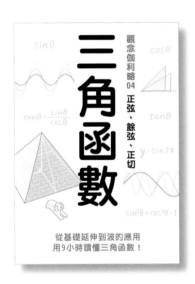

觀念伽利略04　正弦、餘弦、正切

三角函數

從基礎延伸到波的應用
用9小時讀懂三角函數！

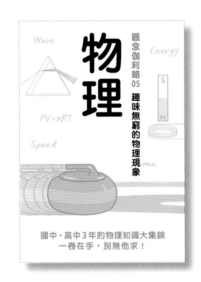

觀念伽利略05　趣味無窮的物理現象

物理

國中・高中3年的物理知識大集錦
一卷在手，別無他求！

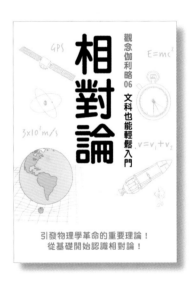

觀念伽利略06　文科也能輕鬆入門

相對論

引發物理學革命的重要理論！
從基礎開始認識相對論！

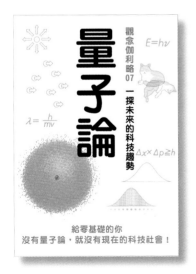

觀念伽利略07　一探未來的科技趨勢

量子論

給零基礎的你
沒有量子論，就沒有現在的科技社會！

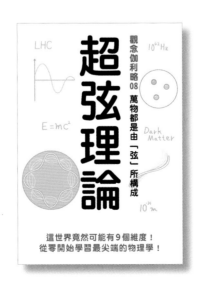

觀念伽利略08　萬物都是由「弦」所構成

超弦理論

這世界竟然可能有9個維度！
從零開始學習最尖端的物理學！

定價：280元以上

【 人人伽利略系列 31 】

睡眠科學
為何總是睡不好？解析睡眠與夢境、記憶的關係

作者／日本Newton Press
特約主編／王原賢
翻譯／伊之文
編輯／林庭安
發行人／周元白
出版者／人人出版股份有限公司
地址／231028 新北市新店區寶橋路235巷6弄6號7樓
電話／（02）2918-3366（代表號）
傳真／（02）2914-0000
網址／www.jjp.com.tw
郵政劃撥帳號／16402311 人人出版股份有限公司
製版印刷／長城製版印刷股份有限公司
電話／（02）2918-3366（代表號）
經銷商／聯合發行股份有限公司
電話／（02）2917-8022
香港經銷商／一代匯集
電話／（852）2783-8102
第一版第一刷／2022年9月
定價／新台幣500元
　　　港幣167元

國家圖書館出版品預行編目（CIP）資料

睡眠科學：為何總是睡不好？解析睡眠與夢境、
記憶的關係 ／日本Newton Press作；
伊之文翻譯. -- 第一版. --
新北市：人人出版股份有限公司, 2022.09
面；公分. —（人人伽利略系列；31）
ISBN 978-986-461-301-4（平裝）
1.CST：睡眠 2.CST：健康法

411.77　　　　　　　　　　　111009637

NEWTON BESSATSU SUIMIN NO
KYOKASHO ZOHO DAI 2 HAN
Copyright © Newton Press 2021
Chinese translation rights in complex
characters arranged with
Newton Press through Japan UNI Agency,
Inc., Tokyo
www.newtonpress.co.jp

●著作權所有・翻印必究●

Staff

Editorial Management	木村直之
Design Format	米倉英弘（細山田デザイン事務所）
Editorial Staff	上月隆志，若田純子
Writer	今井明子（4～5，26～27，48～49ページ）
	小野寺佑紀（8～9，54～57，62～63，88，90～95ページ）
	前田 武（74～75，108～115ページ）
	西村尚子（106～107ページ）
	尾崎太一（132～133ページ）
	薬袋摩耶（156～161ページ）

Photograph

4-5	Narith Thongphasuk38/stock.adobe.com	52-53	【登山】Vitalii Matokha/shutterstock.com	106	筑波大学
11	hikari_stock/stock.adobe.com		【瞑想】ZephyrMedia/shutterstock.com	114	【フロイト】IMAGNO/アフロ，【ユング】アフロ
24	http://www.sleepmd.jp/q/meq/meq_form.php	60-61	Schloss Charlottenburg，Library of Congress	122	【ふじさんろく・おうむなく】maricos/adobe.stock.com
26	djoronimo/stock.adobe.com	62-63	グローム・マネジメント株式会社メディカル事業部	127	Zeitschrift fur Psychologie, 1909: Herman Ebbinghaus.
27	sebra/stock.adobe.com		善積 透		(https://wellcomecollection.org/works/cecht9ds)
33	【松果体】HANK GREBE/adobe.stock.com	68	photographee.eu/Shutterstock.com		Credit: Wellcome Collection. CC BY
	【副腎皮質】SciePro/adobe.stock.com	72	Pressmaster/shutterstock.com	128-129	bowie15/GettyImages
	【メラトニン】Cornelia Pithart/adobe.stock.com	75	京都府立医科大学 八木田和弘教授	147	安友康博/Newton Press
	【コルチゾール】eshana_blue/adobe.stock.com	90	安友康博/Newton Press	149	安友康博/Newton Press
37	lightwavemedia/shutterstock.com	98	近藤宣昭	150-151	Evil Erin, 2009, Family jump
48	【Active Sleep BED】パラマウントベッド株式会社，	100	鹿児島国際大学 船越公威，nishimura yutaka/Nature		(https://www.flickr.com/photos/evilerin/3565026821/), CC
	【Apple Watch】Moodysum/stock.adobe.com，		Production/amanaimages		BY
	【Fitbit】HASPhotos/stock.adobe.com	102	坪田敏男	153	ロイター／アフロ
49	株式会社 S'UIMIN	103	（公財）東京動物園協会	157	Photo by Ethan Hill/Contour by Getty Images，Photo/
50-51	bunyarit/stock.adobe.com	104	アフロ		Getty Images

Illustration

Cover Design	宮川愛理		www.drugbank.ca/のデータを元にcredit①を使用して作成）	133	Newton Press
	（イラスト：Newton Press）	46-47	Newton Press	134-136	BodyParts3D, Copyright© 2008 ライフサイエンス統
1-3	Newton Press	50	Newton Press		合データベースセンター licensed by CC 表示－継承
4	石井恭子	52～69	Newton Press		2.1 日本（http://lifesciencedb.jp/bp3d/info/license/
6～10	Newton Press	70-71	髙島達明		index.html），NewtonPressにより加筆改変
13～19	Newton Press	72～79	Newton Press	136～145	Newton Press
20-21	Newton Press・BodyParts3D, Copyright©2008 ライフ	80-81	黒田清桐	148	Newton Press
	サイエンス統合データベースセンター licensed by CC	82-83	荻野瑶海	150-151	Newton Press（写真はEvil Erin, 2009, Familyjump
	表示－継承2.1 日本（http://lifesciencedb.jp/bp3d/	84～89	Newton Press		(https://www.flickr.com/photos/
	license/index.html），Newton Pressにより加筆改変	91～93	Newton Press		evilerin/3565026821/], CC BYを一部改変）
22～25	Newton Press	94	Newton Press（PDB ID:1R02を元にePMV（Johnson,	153	Newton Press
26-27	石井恭子		G.T. and Autin, L., Goodsell, D.S., Sanner, M.F.,	155	Newton Press（BodyParts3D, Copyright©2008 ライ
28-31	Newton Press（分子モデル：4S0V，credit①，MSMS		Olson, A.J. [2011].ePMV Embeds Molecular Modeling		フサイエンス統合データベースセンター licensed by
	molecular surface（Sanner, M.F., Spehner, J.-C., and Olson,		into Professional Animation Software Environments.		CC表示－継承2.1 日本 [http://lifesciencedb.jp/bp3d/
	A.J. (1996) Reduced surface: an efficient way tocompute		Structure 19, 293-303.）を使用して作成）		info/license/index.html] を加筆改変）
	molecular surfaces. Biopolymers, Vol. 38, (3），305-320)）	95～97	Newton Press	157～171	Newton Press
32	Newton Press	99	Newton Press	175	Newton Press（PDB ID:1R02を元にePMVを使用し
34～37	Newton Press	101	Newton Press		て作成）
38-39	秋廣翔子	103	Newton Press	※ PDB IDを元に作成したページでは，ePMV[Johnson, G.T. and
40-41	Newton Press	105	Newton Press	Autin, L., Goodsell, D.S., Sanner, M.F., Olson, A.J. [2011].ePMV
42-43	Newton Press（分子モデル：4S0V，credit①，MSMS	107～112	Newton Press	Embeds Molecular Modeling into Professional Animation
	molecular surface（Sanner, M.F., Spehner, J.-C., and Olson,	115～121	Newton Press	Software Environments. Structure 19, 293- 303] とMSMS
	A.J. (1996) Reduced surface: an efficient way tocompute	123～127	Newton Press	molecular surface[Sanner, M.F., Spehner, J.-C., andOlson, A.J.
	molecular surfaces. Biopolymers, Vol. 38, (3），305-320)）	129	Newton Press	[1996) Reduced surface: an efficient way tocompute molecular
45	Newton Press（分子モデル：PDBから1c58,ACU ,http://	130-131	Newton Press,【月】NASA	surfaces. Biopolymers. Vol. 38, (3], 305-320)を使用した。